内分泌代谢常见病知识问答

主编 冯兴中 谭 丽

科学出版社

北 京

内 容 简 介

本书采用问答的形式，内容围绕常见内分泌代谢疾病如糖尿病、甲状腺疾病、代谢综合征、高尿酸血症和痛风、骨质疏松症、肥胖、消瘦、下丘脑疾病、肾上腺疾病等的概念、病因病机、诊断治疗、自我管理等展开。本书内容通俗易懂，主要介绍常见内分泌代谢疾病的基本知识、认识误区及中医药治疗内分泌代谢疾病的特色，是作者团队多年治疗内分泌代谢疾病临床实践及科普经验的总结。

本书适用于内分泌代谢疾病患者及家属阅读参考，也可供内分泌科医护人员参考。

图书在版编目（CIP）数据

内分泌代谢常见病知识问答 / 冯兴中，谭丽主编. -- 北京：科学出版社，2024. 9. -- ISBN 978-7-03-079421-5

Ⅰ. R58-44

中国国家版本馆 CIP 数据核字第 2024494A5G 号

责任编辑：康丽涛 路 倩 / 责任校对：张小霞
责任印制：肖 兴 / 封面设计：吴朝洪

科 学 出 版 社 出版
北京东黄城根北街 16 号
邮政编码： 100717
http://www.sciencep.com

保定市中画美凯印刷有限公司印刷
科学出版社发行 各地新华书店经销

*

2024 年 9 月第 一 版 开本：720×1000 1/16
2024 年 9 月第一次印刷 印张：20 1/4
字数：308 000
定价：88.00 元

（如有印装质量问题，我社负责调换）

《内分泌代谢常见病知识问答》编写人员

主　编　冯兴中　谭　丽

副主编　张建文　高慧娟　　刘　婕　孙思怡

编　者　（按姓氏汉语拼音排序）

艾菲拉·艾克帕尔　陈元昊　冯兴中

付红嫒　高慧娟　　郭　英　李奥杰

林宇涵　令国兴　　刘　婕　孟　醒

孙超凡　孙思怡　　谭　丽　王　威

王　正　王春潺　　袁宇莲　张　健

张建文

前　言

随着人们生活方式、饮食习惯的改变及工作压力的增大，内分泌代谢疾病如糖尿病、甲状腺疾病、代谢综合征、高尿酸血症和痛风、骨质疏松症、消瘦及肥胖等的发病率呈逐年上升趋势，已成为社会公共健康问题之一，严重影响患者的生活质量。那么如何让大众掌握这些内分泌代谢疾病防治的科学知识，进而改变生活中的不良习惯，建立适合自己的生活方式，提高自己的生活质量呢？

冯兴中教授团队在多年临床工作中搜集了数百位内分泌科医生临床工作中遇到的疑点、难点，进行筛选整理，针对目前发病率较高的内分泌代谢疾病整理了日常诊疗中患者关注的问题，从中西医专业角度回答患者疑问，更好地宣传内分泌代谢疾病"未病先防、防重于治"的思想。本书主要围绕内分泌代谢疾病如糖尿病、甲状腺疾病、代谢综合征、高尿酸血症和痛风、骨质疏松症、肥胖、消瘦、下丘脑疾病、肾上腺疾病等的概念、病因病机、诊断治疗、预防、自我管理等展开，旨在提高读者对内分泌代谢疾病的认识，早期发现疾病，及时得到诊治。

近年来，随着学科之间的互相渗透、融合，尤其内分泌代谢疾病的研究充分体现了中西医之间的优势互补。经常有糖尿病患者问："医生，我能不能吃水果或者小蛋糕啊？"从西医角度来讲，建议患者少吃，并没有禁止患者食用，因为水果和小蛋糕的升糖指数高，患者宜控制摄入的总热量，可以用一块小蛋糕的热量代替主食；从中医角度来讲，不可"过犹不及"，宜"中、常、和"，即不可多食，适量为宜，不令自己出现不适症状，两者殊途同归。再者，"做自己的保健医生，提高个人生活品质"是我们长期以来进行科普宣传教育的主旨。在此，我们也愿以这个主旨作为本书的核心思想。如果读者能真正从中受益，将是对我们为此而付出的时间和精力的最好回报。

　　在本书编写过程中，笔者参考了近年来出版的有关专著与科普书籍，在此对有关作者谨表谢意。由于我们的水平有限，虽尽心尽力，但书中难免有不妥之处，恳请读者不吝赐教。

编　者

2023 年 11 月

目 录

第一章

糖 尿 病

1 如何认识糖尿病？

1.1 什么是糖尿病？

糖尿病是一种常见病、多发病及慢性疾病，也是导致心脑血管疾病、截肢、失明的主要原因。西医认为糖尿病是由于遗传、饮食结构、生活作息、周围环境等因素引起人体内胰岛素绝对或相对分泌不足，进而导致一系列代谢紊乱的疾病，会出现血糖过高、糖尿、多尿、多饮、多食、消瘦、疲乏等表现，也可能没有症状，仅表现为血糖升高。从中医角度看，以多饮、多食、多尿、形体消瘦为主要表现的疾病，称为消渴。

（艾菲拉·艾克帕尔）

1.2 糖尿病有哪几种类型？

糖尿病主要分为 1 型糖尿病和 2 型糖尿病。一般来讲，1 型糖尿病多开始于青少年或青春期，有明显的多饮、多食、多尿、体重减轻，发现时血糖相对较高，病情发展较快；而 2 型糖尿病多见于中老年人，发现时可能没有明显症状，可通过检测血糖确诊。1 型糖尿病患者体内胰岛素绝对缺乏，没有足够的胰岛素来降低血糖，所以治疗必须用胰岛素；而 2 型糖尿病患者体内胰岛素相对不足，主要是胰岛素的利用出现了问题，所以可以通过改善胰岛素的利用障碍进行治疗，不需要补充胰岛素，但当降糖药治疗效果不理想时也需要补充胰岛素来降低血糖。如果孕妇在妊娠前没有糖尿病，妊娠期间出现血糖升高，属于妊娠糖尿病。此外，还有一些特殊类型的糖尿病多与遗传相关，需要通过专科检查来确诊。

（艾菲拉·艾克帕尔）

1.3 糖尿病是怎么发生的？

随着现代生活节奏加快和生活方式改变，久坐少动、低体力活动，导致每日摄入过多的能量，远高于自身所需，加之现代社会竞争加剧，工作、学习压力较大引起内分泌系统紊乱，也增加了糖尿病发生风险。保证自身营养均衡、维持自我能量基础代谢平衡是健康的前提之一。当供给大于需求，血中葡萄糖含量较高时，体内胰岛素会加速血糖的氧化分解从而为身体供应能量，促进血糖转变为糖原存储在肝脏或肌肉组织，促进血糖转变成脂肪等非糖物质，从而消耗血液中的糖分，同时抑制肝糖原的分解和非糖物质转化为葡萄糖，使血糖来源减少而降低血糖。人体内血糖的调节是非常精细的，在胰高血糖素、肾上腺素、肾上腺糖皮质激素、甲状腺激素、生长激素等升糖激素和胰岛素作用下维持稳态平衡。如果胰腺内 B 细胞大量死亡，导致胰岛素合成障碍，造成胰岛素缺乏或不足，或是发生胰岛素抵抗，肝脏、肌肉、脂肪吸收葡萄糖后不能转化为肝糖原或非糖物质，都可能引起血糖升高，从而导致糖尿病。

（李奥杰）

1.4 怎样确认自己是否患有糖尿病？

如果发现最近自己很容易饥饿，全身乏力，提不起精神，经常口干、需要喝很多水，小便多，体重减轻，应引起重视，建议到医院内分泌科就诊，完善内分泌疾病相关检查，当结果提示空腹血糖（FPG）≥7.0mmol/L 或随机血糖≥11.1mmol/L 或口服葡萄糖耐量试验（OGTT）2 小时血糖≥11.1mmol/L 或糖化血红蛋白（HbA1c）≥6.5%时，可以确诊为糖尿病，其中空腹血糖测定需要空腹至少 8 小时；如果体检发现血糖升高，但没有症状，需要改日复查 1 次才能确诊，同时还应排除其他应激情况下出现的暂时性血糖升高，检测糖化血红蛋白可以鉴别应激性高血糖和糖尿病。

诊断标准	静脉血浆葡萄糖（mmol/L）
典型糖尿病症状	
加上随机血糖	≥11.1
或加上空腹血糖	≥7.0
或加上 OGTT 2 小时血糖	≥11.1
或加上 HbA1c	≥6.5%
无典型糖尿病症状者，需改日复查	

注：随机血糖指不考虑上次用餐时间，一天中任意时间的血糖，不能用来诊断空腹血糖受损或糖耐量异常。

（艾菲拉·艾克帕尔）

1.5 血糖稍高但还不能诊断糖尿病是什么情况？

多数代谢相关疾病在达到诊断标准前，都会经历一个相对高风险的阶段，当空腹血糖值非偶然性＞5.6mmol/L，就该引起足够的警惕与重视。也许报告单上这一数字并未达到诊断糖尿病的临界值，但这并不代表完全健康，也可能意味着正处于糖尿病的高风险状态：糖尿病前期。从这一刻开始，就需要开始采取一定的"控糖"措施了。

糖尿病前期是血糖水平处于正常血糖和糖尿病性高血糖间的状态，与正常血糖者相比，糖尿病前期患者发生糖尿病的风险明显增高。根据 2022 年美国糖尿病学会（ADA）糖尿病医学诊疗标准，FPG 为 100～125mg/dl（5.6～6.9mmol/L），餐后 2 小时血糖（2h PG）为 140～199mg/dl（7.8～11.0mmol/L），HbA1c 为 5.7%～6.4%（39～47mmol/mol），可以定义为糖尿病前期。该阶段是可逆的，也是早期糖尿病防治的关键期。

糖尿病前期标志着发生糖尿病的风险增加，而高血糖对人体的危害往往在糖尿病确诊之前就已经发生。糖尿病前期发生心血管疾病、微血管病变、肿瘤、痴呆、抑郁等疾病的风险已经明显增加。当前全球有 3.5 亿成年人正处于糖尿病前期，在未来的 30 年可上升到 5.9 亿。研究发现，很多 2 型糖尿病患者在疾病前期并无典型的临床表现，但是近半数的糖尿病前期患者却可以在及时的干预下降低进展为糖尿病的风险。早期发现糖尿病前期人群，实施适合的方式进行干预，可作为预防和控制其进展为糖尿病的主要手段。

（王春瀞）

1.6 为什么现在糖尿病患者越来越多了？

糖尿病患者的数量在全球范围内呈现逐年增加的趋势，据国际糖尿病联合会 2022 年的一份报道，2021 年据统计全世界约有 5.37 亿成年人患有糖尿病，预计 2030 年，这一人数将达到 6.43 亿。糖尿病患者越来越多，主要有以下几个方面的原因：

（1）生活方式的改变：现代人工作越来越忙，空闲时间越来越少，难得的休息时间也多愿意宅在家中。运动量越来越少，而每日摄入的能量多，消耗少。缺乏运动、久坐、熬夜等不良习惯，让身体堆积的能量无处释放，都会增加糖尿病的发生概率。

（2）饮食结构的改变：现代人物质生活越来越丰富，对于口腹之欲的追求也越来越高。高糖、高脂、高盐的"美味"食物摄入过多，导致肥胖、高血压等疾病的发生率增加，从而增加了糖尿病的发生风险。

（3）遗传因素：糖尿病有一定的遗传倾向，如果家族中有糖尿病患者，那么个体患病的风险也会增加。

（4）环境污染：是导致糖尿病患者增加的原因之一，空气污染、水污染等都会对人体健康产生不良影响，增加糖尿病的发生概率。

总之，糖尿病患者增加的原因是多方面的，我们应该从增加运动、改变不良习惯等方面入手，积极预防和控制糖尿病的发生。

（林宇涵）

1.7　糖尿病是终身性疾病吗?

一旦确诊糖尿病,需要终身用药来控制血糖。根据糖尿病分型不同、血糖水平不同、是否合并其他疾病、是否存在糖尿病并发症等因素,治疗方式也不相同,建议经专科医师诊治,给予个体化的治疗方式。不管以何种方式治疗,首要目标就是控制好血糖。目前糖尿病的主要治疗方式为胰岛素治疗、口服降糖药物治疗,也可以联合中医药治疗。

如果确诊糖尿病后出现乏力、口干、多饮等不适,或者已经做到规律饮食、适量运动并且配合规律用药的情况下血糖水平仍控制不佳,患者可以选择联合中医药治疗。针对糖尿病患者进行中医辨证治疗,糖尿病最常见的症状是乏力,中医认为乏力的主要原因是气虚,而在气虚基础上,很容易导致虚邪留滞,从而出现痰浊阻滞,或者瘀血内停等,进而出现其他不适症状。中医防治糖尿病及其并发症应以辨证论治为基本原则,把人体看作一个整体,因人、因地、因时个体化治疗,减轻糖尿病患者的临床症状,提高糖尿病患者的生活质量,并延缓糖尿病慢性并发症的发生与发展。其中常用的中医治疗方式包括中药口服或外用治疗、针灸治疗等。

（王　正）

1.8　中医如何认识和治疗糖尿病?

中医作为经验医学,通过临床观察,发现就诊的糖尿病患者以乏力、精力不济为最常见的表现,属于气虚,其次为口苦口干、消谷善饥、大便干燥、舌红苔黄有裂纹等邪热伤阴的表现,因此用益气养阴清热的方剂治疗,患者不仅症状得到缓解,血糖水平也可相应下降。

不仅如此,我们常说"百病生于气",气虚患者代谢能力低下,水液血液的循环不畅,正常水液停聚变成痰,正常血液停留变成瘀血,痰瘀会阻塞于全身各处血管,在脑则会导致中风、痴呆,在眼导致糖尿病视网膜病变,在心脏则会导致冠心病、心绞痛,在肾则会导致糖尿病肾病,在下肢静脉则会导致糖尿病足……

同时患者伴有舌苔厚腻、舌下络脉曲张、肌肤甲错等瘀瘀的客观指征，此时用化瘀活血通络的方法也验之有效。对于已经发生的并发症，益气养阴清热方剂可以延缓进展，减轻症状，对于可能发生的并发症，也可以起到预防作用。

可见，中医对糖尿病的认识，不是在于微观的血糖或者胰岛素，而是注重调理患者整体的状态。气虚补气，阴虚养阴，有热清热，血瘀活血等，从而使机体内环境的稳态趋于正常，症状减轻了，血糖也会趋于稳定。但是一定要注意辨证，一般患者是多种情况并存，各有偏重，因此经常看见中医的处方中补气养阴、清热化痰兼而有之；还要根据哪一方面偏重，哪一方面偏轻，相应调整药物的比例和剂量，这就是"辨证论治"。

（令国兴　冯兴中）

1.9　中医常说的消渴等于糖尿病吗？

消渴，以症状理解，是口渴的意思；以病理机制理解，是消耗类疾病之意；以证名理解，则是由于先天禀赋不足、饮食不节、情志失调和劳倦等因素而引起的阴虚内热病证，指以多饮、多食、多尿、形体消瘦，或尿有甜味为特征的疾病。消渴以症状为中医辨证依据，糖尿病以高血糖为金标准，两者相似但相互独立。

现代糖尿病主要表现为消瘦或肥胖。消瘦型糖尿病患者往往体质较差，身体多虚弱，发病多与遗传等因素有关，与现代医学中 1 型糖尿病较为接近。肥胖患者则与《黄帝内经》中记载的由于湿热蕴结于脾胃的"脾瘅"大致相同，临床并未见"三多一少"症状，即主要由于饮食偏味，多食嗜酒，久坐不动，起居无常，情绪难控，日久伤津耗气，脾气损伤，从而中焦积热，日久生毒，逐渐发展为糖尿病。

虽然消渴与糖尿病有重叠之处，但消渴与糖尿病两者并不存在包含与被包含的关系，不能将两者等同，也不能用糖尿病替代消渴的诊断。消渴是一个动态变化的疾病，其临床症状在某一阶段与糖尿病的临床表现重叠，因此只有当糖尿病具有"三多一少"等症状时，方可诊断为消渴。

（王春溥）

2 糖尿病会出现哪些异常？

2.1 糖尿病患者为什么会出现尿糖？

糖尿病病名起源于尿糖的发现，尿糖阳性是糖尿病的特征之一，但糖尿病并不能与尿糖阳性画等号，糖尿病患者可能会出现尿糖，但不能单凭尿糖阳性就诊断为糖尿病。那什么是尿糖呢？尿糖是从尿液中排出的糖类，目前大多尿常规中所测尿糖为葡萄糖。人体血液经过肾小球滤过在肾小管和集合管中形成原尿，在经过肾小管时葡萄糖会被重吸收，正常人极少有葡萄糖从尿液中排出，所以尿常规检测是阴性的。当糖尿病患者血糖水平超过一定数值，超过了肾小管重吸收能力时，会导致葡萄糖从尿中排出，使尿糖呈阳性。我们把尿中开始出现葡萄糖时的最低血糖浓度称为肾糖阈，就像水库的闸门，当血糖浓度低于肾糖阈时，闸门处于闭合状态，尿糖呈阴性；当血糖浓度高于肾糖阈时，闸门处于开闸状态，部分葡萄糖会从尿中排出进而产生尿糖，则尿常规检测结果为尿糖阳性。肾糖阈一般在 $8.8 \sim 10 mmol/L$，在一定条件下其阈值也会发生相应变化，如口服达格列净、恩格列净等钠-葡萄糖协同转运蛋白 2（SGLT-2）抑制剂类降糖药时会降低肾糖阈，使更多的糖从尿中排出，在血糖正常时出现尿糖阳性。而慢性肾炎、药物性肾脏损伤、过度紧张、突然进食大量碳水化合物或静脉输注大量葡萄糖等均可引起尿糖，这时还需要到医院请专业医生诊断和鉴别。

（李奥杰）

2.2 糖尿病患者为什么会出现口干口渴？

糖尿病患者出现口干口渴症状通常与高血糖有关。健康人的胰岛功能正常，能够正常分泌胰岛素使血液中的葡萄糖被机体细胞吸收。而糖尿病患者通常存在胰岛素分泌不足或胰岛素抵抗的情况,使得血液中的葡萄糖无法被细胞吸收利用,从而引起血糖升高,并进一步导致渗透压升高。此时,高渗性利尿会导致大量水分通过尿液排出,身体就会出现脱水的症状,大脑感知到机体缺水了,口干口渴的症状也就随之而来。同时,高血糖还会刺激体内去甲肾上腺素等物质的分泌,加重口干口渴的感觉。因此,对于糖尿病患者来说,严格控制血糖水平、保证充足的饮水和良好的饮食习惯非常重要。

(孟 醒)

2.3 糖尿病患者为什么会出现多尿?

糖尿病患者出现多尿的主要原因同样与高血糖有关。正常情况下,肾脏会过滤体内的废物和多余的水分以尿液的形式将其排出体外,但糖尿病患者血糖水平升高,肾脏滤过负荷增加,使得尿液中的葡萄糖增多,高糖引起肾小管的渗透压增加,肾小管对水的重吸收减少,从而导致尿量增多。这种情况下,糖尿病患者体内的水分严重缺乏,容易造成脱水、电解质紊乱等问题。若血糖进一步升高,刺激膀胱神经,使得膀胱收缩增强,将出现尿频、尿急等症状。

(孟 醒)

2.4 糖尿病患者为什么多见肥胖的表现?

糖尿病患者肥胖的原因是多样的,可以从以下几个方面来解释。首先,糖尿病患者往往存在胰岛素抵抗的情况,即细胞不能有效利用胰岛素将血液中的葡萄糖转运至细胞内并转化成能量供应机体。此时过多的葡萄糖就会被肝脏转化成大量脂肪堆积在体内;同时,生活条件的改善,加之很多糖尿病患者多长期饮食不规律、不节制,摄入热量过多,这些都将促进脂肪细胞的生长和分化,从而引起肥胖。其次,降糖药物如磺脲类和格列奈类会促进胰岛 B 细胞分泌胰岛素,使患者食欲增加,导致过多热量堆积于体内,增加体重。且糖尿病患者多数存在气虚的情况,表现为乏力懒动,而运动不足则会使机体代谢减慢。再次,糖尿病患者多为老年人，随着年龄的增长，人体的新陈代谢减缓，能量消耗减少，加之摄入过多，脂肪堆积和体重增加也将成为必然。最后，精神压力过大也会导致肥胖，许多糖尿病患者往往并发多种疾病，长期经受病痛折磨，生活质量下降，加之治疗过程中花费过多，都将加重患者的精神负担。当压力过大时身体会分泌皮质醇等激素，也会导致脂肪堆积。

（孟 醒）

2.5 糖尿病患者为什么会有消瘦的表现？

糖尿病患者消瘦的原因有很多。首先是胰岛素分泌不足。1 型糖尿病和部分病程较长的 2 型糖尿病患者，由于其胰岛 B 细胞功能丧失，胰岛素分泌不足或完全缺乏，葡萄糖不能被有效利用，大量葡萄糖随尿液被排出，机体缺乏能量供应。此时机体就会转而消耗脂肪和肌肉来获得能量，导致身体消瘦。其次，长期的高血糖状态和胰岛素缺乏会导致糖脂代谢紊乱，使机体长期处于高代谢状态，机体内蛋白质和脂肪分解加快但合成受到抑制，引起体重进一步下降。再次，多年的糖尿病可能会并发多种消化系统疾病，如糖尿病性胃轻瘫、糖尿病肠功能紊乱等，导致饮食减少，吸收不良，从而使身体消瘦。最后，一些用于治疗糖尿病的药物，如双胍类降糖药、α-葡萄糖苷酶抑制剂等，长期使用也可能会导致消瘦。

（孟 醒）

2.6 糖尿病患者为什么会乏力，提不起精神？

由于糖尿病患者体内胰岛素绝对或相对缺乏，导致组织对葡萄糖的利用减少，营养物质无法被身体吸收，会出现浑身无力的症状，表现在神经系统，会出现精神不振，患者往往感到乏力，于是进食更多，血糖更高，症状加重，形成恶性循环。当血糖严重超标时，甚至会出现酸碱失衡、电解质紊乱等危急并发症。在中医看来，脾为后天之本，主运化，消渴患者由于先天禀赋不足和（或）后天饮食不节导致脾失健运，不能把饮食水谷转化为精微物质布散到全身各处发挥作用。

脾在体为肉主四肢，四肢肌肉失去精微物质的濡养，患者便会感到疲惫乏力。脾胃为人体气机升降的枢纽，其中脾主升清，当脾病时清气不升，会导致浊气不降，患者便会感到提不起精神。

（艾菲拉·艾克帕尔）

2.7 糖尿病患者夜尿频多是怎么回事？

糖尿病出现夜尿增多的原因可能有以下 3 种。①血糖偏高：由于糖尿病患者血糖没有控制平稳，在血糖较高时，尿中葡萄糖浓度增加，带来渗透性利尿，就会导致尿量增多，有些患者会表现为夜间排尿次数增加。②饮食不当：患者如果在睡前进食了过咸的食物，或者是在睡前进食了含水分过多的食物，也会出现夜尿多的情况。③尿路感染：糖尿病患者易合并感染，如果出现尿路感染就会导致刺激性症状，尿路刺激也会引起糖尿病患者夜尿频多。

从中医角度来看，糖尿病夜尿增多的原因可能与肾气虚、膀胱气化不利、肾阳虚、膀胱湿热等有关。具体情况需要结合患者的体质、病情等因素进行综合分析。肾气虚：肾主水，司开阖，糖尿病长期发展可能导致肾气虚，导致膀胱气化不利，从而出现夜尿增多的情况。肾阳虚：肾阳为命门之火，是人体阳气之源，久病可能会损伤肾阳，导致膀胱气化不利，从而出现夜尿增多的情况。膀胱湿热：糖尿病患者往往存在代谢紊乱的情况，湿邪内生，日久化热，湿热下注膀胱，导致膀胱湿热，从而出现夜尿增多的情况。

（王　正）

3　糖尿病患者如何自我管理？

3.1 怎样预防糖尿病的发生？

目前随着生活条件的改善，饮食过量且油腻，缺乏运动已经成为现代人的标配。糖、脂肪在体内的堆积导致了糖尿病、高血脂、脂肪肝等一系列代谢性疾病。而且现代生活节奏快，社会压力大，心理抑郁也会让机体的代谢"抑郁"，进一步加重糖脂堆积。所以"解铃还须系铃人"，清淡的饮食外加多锻炼、保持心情愉悦才是治疗糖尿病的最有效方法。

（1）调整饮食：控制总量，八分饱即可。调整饮食比例，多吃蔬菜粗粮，少吃肉类细粮。调整顺序，先喝汤，再吃素菜，再吃荤菜，这样可以增强饱腹感，从而减少摄入总量。选择富含膳食纤维、饱腹感强的食物，如燕麦、蘑菇、木耳、魔芋、洋葱等。

（2）适当运动：根据患者的实际情况选择适合自己的运动方式、运动量和运动时间。体质强壮者可采用跑步、登山、游泳、打球等运动项目，体质虚弱者可进行太极拳、八段锦等活动。每次运动达标的标准为微汗出、不疲劳、无其他不适反应。

（3）调整心态："人生哪能多如意，万事只求半称心""不要用他人的过错惩罚自己"。不生气是一门学问，面对越来越复杂的社会环境，就要求我们掌握这门学问。平时应注意修身养性，一个好的心境才是健康最大的保障。

（令国兴）

3.2　糖尿病患者应该关注哪些血糖指标?

（1）血糖：血糖监测是糖尿病管理的重要指标。血糖监测的时间主要是三餐前、三餐后 2 小时、睡前血糖。一般每周选择 1～2 天监测，如血糖控制差，可每天监测，直到血糖达标。血糖控制理想的患者可相应减少监测频率。如果晨起空腹血糖高，则需要监测夜间 0～3 点血糖，主要用于区别 Somogyi 反应、黎明现象或夜间胰岛素不足。

（2）糖化血红蛋白（HbA1c）：可以反映最近 2～3 个月平均血糖水平，糖尿病治疗初期，至少每 3 个月检测 1 次，治疗达标后可每 6 个月检测 1 次。HbA1c控制目标应遵循个体化原则，大多数 2 型糖尿病成年患者，HbA1c 控制目标为<7%。

（3）糖化血清蛋白（GSP）：主要反映糖尿病患者最近 2～3 周的平均血糖水平，是评价患者短期血糖控制情况的适用指标。

（4）连续血糖监测（CGM）：指通过葡萄糖传感器连续监测皮下组织间液中葡萄糖浓度变化的一种技术。其优点是可以全面了解血糖波动的趋势和特点，发现隐匿性高血糖和低血糖，尤其是餐后高血糖和夜间无症状性低血糖。

（5）尿糖：尿糖阳性是诊断糖尿病的重要线索，因此怀疑患糖尿病时需检测尿糖是否阳性；但尿糖阳性只提示血糖值超过肾糖阈（＞10mmol/L），当肾糖阈降低时，虽血糖正常，但尿糖亦可阳性。

（张　健）

3.3　检测血糖有哪些注意事项？

所有的糖尿病患者均应规律监测血糖，常用监测血糖的时间节点包括空腹血糖、三餐前血糖、餐后 2 小时血糖、睡前血糖、夜间血糖及随机血糖等。血糖并非恒定不变，对于正常人而言，无论是空腹时还是餐后，其血糖一般保持一定的范围内，波动的幅度不大，而对于糖尿病患者而言，由于胰岛素分泌或功能缺陷，其血糖波动往往较大，因此，需要监测血糖以指导用药。应注意，所有的血糖测量都是即刻血糖，是随时变化的，代表患者此刻体内的血糖水平，而由于受胰岛素调节、肝糖原输出等因素的影响，不同时间的空腹血糖波动较大，因此，餐后血糖更具有临床参考价值。当然，患者也应在医师的专业指导下确定适合自身的血糖监测频次。

居家时可使用便携式血糖仪进行毛细血管血糖监测，操作上应注意：采血之前，先按摩被采血手指，或用热水泡手，使血液充满指尖。然后对采血部位进行酒精消毒，待干燥后进行采血，最好在无名指两侧取血，让血液自动流出，不要用力挤压。在使用前后应注意血糖仪的清洁卫生，一般不要摔打或擅自拆卸。同时，应注意经常检查试纸是否过期，将试纸放在阴凉干燥、避光处现用现取，不要用手触摸测试区域，测试区不能用酒精或其他制剂擦拭，以保证测量的准确性。

（王 威）

3.4 糖尿病患者除了关注血糖指标外，还应该关注哪些指标？

（1）尿酮体和血酮体：怀疑糖尿病酮症或糖尿病酮症酸中毒时，需检测尿酮体和血酮体，如尿酮体阳性，伴血酮体、血糖升高，血 pH 下降，可诊断为糖尿病酮症酸中毒。

（2）胰岛素和 C 肽释放试验：正常人空腹基础血浆胰岛素为 5～20mU/L，进食后胰岛素在 30～60 分钟分泌至高峰，峰值为基础值的 5～10 倍，3～4 小时恢复到正常水平。胰岛素释放试验主要反映基础血浆胰岛素和葡萄糖介导的胰岛素释放功能。C 肽释放试验与胰岛素释放实验相同，正常人 C 肽空腹基础值不低于 400pmol/L，峰值为基础值的 5～6 倍，也可以反映基础血浆胰岛素和葡萄糖介导的胰岛素释放功能。

（3）尿白蛋白：采用随机尿测定尿白蛋白/肌酐值（UACR）可以反映尿白蛋白排泄情况，病程 5 年以上的 1 型糖尿病和 2 型糖尿病患者在确诊时进行测定。随机尿 UACR<30mg/g 正常；UACR≥30mg/g 为尿白蛋白排泄增加，30～299mg/g 为微量白蛋白尿，≥300mg/g 为大量白蛋白尿。

（4）血脂：糖尿病患者每年至少应检查 1 次血脂，对于缺血性心血管疾病患者及高危人群，应每3～6个月测定1次血脂，包括总胆固醇（TC）、甘油三酯（TG）、低密度脂蛋白胆固醇（LDL-C）、高密度脂蛋白胆固醇（HDL-C）。降低 TC 和 LDL-C 是糖尿病调脂治疗的主要目标，接受调脂治疗者，1～3 个月后应复查血脂。

（5）体重：超重和肥胖是 2 型糖尿病的重要危险因素，也使得糖尿病患者发生心血管疾病的风险增加，因此体重管理不仅可以改善血糖，减少降糖药物的使用，还能预防心血管疾病的发生。体重管理可以通过改善生活方式、使用具有减重作用的药物等实现；体重管理的最基本要求是减轻体重的 3%～5%，也可以根据自己的具体情况，请医生制订更严格的减重目标。

（张　健）

3.5　糖尿病患者的血糖控制标准都是一样的吗？

不同年龄的糖尿病患者血糖控制标准不一样。血糖是人体重要的组成成分，也是能量的重要来源，为人体各器官正常工作提供能量。儿童糖尿病患者血糖的控制目标是保持其正常的生长发育，避免低血糖，因此建议血糖控制在 4～10mmol/L，糖化血红蛋白建议控制在 7%以下；如果患儿应用胰岛素降糖，其控制目标可以适当放宽。

老年患者则根据基础疾病、预期寿命制订不同的血糖控制目标。对于新诊断、病程较短、自我管理能力强、预期寿命较长、没有低血糖风险及严重心、脑、肾病变的老年患者，建议空腹血糖控制在 4.4～7.0mmol/L，餐后 2 小时血糖<10mmol/L，糖化血红蛋白<7.0%，以预防并发症的出现；对于自我管理能力差、病程长、有低血糖风险的老年糖尿病患者，建议空腹血糖<7.5mmol/L、餐后 2 小时血糖<11.1mmol/L，糖化血红蛋白 7.0%～8.0%；对于预期寿命较短、严格控制血糖并不能获益的一些老年人，建议空腹血糖<8.5mmol/L，餐后 2 小时血糖<13.9mmol/L，糖化血红蛋白 8%～8.5%。

对于妊娠期女性，妊娠期高血糖易导致高血压、尿路感染、巨大儿（体重超过 4kg）或发生死胎、难产等，因此血糖应尽可能接近正常。建议空腹血糖<5.3mmol/L，餐后 1 小时血糖<7.8mmol/L，餐后 2 小时血糖<6.7mmol/L，避免低血糖。

（张　健）

3.6　血糖控制达标后可以停药吗？

绝大部分人是不可以的，因为血糖的控制往往是在饮食、运动、药物共同控制下达标的，其中很大程度依赖药物作用，目前所有的降糖药包括胰岛素，都能起到控制血糖的作用，并不能治愈糖尿病，如果患者血糖控制平稳，可以在医生指导下调整降糖方案，适当减少药物剂量或种类，但是千万不能自行停药，以免导致血糖波动甚至出现急性并发症，如糖尿病酮症酸中毒。但是临床上确实有很小部分人可以短期停用降糖药，这些人多为年轻患者且病程短，经过药物治疗后，胰岛功能恢复，单纯依靠饮食及运动控制，短期不需要再用药，这也因为饮食及运动也是治疗糖尿病的方法之一。此外，部分肥胖或超重的 2 型糖尿病患者在使用降糖药治疗的过程中，胰岛功能如果恢复良好，在医生指导下减药后血糖仍然正常，也可以在医生指导下进一步减药，直至停药，但是即使停用降糖药，仍然要坚持"管住嘴，迈开腿"，并且注意血糖监测，及时发现血糖变化，如果停药后血糖有所升高，建议继续使用降糖药。

（郭 英）

3.7 患者应该如何正确看待糖尿病？

很多患者发现自身血糖升高，在医院检查后确诊，就给自己戴上了"糖尿病"的帽子，觉得自己得了不治之症，产生恐慌、焦虑、抑郁、怀疑的心理，进而持着悲观的态度不控制饮食，抵抗治疗，导致病情进一步发展。这种想法是绝对不可取的，对抗糖尿病病魔，我们首先要调整心态，即"战略上藐视，战术上重视"。

所谓在战略上藐视是因为，糖尿病确实是终身性疾病，治疗的战线很长，但实际上，并没有想象得那么可怕，只要积极了解学习糖尿病的防治知识，积极把血糖控制在合理范围，预防急慢性并发症的发生，完全能够像正常人一样进行学习工作和生活，而且经过积极治疗，糖尿病患者的寿命可以跟正常人一样。

而战术上重视主要是指糖尿病致死致残的临床事件的预防，糖尿病本身并不可怕，多数糖尿病患者致死致残的罪魁祸首是糖尿病的并发症和合并症，因此，糖尿病患者应遵照糖尿病防治的"五驾马车"，做好饮食控制和运动治疗，并在医生指导下进行规范的药物治疗，进而延缓或防止糖尿病并发症的发生。

（王 成）

3.8 糖尿病患者哪些情况下容易发生低血糖?

近年来随着糖尿病患病率增加,人们越来越关注高血糖,却容易忽视低血糖带来的危害。民间流传着这样一句话"高血糖要钱,低血糖要命"。很多人认为糖尿病患者低血糖是一种常见的状态,只要吃点糖,应对一下就可以。但是实际情况并不是这样,每次低血糖都会造成一定伤害,尤其是对脑细胞、心脏细胞等进化等级高的细胞。由此可见糖尿病患者在控制高血糖同时,预防低血糖至关重要。低血糖常见的表现为饥饿、心慌、手抖、面色发白、四肢无力等交感神经兴奋症状;老年人的低血糖症状则多表现为嗜睡、昏迷、偏瘫等。但不乏一些人的低血糖敏感度低,没有明显的低血糖症状,所以还是要以血糖值为准。糖尿病患者血糖≤3.9mmol/L 为低血糖,普通人血糖低于 2.8mmol/L 为低血糖。

哪些情况下易发生低血糖呢? 第一是能量物质的来源不足。我们都知道"糖"是供给人体能量的基本物质,当糖尿病患者需要"糖"来补充能量而血液中没有足够的糖(葡萄糖)时,机体未能得到及时补充,就会发生糖尿病低血糖症。第二是认知上不够重视。居家时治疗糖尿病的"医生"多是患者本人。而患者在日常生活中,往往带有一些无所谓的态度,血糖高了就多打点胰岛素、打完后血糖低了就进食,这是不可取的。认识的不重视也会导致有些患者减少监测频率,或者干脆不监测,最终导致血糖并不能很好地控制在一个区间,从而容易引起低血糖。第三是对本身使用的胰岛素或降糖药缺乏足够的了解。胰岛素根据维持时间,可分为短效、中长效、长效几种,它们降解血糖的时间不同,有的立即生效,有的半小时生效。这导致胰岛素或者降糖药需要分为餐前或者餐后应用。应用胰岛素后未能进食或者未足够进食,都会导致低血糖。第四是运动。糖作为人类的三大主要能源之一,在能量消耗时最先被人体使用,因此,在过度运动时,糖分消耗过多,导致低血糖。第五是血糖监测不到位。未结合自身情况,盲目制订血糖控制范围,将血糖控制目标设定得过于严格,或未定期监测血糖、未增加监测血糖的次数等,都可能导致低血糖的发生。

糖尿病无法彻底治愈,因此低血糖的风险时常潜伏在身边,要想身体健康,养成好习惯，时常学习了解疾病相关知识，科学地制订饮食生活计划，定期在内分泌科门诊随访，规范监测血糖的频率，对避免低血糖发生非常重要。

（张建文）

3.9　糖尿病患者如果发生低血糖应该怎么办？

如果是轻度低血糖发作，患者意识清醒，应记住两个"15"，一是进食 15g 含糖食物（如 4 茶匙白糖、150ml 可乐、3～5 颗硬糖或 1 杯脱脂牛奶等）；二是 15 分钟后再测一次血糖，如果血糖水平仍然低于 3.9mmol/L，还需继续摄入以上含糖食物，再次等 15 分钟复测血糖，直至血糖大于 3.9mmol/L 且症状好转。当出现重度低血糖，发生神志改变，如嗜睡、意识恍惚、抽搐等，患者无法通过口服补充葡萄糖，应第一时间送往医院。

（郭　英）

4　中医如何防治糖尿病？

4.1　中医可以根据患者血糖指标开具中药处方吗？

中医不可以仅凭患者血糖指标来开具处方。中医治疗疾病关注的是人本身，不仅仅是看检查、检验结果开药，而是通过中医特有的"望、闻、问、切"四诊，总结四诊得到的信息，并结合医生自身积累的临床经验，判断患者目前所处的证候特点，如糖尿病气阴亏虚型患者常见疲劳倦怠、口干口渴、汗出较多，医生便根据患者气阴亏虚的证候开具补益气阴的方子，患者服药后若疲劳倦怠、口干口渴、汗出较多等症状明显改善，代表气阴亏虚证候有所改善，此时患者血糖指标也会有相应改善。由此可知，中医是根据患者的证候特点开具处方的，有时糖尿病患者的血糖指标突然发生变化，可能是因为体内证候的变化导致机体产生了应激反应，通过口服中药治疗后证候有所改善，机体的应激反应会逐渐消失，血糖指标也会逐渐趋于稳定。

（谭　丽）

4.2 中药"降糖"机制是什么？

中药不是直接降糖的。中医给糖尿病患者开具的处方是根据患者的证候来确定的。例如，糖尿病湿热内蕴证患者常出现口干口苦、口中发黏、形体肥胖、脘腹胀满、大便黏腻，医生会根据患者湿热内蕴的证候特点开具清热祛湿的方子，其中处方中药会分君、臣、佐、使。患者口服中药1～2周后上述症状较前减轻，提示湿热内蕴证候明显改善，当上述症状基本消失后，患者可复查血糖，发现空腹或餐后血糖较前下降了，这就说明，中药降糖的机制是通过改善患者证候减轻症状，从而降低患者血糖水平，延缓糖尿病及其并发症的发生发展。

（高慧娟）

4.3 糖尿病患者服用中药时，能停西药吗？

糖尿病患者服用中药时，不需要停西药。糖尿病患者受多种因素影响，易出现血糖波动，尤其是身体出现各种不适症状时，会导致阴阳失衡、气血津液代谢紊乱，导致血糖升高。中医讲究辨证论治，医生根据患者的临床症状、舌苔、脉象开具中药，调和机体阴阳，从而达到阴平阳秘的状态，身体功能正常，血糖就会趋于平稳。因此服用中药期间，建议监测血糖，根据血糖情况，酌情调整降糖药物的剂量，避免出现低血糖。

（张　健）

4.4 中医看病时为什么要看患者舌头？

舌诊是中医常用的诊断方法，是中医学"整体观""司外揣内"思想的具体表现。心开窍于舌，舌为脾之外候，舌是人体脏腑的一面镜子，舌象可以帮助确定疾病性质、病位，判断津液盈亏、气血盛衰和脏腑的虚实，还能判断病情，预测病情发展。糖尿病病因、病机、证候复杂，并发症多，病程长且病情迁延，通过舌诊判断糖尿病病情有一定意义。

近年来，舌象作为糖尿病特征性外候的研究不断深入，如发现糖尿病与裂纹舌显著相关。观察发现，临床上有80%的糖尿病患者均可见明显的裂纹舌，其主要呈现出以"舌体中央为竖纹"的表现，且裂纹愈深愈长则表明其血糖愈高，另外有较多的患者随着其血糖的下降，其裂纹也会慢慢愈合。裂纹多出现在舌面前1/3区域，呈纵行排列，空腹血糖升高以类树叶脉络样裂纹多见，餐后血糖升高以"爻"字样裂纹多见，且裂纹多少与血糖高低呈正相关。

由于时代变迁、生活习惯等变化，除常见的阴虚燥热型，湿热型患者也愈发多见。糖尿病湿热证多表现为形体肥胖，口渴口干、伴多饮，脘腹胀满，小便色黄、伴灼热感，大便黏腻不爽等症，而湿热上蒸口舌则为黄腻苔。黄苔为舌苔呈现黄色，多提示热证，为邪热熏蒸于舌面所致，苔色愈黄，往往热邪愈甚，根据苔黄的部位，亦可分辨邪热所在的病位；苔腻，苔质致密，颗粒细腻，融合成片，揩之不去，刮之不脱，腻苔主痰浊、食积，多为湿浊蕴于体内；在糖尿病患者中两者常相兼存在表现为黄腻苔，多为痰热或湿热上熏舌面所致。由此可见，黄腻苔与肥胖型糖尿病具有高度相关性。

（王春瀞）

4.5 中医认为糖尿病患者的饮食原则是什么？

中医学经过几千年的医疗实践，对糖尿病患者的饮食指导总体来说即"中""和""常"三个字："中"，即"适中"之意，取意以"中和"为核心观念的中国传统文化，要求糖尿病患者把握适当的限度，反对过犹不及，饮食要遵守"尽量少吃，不饥饿为度"的原则。"少吃"包括两层意思，一是从"量"上来讲，不要饮食过量；二是从"质"上来讲，尽可能吃低热量食物。

"和"，即"和谐"之意，意思是饮食要与四季变化、患者的体质和习惯相和谐。食物有寒、热、温、凉的属性，在炎热的夏季选用寒和凉的食物能起到清热、泻火、解毒的作用，严冬季节选用温和热的食物能起到温中除寒的作用。根据患者体质"寒""热""虚""实"的不同选择食物。如患者体质属热，宜多食性质寒凉的食物；如体质属寒，宜多食性质温热的食物；体质偏虚者，宜多食滋补的食物；体质偏实者，宜多食苦泄的食物。

"常"，即"规律"之意，意思是糖尿病患者日常生活有规律，要定时定量饮食，并且定时定量运动。如不能做到饮食的"常"，生活不规律，就可能出现血糖波动，血糖控制不达标，长此以往可能出现并发症，影响糖尿病患者的生活质量和寿命。

总之，糖尿病患者坚持饮食的"中""和""常"，不仅有利于血糖控制，而且有利于养生保健、强壮身体。

（谭　丽）

4.6　中医指导的糖尿病饮食有什么特色？

中医讲天人相应，因人、因时、因地制宜，辨证论治是主要原则。不同的糖尿病患者，所处时节不同，所在地不同，饮食建议可能相同或者不同。若症状体征相同，证型相同，则建议相同，反之则不同。中医认为，食物具有四气五味，具有寒、热、温、凉属性，可以用温热食物祛寒，寒凉食物清热，补益食物补虚等。对于烦渴多饮、口舌干燥、多饮多食、小便色黄、大便干、舌红少津、脉弦数等患者，辨证为阴虚热盛，可以日常食用莲藕、莲子心、白茅根、芦根、葛根、菊花、苦瓜等；对于气短乏力、盗汗、自汗，五心烦热，口舌干燥，多饮多尿，大便干，舌淡或舌红暗，舌边有齿痕，苔薄白少津，或少苔，脉细、弱等患者，辨证为气阴两虚，可以日常食用桑葚、枸杞子、山药、百合、莲子、甲鱼、太子参等，减少葱、姜、蒜、桂皮等温热之物；对于气短乏力、形寒肢冷、怕冷明显、腰酸膝软、阳痿早泄、少尿浮肿、大便稀溏或五更泻、舌淡苔白、脉沉细无力等患者，辨证为阳气虚，可以加用桂枝、桂皮、茴香、八角、葱、姜、蒜等。日常生活中，亦会出现寒热错杂、阴阳两虚等复杂情况，应在专业医师指导下服用。

（孙思怡）

4.7　不同体质的糖尿病患者如何选择适合的饮食方案？

平时精力尚可、容易口干口苦、大便秘结、心烦易怒、体质尚强壮的糖尿病患者，适合多吃一些凉性的食物，如苦瓜、芹菜、马齿苋、莲藕。平时可用决明子、桑叶、菊花泡茶。

决明子：性凉，可以清肝、润肠，适合心烦易怒、头痛头晕、口苦咽干、大便秘结的肝火旺盛患者。现代研究证明，决明子有降脂、降压、通便、明目、保肝的作用。对糖尿病合并高血压、高血脂、脂肪肝的患者有很好的保健作用。每次用决明子 1～2g 在杯中沸水泡服即可。

桑叶：甘寒，可以清肝、平肝，同决明子一样，适合肝火旺盛的糖尿病患者。现代研究发现桑叶可以有效改善胰岛素抵抗、改变葡萄糖吸收，并且对胰岛细胞有抗凋亡等多种作用。每次用桑叶 1～2g 在杯中沸水泡服即可。

平时精力不济、容易疲乏、食欲不佳、身上易沉重水肿、体质偏弱的糖尿病患者，适合吃一些温补的食物，如用山药熬粥，也可用黄芪泡水代茶饮。

山药粥：山药甘温，《神农本草经》列为上品，谓之"主伤中，补虚羸，除寒热邪气，补中益气力，长肌肉。久服耳目聪明，轻身不饥，延年"，既是营养丰富的蔬菜，又是常用的药材。有补脾养胃、补肺益肾的功效，是人所共知的滋补佳品。现代科学研究分析，山药含有大量的黏蛋白，对人体具有特殊的保健作用，能预防心血管疾病、类风湿关节炎、硬皮病等的发生。蒸熟即食或加入粳米熬粥食用均可。

黄芪：味甘温，适合肺脾不足、精力不济、乏力自汗的糖尿病患者。对脾肾两虚型糖尿病肾病、蛋白尿明显者，可用生黄芪、山药、莲子肉、枸杞子、茯苓、核桃肉、荷叶各一撮，粳米 100g 熬粥。每日一小碗，有固护脾肾之效。

（令国兴）

5 糖尿病患者如何进行合理的饮食和运动控制？

5.1 糖尿病防治的"五驾马车"指什么？

糖尿病的治疗是一场持久战，国际公认最有效的防治手段就是"五驾马车"，该理论是由我国著名糖尿病学家向红丁教授首次提出的，是一种综合管理的治疗模式，包括饮食控制、运动疗法、药物治疗、疾病监测和糖尿病健康教育五个方面。其中，饮食控制是糖尿病治疗的基础，医学营养治疗贯穿糖尿病治疗的全过程；运动是治疗糖尿病必不可少的手段，规律运动可显著降低糖尿病患者的病死率；在饮食和运动不能使血糖达标时需要及时就医应用降糖药物，制订个体化的用药方案；疾病监测（包括血糖、并发症和危险因素的监测）是糖尿病治疗的保障；而糖尿病健康教育包括医生、患者和公众的全面糖尿病教育，形成正确的能量代谢管理观念是决定糖尿病预后的关键。"五驾马车"相辅相成、并驾齐驱，是保障糖尿病患者健康的重要法宝。

（王　威）

5.2 为什么说合理的饮食和运动控制是糖尿病治疗的基础？

饮食控制和运动疗法是控制血糖"五驾马车"的基石，贯穿糖尿病治疗的始终，也就是人们常说的，糖尿病患者应该"管住嘴，迈开腿"。那么为什么饮食和运动对糖尿病患者如此重要呢？

"管住嘴"：饮食是人体生命活动能量的主要来源，血糖作为体内最小的能量单位，饮食能够对其产生决定性作用。饮食管理是糖尿病治疗的基础，符合生理需求的均衡营养膳食，可以有效维持血糖水平，预防糖尿病并发症和合并症的发生，同时帮助合理控制体重，减少心脑血管疾病危险因素，使血糖、血压、血脂尽可能达到理想水平。但是应注意，"管住嘴"不代表什么都不能吃，而应该在饮食结构和热量控制的基础上享受美味。

"迈开腿"：生活在机械化、电子化的时代，人们的体力活动大大减少，而饮食却又极大丰富，入大于出，就很容易导致肥胖。一旦发生肥胖，胰岛素抵抗和 2 型糖尿病就很容易相随而至，因此就需要"迈开腿"消耗体内多余的热量。合理运动是糖尿病治疗的重要环节，糖尿病患者进行适度运动可以改善血糖、血脂、血压水平，增加胰岛素的敏感性，控制慢性并发症的发生。同时有助于减轻体重、降低心脑血管疾病风险，也有助于增进心理健康，缓解心理紧张和抑郁情绪，提升生活质量。

（王 威）

5.3 我们常说的食物升糖指数是什么？常见食物的升糖指数是多少？

生活中我们总听医生说少吃升糖指数高的食物，那么什么是升糖指数呢？升糖指数（glycemic index，GI）又称血糖指数，反映某种食物升高血糖的速度和能力。如果说把胰岛素比作环卫工人，把食物中的糖分比作路边树上的树叶，升糖指数就代表着叶子掉落的速度和多少，高升糖指数的食物进入胃肠后消化快、吸收效率高，血糖就升得快、升得高，如同路边叶子掉得多也掉得快，环卫工人来不及清理也就是胰岛素来不及利用而导致血糖升高；而低升糖指数的食物在胃肠中停留时间长，吸收慢、吸收效率低，血糖升得缓，如同路边叶子掉得慢还掉得少，环卫工人有充足时间去清理，则不会造成血糖过高。一般来讲，将升糖指数大于 70 的食物称为高升糖指数食物，将升糖指数低于 55 的称为低升糖指数食物。研究发现长期摄入高升糖指数的食物会增加健康成人患糖尿病的风险，而低升糖指数的食物可帮助我们更好地控制血糖，降低糖化血红蛋白、胆固醇、体重指数等指标。因此，合理安排膳食，对于调节和控制人体血糖大有益处，下面总结了常用食物的升糖指数，以供参考。

一、糖类（GI）		
葡萄糖：100	绵白糖：84	蔗糖：65
果糖：23	乳糖：46	麦芽糖：105
蜂蜜：73	胶质软糖：80	巧克力：49
MM 巧克力：32	方糖：65	

二、谷类及制品（GI）

小麦（整粒煮）：41	粗麦粉（蒸）：65	通心面（管状，粗）：45
面条（全麦粉，细）：37	面条（白细，煮）：41	线面条（实心，细）：35
面条（硬质小麦，加鸡蛋，粗）：49	面条（硬质小麦粉，细煮）：55	面条（小麦粉，硬，扁粗）：46
面条（挂面，全麦粉）：57	面条（硬质小麦粉，细）：55	面条（挂面，精制小麦粉）：55
馒头（富强粉）：88	馒头（全麦粉）：82	馒头（精制小麦粉）：85
	烙饼：80	油 条：75
稻麸：19	米粉：54	大米粥：69
大米饭（籼米，糙米）：71	大米饭（粳米，糙米）：78	大米饭（籼米，精米）：82
大米饭（粳米，精米）：90	黏米饭（含直链淀粉高，煮）：50	黏米饭（含直链淀粉低，煮）：88
黑米饭：55	速冻米饭：87	糯米饭：87
大米糯米粥：65	黑米粥：42	大麦（整粒，煮）：25
大麦粉：66	黑麦（整粒，煮）：34	玉米（甜，煮）：55
玉米面（粗粉，煮）：68	玉米面粥：50	玉米糁粥：51
玉米饼：46	玉米片（市售）：79	玉米片（高纤维，市售）：74
小米（煮）：71	小米粥：60	米饼：82
荞麦（黄）：54	荞麦面条：59	荞麦面馒头：67
燕麦麸：55	莜麦饭（整粒）：49	糜子饭（整粒）：72
燕麦饭（整粒）：42	燕麦片粥：55	即食燕麦粥：79
白面包：75	全麦（全麦面包）：74	面包（未发酵小麦）：70
印度卷饼：62	薄煎饼（美式）：52	意大利面（精制面粉）：49
意大利面（全麦）：48	乌冬面：55	饼干（小麦片）69

三、薯类、淀粉及制品（GI）

马铃薯：62	马铃薯（煮）：66	马铃薯（烤）：60
马铃薯（蒸）：65	马铃薯（用微波炉烤）：82	马铃薯（烧烤，无油脂）：85
马铃薯泥：87	马铃薯粉条：13.6	马铃薯片（油炸）：60
炸薯条：60	甘薯（山芋）：54	甘薯（红，煮）：77
藕粉：33	苕粉：35	粉丝汤（豌豆）：32

四、豆类及制品（GI）

黄豆（浸泡）：18	黄豆（罐头）：14	黄豆挂面（有面粉）：67
豆腐（炖）：32	豆腐（冻）：22	豆腐干：24
绿豆：27	绿豆挂面：33	蚕豆（五香）：17
扁豆：38	扁豆（红，小）：26	扁豆（绿，小）：30

四、豆类及制品（GI）		
扁豆（绿，小，罐头）：52	小扁豆汤（罐头）：44	利马豆（棉豆）：31
鹰嘴豆：33	鹰嘴豆（罐头）：42	咖喱鹰嘴豆（罐头）：41
青刀豆：39	青刀豆（罐头）：45	豌豆：42
黑马诺豆：46	黑豆汤：46	四季豆：27
四季豆（高压处理）：34	四季豆（罐头）：52	芸豆：24

五、蔬菜类（GI）		
胡萝卜（煮）：39	甜菜：64	胡萝卜（金笋）：71
南瓜（倭瓜、番瓜）：75	麝香瓜：65	山药（薯蓣）：51
雪魔芋：17	芋头（蒸芋头，毛芋）：48	朝鲜笋：15
芦笋：15	绿菜花：15	菜花：15
芹菜：15	黄瓜：15	茄子：15
鲜青豆：15	莴笋：15	生菜：15
青椒：15	西红柿：15	菠菜：15

六、水果类及制品（GI）		
苹果：36	梨：36	桃：28
桃（罐头，含果汁）：30	桃（罐头，含糖浓度低）：52	桃（罐头，含糖浓度高）：58
杏干：31	李子：24	樱桃：22
葡萄：43	葡萄干：64	柚：25
猕猴桃：52	柑（橘子）：43	芒果：55
芭蕉（甘蕉、板蕉）：53	香蕉：52	香蕉（生）：30
西瓜：72	菠萝：66	巴婆果：58
哈密瓜：70		

七、种子类（GI）	
花生：14	腰果：25

八、乳及乳制品（GI）		
牛奶：27.6	牛奶（加糖和巧克力）：34	牛奶（加人工甜味剂和巧克力）：24
全脂牛奶：27	脱脂牛奶：32	低脂奶粉：11.9
降糖奶粉：26	老年奶粉：40	克糖奶粉：47.6

续表

八、乳及乳制品（GI）		
酸奶（加糖）：48	酸乳酪（普通）：36	酸乳酪（低脂）：33
酸乳酪（低脂，加人工甜味剂）：14	豆奶：34	冰淇淋：51
酸奶（水果）：41		

九、速食食品（GI）		
大米（即食，煮1分钟）：46	大米（即食，煮6分钟）：87	小麦片：69
燕麦片（混合）：83	荞麦方便面：53	即食羹：69
营养饼：66	全麦维（家乐氏）：42	可可米（家乐氏）：77
卜卜米（家乐氏）：88	比萨饼（含奶酪）：60	汉堡包：61
白面包：88	面包（全麦粉）：69	面包（粗面粉）：64
面包（小麦粉，含水果干）：47	面包（50%~80%碎小麦粒）：52	面包（75%~80%大麦粒）：34
面包（黑麦粉）：65	面包（小麦粉，高纤维）：68	面包（小麦粉，去面筋）：70
面包（50%大麦粒）：46	面包（80%~100%大麦粉）：66	面包（黑麦粒）：50
面包（45%~50%燕麦麸）：47	面包（80%燕麦粒）：65	面包（混合谷物）：45
新月形面包：67	棍子面包：90	燕麦粗粉饼干：55
油酥脆饼干：64	高纤维黑麦薄脆饼干：65	竹芋粉饼干：66
小麦饼干：70	苏打饼干：72	格雷厄姆华饼干：74
华夫饼干：76	香草华夫饼干：77	膨化薄脆饼干：81
闲趣饼干（达能）：47	爆玉米花：55	酥皮糕点：59

十、饮料类（GI）		
苹果汁：41	水蜜桃汁：33	巴梨汁（罐头）：44
菠萝汁（不加糖）：46	柚子果汁（不加糖）：48	橙汁（纯果汁）：50
橘子汁：57	可乐饮料：40	芬达软饮料：68
啤酒（澳大利亚产）：66	冰淇淋：61	冰淇淋（低脂）：50

十一、混合膳食及其他（GI）		
馒头+芹菜炒鸡蛋：49	馒头+酱牛肉：49	馒头+黄油：68
饼+鸡蛋炒木耳：48	饺子（三鲜）：28	包子（芹菜猪肉）：39
硬质小麦粉肉馅混沌：39	牛肉面：89	米饭+鱼：37
米饭+芹菜炒猪肉：57	米饭+炒蒜苗：58	米饭+蒜苗炒鸡蛋：68

续表

十一、混合膳食及其他（GI）		
米饭+红烧猪肉：73	猪头炖粉条：17	西红柿汤：38
玉米粉加入人造黄油（煮）：69	二合面窝头（玉米面+面粉）：65	牛奶蛋糊（牛奶+淀粉+糖）：43
黑五类粉：58		

资料来源：《中国食物成分表（标准版）》（第6版）。

（陈元昊）

5.4 糖尿病患者可以享受美食吗？

糖尿病患者自然可以享受美食。对于糖尿病患者饮食的选择，首先需考虑的是所摄入食物的总量，避免一次性摄入太多，不考虑摄入量单谈某种食物的好坏就如同离开剂量谈药物疗效，这样是不对的。但为了维持血糖的稳定，糖尿病患者在饮食上确实有诸多限制，不能恣意吃喝，对于食物量的控制较为严格，但谈"甜"色变也没有必要，所以科学地看待、正确合理饮食很重要。根据《成人糖尿病食养指南（2023年版）》，应该做到食物种类多样、主食定量、水果适量、少油、少盐、控糖、限酒，达到在稳定控制血糖的同时营养均衡。推荐餐餐有蔬菜、天天有奶类和大豆，尽量选择蛋、鱼、禽肉、畜肉等优质蛋白，减少肥肉、加工肉，日常调味烹调油使用量宜控制在25g以内，少吃动物油脂，食盐用量每日不宜超过5g。

（孙思怡）

5.5 为了控制血糖，糖尿病患者主食吃得越少越好吗？

不是。有很多患者觉得少吃主食就是饮食控制了，其实这种想法是不对的。平时主食摄入不足，营养搭配不合理，可能导致营养不良，身体长期得不到营养，就会动用身体内的脂肪和蛋白质，导致过度分解，甚至出现饥饿性酮症，严重的可能会出现糖尿病性酮症酸中毒。此外主食摄入不足，血糖偏低，身体会出现一些应激反应，分泌升高血糖的相关激素，往往会导致血糖反射性上升，反而使血糖更加难以控制，这就是许多患者反映为什么自己明明摄入主食很少可血糖还是不稳定的原因。所有主食要适量，不能太多，也不能太少，经过科学计算总热量及科学分配营养物质占比，才能既达到身体所需营养的要求，又能平稳地控制血糖。

（郭　英）

5.6　为了控制血糖，糖尿病患者只吃两餐可以吗？

许多糖尿病患者因为餐后血糖高且口服降糖药物控制不佳，因此主动减少一餐，以维持良好的餐后血糖数据。但是我们需要知道，血糖的高水平状态反映的是摄入的能量不能得到良好的利用，本就是一个能量不足的状态，而进食后我们人体吸收的也不止是糖分，还有维持人体正常生命活动的各种营养物质。减餐虽然会短期内让血糖数据变好，但是长期会影响机体正常的饮食节律（如胃酸分泌、自体胰岛素分泌等），能量摄入就会出现不足，再强行减少一餐的营养摄入，可能会让本就紊乱的胰岛功能雪上加霜，同时也会影响机体对其他营养物质的吸收。因此，不建议糖尿病患者只吃两餐，可以选择一定程度上减少主食的量或避免容易快速升糖的食物以维持血糖稳定。

（袁宇莲）

5.7　糖尿病患者能吃水果吗？

水果所含的糖分主要是葡萄糖、果糖、蔗糖等单糖和双糖，吸收快，易造成血糖升高。但是水果含有丰富的膳食纤维、果胶，合理食用不会升高血糖，还可以增加肠胃蠕动，改善便秘情况。

以合理的方式食用水果，应注意以下几点：

（1）控制总热量：将水果的热量计入每日总热能之内，选用时减去相应的热量。

（2）食用时间：水果在两餐之间作为加餐，既不至于使血糖太高，还能防止低血糖发生。

（3）选择合适的水果：可以参照食物升糖指数（GI）和食物血糖负荷（glycemic load，GL）值，选择合适的水果。GI 值反映某种食物引起血糖升高的能力。GI 值越高，进入胃肠后消化得越快，血糖升得也越快。GL 值结合"含糖量"和"升糖速度"，更好地反映了食用一定量食物后对血糖的影响程度。一般推荐糖尿病患者摄入 GL 值<10 的水果。

GL 值	常见水果及制品	食用建议
<10	樱桃、李子、苹果、柚子、猕猴桃等	推荐食用
10~20	香蕉、石榴、甜瓜、橘子、荔枝、芒果等	慎重食用
>20	干枣、山楂、蜜枣、柿饼、葡萄干、龙眼	不推荐

（4）中医认识：从中医的角度，把水果分为寒凉、温热、平性三大类，寒凉的水果包括西瓜、香蕉、梨、火龙果、枇杷、甘蔗、柿子、桑葚、橙、李子、猕猴桃、柚子等。温热的水果包括荔枝、龙眼、榴莲、杨梅、桃、橘、樱桃、杏、桂圆等。平性水果包括菠萝、木瓜、苹果、葡萄等。在选择水果时也要根据自身的体质，适量食用。

（王　正）

5.8　糖尿病患者如何选择适合的运动方案？

临床上，很多糖尿病患者存在不规律用药的情况，常常漏服，或者不服用控制血糖的药物。相比起吃药，规律的运动更受糖尿病患者的欢迎。那为什么会出现这种情况呢？主要原因可能为部分患者用药后不良反应较明显，会出现胃酸、胃胀、腹泻等。此外，有些药物副作用大，可能会导致维生素 B 缺乏等症，引起并发症，造成更大的生理、经济负担。而运动是一种能够有效控制血糖，同时副作用小的方法。

糖尿病患者适合进行一些有氧运动，如快走、慢跑、游泳、骑自行车等。这些运动可以帮助控制血糖水平，增强心肺功能，减轻体重，提高身体的代谢率。

此外，年轻的糖尿病患者还可以进行一些力量训练，如举重、俯卧撑、仰卧起坐等，这些运动可以增强肌肉力量，提高身体的代谢率，有助于控制血糖水平。而对于较为年长的患者，高强度、高力量的训练往往不合适，此类患者平时可以进行一些慢走、甩手、拍手、拍腿等强度较小的锻炼。

中医功法是一种传统的健身方式，适合不同年龄阶段的糖尿病患者，常见的有太极拳、气功、五禽戏等。中医传统功法锻炼，可以帮助糖尿病患者调节身体的代谢功能，增强心肺功能，提高免疫力，有助于控制血糖水平，还增强身体的柔韧性、协调性和平衡性，增强肌肉、骨骼和关节的力量与灵活性。在锻炼时注重呼吸和内心的调节，可以缓解压力、减轻焦虑和抑郁等心理问题，有助于提高身体的免疫力。

在进行运动前，糖尿病患者需要注意以下几点：首先，要选择适合自己的运动方式和强度，避免过度运动或运动不足；其次，要注意血糖监测，避免运动过程中血糖过低或过高；最后，要注意饮食和药物的调整，避免运动对血糖控制产生不良影响。

（林宇涵）

5.9 糖尿病患者适宜的运动方式有哪些？

糖尿病患者适宜的运动方式因人而异，病情较轻、没有严重并发症的患者，适合轻至中等强度的有氧运动，包括慢跑、快走、骑自行车、爬山、跳舞、徒手体操、太极拳、八段锦、划船、游泳等，也可室内进行跑步机、固定自行车等器械运动。除了有氧运动，有条件的患者每周应至少进行2～3天中等强度至高强度的抗阻训练。如果有糖尿病视网膜病变，因存在玻璃体积血和视网膜脱落的风险，应避免跳水、有憋气动作的运动。如患有糖尿病足，运动节奏宜慢，强度要低，可以选择步行，如果出现了足部伤口，应避免足部负重，可以选择举哑铃等训练，运动时需注意穿合脚、舒适的运动鞋和袜子，运动后要检查足部有无新的损伤。需要指出的是，如果病程中出现糖尿病急性并发症，如酮症酸中毒，或其他应激情况，如感染、急性心脑血管事件、腹泻、呕吐或禁食期间，或血糖控制不稳定，血压控制不稳定，严重的 1 型糖尿病患者，应暂停运动，待机体恢复正常或血糖、血压控制相对平稳后再逐渐恢复相关运动。

运动时间也因人而异，应按照循序渐进的原则，逐渐增加运动量，如果病情较轻，一般提倡每周 3～5 次，每次 30 分钟左右（每周至少 150 分钟）中等强度有氧运动，但 2 次有氧运动间隔不应超过 2 天，以自我感觉周身发热、微微出汗，但不是大汗淋漓，或心搏和呼吸加快，但不急促。建议运动时脉率为 170-年龄，同时需要监测血压，以收缩压不超过 180mmHg 为宜。如果病情较重，则以身体耐受为宜，不可强行运动，以防导致其他严重情况。

（郭 英）

5.10 肥胖型糖尿病患者通过运动减肥有哪些好处？

肥胖既是独立的疾病，又是多种疾病的源头，其中糖尿病是肥胖衍生的疾病"大户"。只要讲糖尿病，就离不开肥胖，《黄帝内经》："肥者令人内热，甘者令人中满，故其气上溢，转为消渴。"中医认为过食肥甘厚味易导致消渴的发生。而现代医学研究发现肥胖与糖尿病两者的关系非常密切，糖尿病患者本身超重、肥胖，身体组织就会有胰岛素抵抗现象，整体糖脂代谢趋于紊乱。超重/肥胖人群患 2 型糖尿病的风险更高，不仅会增加血糖控制的难度，还会进一步增加心血管疾病发生风险。

体形肥胖的患者，胰岛素搬运血糖的工作量也加大。普通人一餐可能需要 5 个单位胰岛素，超重/肥胖人群可能必须 10 个单位胰岛素。这样，胰岛 B 细胞长时间超负荷工作，容易导致胰岛功能受损，出现永久性高血糖，即发生 2 型糖尿病。因此，减肥对控制糖尿病非常有益，适当减重控重，可以增加胰岛素敏感性，促进血糖的消耗，有助于降低血糖、减少降糖药物的使用种类或剂量，改善血压、血脂、心血管结局，甚至可以帮助部分患者实现糖尿病缓解、逆转。对于糖耐量异常等糖尿病前期高危人群，预防和延缓糖尿病及血管并发症，体重管理是最基础的治疗。

因此，肥胖型糖尿病患者须知：合理减重，可以收到实质性的健康益处。减肥带来的好处比用药多，用药物降糖，血糖降下来了，但不良习惯导致的风险还在，而辅助饮食结构改变，减少油脂和主食的摄入、加强运动等方法减肥，带来的将是健康的生活方式，是强健的肌肉和搏动有力的心脏。当然，一旦松懈下来，复胖的概率也相当大，肥胖型糖尿病患者要注意保持减重效果的重要性，换句话说，要坚持低热量饮食加适量运动的生活干预。

（张建文）

6 糖尿病患者常见的并发症有哪些？

6.1 糖尿病的危害有哪些？

糖尿病是一种常见病、多发病，经常被称为甜蜜的杀手，它对人体的危害仅次于癌症，所以很多老百姓都"谈糖色变"，因此糖尿病患者更应准确了解所患疾病带来的影响。

糖尿病带来的巨大伤痛，多来源于缺乏认知、未及时调整血糖而产生的并发症，这也是糖尿病患者致残、致死的主要原因。病程较长、重视程度不够的糖尿病患者常伴有各种并发症或合并症。糖尿病患者常伴有脂肪、蛋白质代谢异常，长期高血糖可引起多种组织器官，尤其是眼、心、血管、肾、神经损害，或器官功能不全或衰竭，导致残疾或者过早死亡。糖尿病患者发生心脑血管疾病的危险性较同年龄、同性别的非糖尿病人群高 2～4 倍，并使心脑血管疾病发病年龄提前，病情更严重；糖尿病患者常伴有高血压和血脂异常；糖尿病视网膜病变是导致成年人群失明的主要原因；糖尿病肾病是造成肾衰竭的常见原因之一；糖尿病足严重者可导致截肢，是糖尿病患者致残或致死的主要原因。糖尿病容易并发各种感染，常见感染有呼吸道感染、泌尿道感染、胆道系统感染、皮肤感染、口腔感染等。感染导致血糖难以控制，高血糖又可加重感染，形成恶性循环。患者患病时间越长，血糖控制越不达标，慢性并发症发生概率就会相应增加，且并发症的严重程度也会增高。

因此，糖尿病高危人群应定期筛查，一旦确诊，应坚持良好的生活方式，必要时及时用药，坚持自我监测管理，定期到正规医院检查，才能有效延缓糖尿病病情的进展，从而提高生活质量和延长寿命。

（高慧娟）

6.2　糖尿病常见的并发症有哪些?

糖尿病常见的并发症包括急性并发症和慢性并发症。

糖尿病急性并发症最常见的有糖尿病酮症酸中毒、非酮症高渗综合征、乳酸性酸中毒、低血糖症等。急性并发症如果诊断和处理不及时，常威胁患者的生命，因此要格外注意。

糖尿病慢性并发症包括糖尿病肾病、糖尿病视网膜病变、糖尿病神经病变、糖尿病心脑血管病变、糖尿病下肢动脉病变、糖尿病足等。糖尿病慢性并发症致病因素非常复杂，其中高血糖和胰岛素抵抗起重要作用。糖尿病肾病、糖尿病视网膜病变、糖尿病神经病变均有特异的临床表现，如尿中出现泡沫、视物模糊及手足麻木、发凉等，因此一旦确诊糖尿病，要及时就医，及时筛查并发症；如果已经出现并发症，要积极控制血糖、血脂、血压等危险因素，延缓并发症的进展。

（张　健）

6.3　糖尿病患者逐渐出现视物模糊、雪花影、眼睛干涩，应该怎么办?

糖尿病患者逐渐出现视物模糊、雪花影、眼睛干涩不适时，要当心糖尿病眼病的发生。如果同时血糖控制不稳定，且血压高、血脂高，逐渐影响到眼睛的神经和血管，就会导致眼部病变。

若出现视力下降，即视物模糊，甚至出现重影，或者视野缺损，即眼睛看东西范围变小，或飞蚊症，即眼前出现黑点、细线、椭圆形黑影，随着眼珠转动而飞来飞去，好像飞蚊一般，则首先要考虑糖尿病视网膜病变的发生。相关研究显示，中国大陆糖尿病人群糖尿病视网膜病变患病率达 23%，是糖尿病患者视力受损和致盲的主要原因，此外，视力受损又会导致患者心理变化，甚至引起抑郁症。

若开始表现为轻度的视物模糊，后逐渐出现眼球混浊、视物重影、分辨颜色的能力较前下降，甚至眼痛和头痛等表现，就要考虑糖尿病白内障。糖尿病白内障早期发现后若能严格控制血糖，是可以逐渐恢复正常的。

若糖尿病患者以眼部干涩感、异物感、烧灼感、疼痛或眼痒、眼红、眼疲劳、视物模糊等为主要症状，就要考虑糖尿病性角膜病变。糖尿病性角膜病变容易继发角膜炎，出现眼角膜溃疡，溃疡处不易愈合，严重者角膜穿孔而造成失明。

因此，糖尿病患者眼部一旦出现上述症状，一定要及时前往医院就诊，进行血糖检测、视力检查、眼压检查、眼底检查、眼部超声检查等，早发现、早治疗，治疗后定期复查。日常生活中更是要注意控制每日的热量摄入，严格控制血糖、血压、血脂水平，减少吸烟、饮酒，适当多食用富含膳食纤维、维生素 B、维生素 E 的蔬菜水果，如胡萝卜、莲藕、苹果等。

（陈元昊）

6.4 糖尿病患者出现手足麻木、发凉，是怎么回事？

糖尿病患者出现手足麻木、发凉，需要警惕糖尿病周围神经病变。研究显示，2 型糖尿病患者病程超过 10 年，无论血糖控制是否良好，都可能出现周围神经病变，主要表现为手足麻木、发凉、有针刺感或灼痛感，主要分布在四肢末梢、足踝以下或手腕以下，指/趾端明显，可向关节处窜痛，下肢往往比上肢严重，而且时间长了可能伴随冷热感觉及空间位置觉障碍，即患者闭目，他人使用棉签触碰不同足趾时，患者无法分辨足趾的位置，对冷热的感觉也不敏感。因此糖尿病患者需要完善肌电图检查，如提示神经传导速度下降，结合症状评分即可确诊。日常生活中糖尿病患者需要保持血糖平稳，血糖波动越大，高血糖状态对神经血管及器官的影响越大，糖尿病并发症发生风险越高，同时患者也需要保持规律的饮食与运动。

（袁宇莲）

6.5 糖尿病患者出现下肢劳累性酸痛或间歇性跛行，是怎么回事？

糖尿病患者出现下肢劳累性酸痛或间歇性跛行，需警惕糖尿病周围血管病变，如血栓闭塞性脉管炎、动脉硬化性闭塞等。糖尿病周围血管病变导致的间歇性跛行特点是病程长且发展缓慢，伴有劳累性酸痛。主要原因是下肢供血不足、静脉回流障碍，间歇性跛行与疼痛是血管病变前期症状，当下肢血液循环不畅进一步发展，会出现排汗功能异常，皮肤柔韧性降低，出现足部疼痛（静息痛）、畸形、皮肤干燥、颜色变暗，形成厚的皮茧（胼胝），触摸足背动脉搏动减弱或消失，此时需及时干预，否则进一步会出现足部破溃、深层组织破坏、局部坏死，即糖尿病足，形成坏疽后易导致截肢等无法逆转的后果。临床需要完善下肢动静脉超声检查。日常生活中需要注意控制血糖和血脂，禁烟禁酒，保持良好饮食与运动节律，如跛行严重，可适当减少运动频次。

（袁宇莲）

6.6 糖尿病患者尿中出现泡沫或眼睑水肿，是怎么回事？

当糖尿病患者尿液中出现泡沫、眼睑水肿时，就要当心糖尿病肾病的发生。糖尿病肾病还可见夜尿频繁、夜尿多、腰膝酸软等症状，严重时出现全身水肿、少尿、呼吸困难、精神萎靡，以及周身尿味、全身疼痛等。需要明确的是，糖尿病肾病一旦发生即不可逆，只能延缓其进一步发展，因此重在早期预防和控制。所以如果糖尿病患者出现以上症状，千万不可掉以轻心，要及时就医，进行血糖、血脂、24 小时尿蛋白、尿常规、肝功能、肾功能、肾小球滤过率、肾脏超声等检查，以评估糖尿病肾病的严重程度。

那么日常生活中如何预防糖尿病肾病的发生呢？首先，饮食上要控制热量，根据《中国糖尿病肾脏病防治指南（2021年版）》推荐，对于60kg的成人来说，每天总能量摄入为1500～1800kcal，大约相当于每天一共摄入250g的主食（米或面）、100g肉、100g豆制品、300g蔬菜、200g水果、300g牛奶。其次，糖尿病患者一定要控制好血压、血脂、血糖及体重水平。而对于已经发展为糖尿病肾病的患者，还需要控制每日的蛋白质摄入量，限制每日钠盐摄入在6g以内，即要清淡饮食，减少肉制品摄入量，少吃重盐重油的食物。

（陈元昊）

6.7 糖尿病患者出现心前区憋闷、呼吸困难，是怎么回事？

糖尿病患者出现心前区憋闷、呼吸困难时，要考虑是否出现糖尿病合并冠心病的情况。这种情况的出现警示我们需要进一步检查心脏、血管、肝脏等的病变情况，临床上应完善肝脏彩超或者计算机断层扫描（CT）、冠脉CT血管成像（CTA）、颈动脉彩超等检查，具体情况需要临床医师面诊开具。对于糖尿病合并冠心病的患者来说，需要综合管理血脂、血糖、血压等才能预防不良事件的发生，血压最好控制在＜130/80mmHg，若不能耐受可放宽到＜140/90mmHg。血脂控制目标值为低密度脂蛋白胆固醇＜1.8mmol/L。不健康的生活方式是糖尿病和冠心病的共同基础，所以患者需要在饮食、运动、作息等方面养成良好的习惯，日常生活中应注意清淡饮食，少吃油腻辛辣刺激性食物，均衡营养，避寒保暖，避免过冷过热给心脏带来负担诱发疾病，尽量避免提重物等。

（付红媛 冯兴中）

6.8 当糖尿病患者出现头晕头痛、肢体活动不利，是怎么回事？

糖尿病患者出现头晕头痛、肢体活动不利时，要考虑到是否出现糖尿病合并脑血管病的情况。糖尿病患者的脑血管病变发生概率比非糖尿病人群高1倍以上。糖尿病患者胰岛B细胞分泌胰岛素绝对或相对不足，引起糖、脂肪和蛋白质代谢紊乱，从而导致脑动脉硬化，而约 70% 的糖尿病性脑血管病变都存在动脉硬化症。因此上述情况的出现警示我们需要进一步检查大脑和动脉的病变情况，临床上应完善脑部 CT 或者脑部磁共振成像（MRI）、磁共振血管成像（MRA）、弥散加权成像（DWI）、经颅多普勒、颈部血管超声等检查。糖尿病合并脑血管病的患者，日常生活中应该注意清淡饮食，减少精神刺激，不去吵闹的环境，尽量不提重物，适度运动等。

（付红媛　冯兴中）

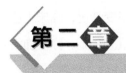

1 如何认识甲状腺疾病？

1.1 我们的甲状腺在哪里？有什么功能？

甲状腺是人体重要的内分泌器官之一，它通过合成和释放甲状腺激素对身体的各个方面进行调节。甲状腺位于颈部前方，正好在喉结下方，两边的甲状腺就像两片小叶子一样，围绕在气管两侧，这两侧也称叶状体。两片小叶子中间相连，这块相连的部位称为甲状腺峡部。从整体来看，甲状腺就像一只趴在气管上的"蝴蝶"。

甲状腺中可见一个椭圆形、圆形或不规则形的泡状结构，即甲状腺滤泡。甲状腺的功能都是通过甲状腺激素来调节的，而滤泡是甲状腺激素合成和分泌的场所。滤泡内衬有甲状腺上皮细胞，这些细胞能够合成、储存和释放甲状腺激素。甲状腺滤泡内的激素主要包括四碘甲状腺原氨酸（甲状腺素，T_4）、三碘甲状腺原氨酸（T_3）。

甲状腺激素对于正常的代谢、生长和发育至关重要。它们主要通过血液循环影响身体的新陈代谢，包括蛋白质、脂肪和碳水化合物的代谢。甲状腺激素还对心脏、肌肉、消化系统、中枢神经系统等器官和系统的正常功能发挥起重要作用，如甲状腺功能亢进（简称甲亢）患者会出现眼球突出、情绪不稳定、焦躁不安等症状，这就是甲状腺激素过多对肌肉、中枢神经等系统造成的影响。

深入了解甲状腺有助于我们更好地理解人体的内分泌系统，并为相关疾病的诊断和治疗提供基础。

（林宇涵）

1.2　常见的甲状腺疾病有哪些？

各种原因导致甲状腺结构和功能的异常均属于甲状腺疾病。常见的甲状腺疾病可分为三类：第一类是甲状腺分泌性疾病，包括各种原因导致的甲状腺功能异常，出现甲状腺激素分泌过多或过少。如前文所说，甲状腺激素相当于我们人体自身的兴奋剂，具有促进人体新陈代谢的功能。如果把人体比作一台轿车，那么甲状腺激素则具有近似于汽车油门的作用，油门踩得过快过深，汽车会速度太快而失控，易发生危险。当甲状腺激素分泌过多（甲亢），导致神经、心血管和消化等系统兴奋性和代谢增加，则会引起心率快、出汗多、大便增多、消瘦易饥、眼球突出、失眠、焦虑、情绪激动等机体活动亢进的表现。当甲状腺激素分泌过少[甲状腺功能减退（简称甲减）]时，即轻点汽车油门，那么汽车则会动力不足，移动缓慢，难以前行。同比机体就是能量的转换、蛋白质及各种营养物质合成缓慢，神经、心血管和消化等系统功能低下，若发生于儿童则会影响其生长发育，表现为身材矮小，智力低下，表情呆滞，唇厚流涎，舌大外伸，四肢粗短，性发育延迟；若发生于成人则表现为身体水肿，表情淡漠，皮肤干燥、增厚、粗糙多屑，毛发脱落，记忆力减退，嗜睡，反应迟钝，头晕耳鸣，四肢乏力，心率慢，厌食、腹胀、消化不良，女性闭经、不孕，男性阳痿、性欲减退等。第二类是感染性甲状腺炎，即细菌或者病毒侵袭甲状腺，而引起甲状腺肿大、疼痛和压痛，包括急性化脓性甲状腺炎和亚急性甲状腺炎。第三类是甲状腺结构增生性疾病，也就是甲状腺中出现了结节、肿块、钙化、肿瘤等，当肿瘤较大时会压迫气管、食管、神经而出现呼吸困难、吞咽困难、声音嘶哑等症状，此时需要结合甲状腺超声对肿瘤进行良、恶性判断。

（陈元昊）

1.3　甲亢是如何诊断的？

甲亢的诊断需根据患者临床表现、体征及辅助检查综合考虑来诊断。当患者出现容易激动、烦躁失眠、心慌、乏力、怕热、多汗、消瘦、食欲亢进、大便次数增多或腹泻等一系列高代谢表现时，提示可能存在甲亢，应就诊于医院内分泌科或甲状腺专科，完善 B 超和甲状腺相关实验室检查，如果甲状腺触诊或 B 超发现甲状腺弥漫性肿大，实验室检查可见总 T_3（TT_3）、总 T_4（TT_4）、游离 T_3（FT_3）、游离 T_4（FT_4）水平增高，促甲状腺激素（TSH）水平降低，便可诊断为甲亢，少数患者没有甲状腺肿大，只有一系列高代谢的表现和甲状腺功能的异常，也可诊断为甲亢。

如果实验室检查提示 T_3 水平升高、T_4 水平正常则为 T_3 型甲亢，反之则为 T_4 型甲亢；如果 T_3、T_4 水平均正常，仅 TSH 水平降低则提示为亚临床甲亢；如果 T_3、T_4、TSH 水平均升高则提示可能为垂体性甲亢。这类患者往往同时存在垂体其他激素的分泌异常，需要去专科门诊完善垂体磁共振检查来明确诊断。如果患者出现眼球突出或眼内异物感，伴胀痛、畏光、流泪、复视、斜视、视力下降等其他浸润性眼征，发生胫前黏液性水肿，则考虑为格雷夫斯（Graves）病，需要进一步完善促甲状腺激素受体抗体（TRAb）和促甲状腺激素受体刺激性抗体（TSAb）检查。如果患者表现为乏力、心悸、厌食、抑郁、嗜睡、体重明显减轻，则属于淡漠型甲亢。如果患者出现颈粗或可触及结节，则提示可能为碘甲亢、自主功能性腺瘤或多结节性甲状腺肿伴甲亢，需去医院完善 B 超、吸碘率、甲状腺核素静态显像等专科检查明确诊断：如吸碘率明显下降，则可以诊断为碘甲亢；如甲状腺核素静态显像提示为单个结节，则可诊断为高功能腺瘤；若为多发结节，则为多结节性甲状腺肿伴甲亢。此外，若妊娠期妇女出现突眼，甲状腺肿大伴有血管杂音，基础代谢率在 30% 以上，实验室检查见 TSH 水平下降，FT_3、FT_4 水平升高，且 TRAb、甲状腺过氧化物酶抗体（TPO-Ab）和甲状腺球蛋白抗体（TgAb）均为阴性，则可诊断为绒毛膜促性腺激素（hCG）相关性甲亢。

（艾菲拉·艾克帕尔）

1.4　甲减是如何诊断的？

本病发病隐匿，病程较长，不少患者缺乏特异症状和体征。症状主要以代谢率减低和交感神经兴奋性下降为主，病情轻的早期患者可以没有特异症状。典型患者则会出现畏寒、乏力、手足肿胀感、嗜睡、记忆力减退、少汗、关节疼痛、体重增加、便秘、女性月经紊乱或者月经过多、不孕等症状。实验室检查中血清 TSH 和 TT_4、FT_4 是诊断甲减的第一线指标。原发性甲减血清 TSH 水平增高，TT_4 和 FT_4 水平均降低。TSH 增高、TT_4 和 FT_4 降低的水平与病情严重程度相关。TPO-Ab、TgAb 是确定原发性甲减病因的重要指标和诊断自身免疫性甲状腺炎（包括桥本甲状腺炎、萎缩性甲状腺炎）的主要指标。一般认为 TPO-Ab 的意义较为肯定。

（王春漪）

1.5 亚急性甲状腺炎是如何诊断的？

有一种甲状腺疾病通常在感冒后 1～2 周起病，即亚急性甲状腺炎（简称亚甲炎）。亚甲炎发病较急，由于初期表现与感冒症状类似，或症状不典型，再加上基层医院检验条件的限制，很容易误诊误治或者过度治疗。非专科医师对本病缺乏了解，百姓也知之甚少。亚甲炎依据病史、症状、体征和实验室检查，一般诊断多无困难，临床上如果患者有发热、甲状腺部位肿痛或触痛，同时伴有多汗、怕热、心慌、情绪改变等甲亢表现，结合近期曾有上呼吸道感染的病史，应高度怀疑亚甲炎。通过进一步检查，可见甲状腺功能异常，血沉加快，血清甲状腺激素水平升高与甲状腺摄碘率降低双向分离。对于临床表现不典型者，应进行甲状腺细针吸取细胞学检查（FNAC）以明确诊断，尤其是病变局限于单个结节或单个侧叶者。

（张建文）

1.6 桥本甲状腺炎是如何诊断的？

越来越多的女性朋友在体检之后发现甲状腺功能七项中两个抗体显示阳性，被诊断为"桥本甲状腺炎"，但自觉并没有任何不适。那么，桥本甲状腺炎是如何诊断的呢？桥本甲状腺炎最典型的表现是甲状腺弥漫性肿大，在疾病早期可以没有任何不适症状，但实验室检查多提示自身免疫性抗体阳性，甲状腺功能检查主要表现为 TPO-Ab 及 TgAb 阳性。因此，凡是甲状腺弥漫性肿大，特别是伴有峡部椎体叶肿大，无论是否影响甲状腺功能，都需要高度怀疑桥本甲状腺炎，若血清 TPO-Ab 和 TgAb 抗体滴度显著升高，即可诊断。除此之外还有影像学与病理学检查可以辅助诊断，如甲状腺扫描有不规则浓聚或稀疏、过氯酸钾排泌试验阳性、FNAC 或冰冻切片等。

（袁宇莲）

1.7 甲状腺癌是如何诊断的？

甲状腺癌是一种起源于甲状腺滤泡上皮或滤泡旁上皮细胞的恶性肿瘤，也是头颈部最为常见的恶性肿瘤。其确切病因还不能完全确定，目前认为可能与癌基因、生长因子、碘摄入情况、电离辐射、性别、遗传等因素有关。大多数甲状腺癌患者早期没有临床症状。通常在体检时通过甲状腺触诊和颈部超声检查发现甲状腺肿块。想要判断是不是甲状腺癌，通过体征是无法确诊的，一般可通过病理学检验、实验室检查、影像学检查等方式确诊。

（1）病理学检验：FNAC 是目前最准确、性价比最高的评估甲状腺结节的方法，在临床上已广为应用。尤其对于超声怀疑恶性的甲状腺结节应列为常规术前检查手段。FNAC 的诊断效果取决于穿刺取材方法及阅片识别细胞的经验。B 超引导可明显提高穿刺及诊断准确率，国外报道术前 B 超引导下 FNAC 的准确率可达 90%。

（2）实验室检查：包括甲状腺激素检查，可用于甲状腺功能的初筛检查、甲状腺自身抗体检查、甲状腺肿瘤标志物检查，可发现甲状腺球蛋白和癌胚抗原是否有升高的情况。

（3）影像学检查：主要包括超声检查，这是诊断甲状腺癌的常用方法，诊断依据主要为病灶低回声、丰富血流信号、不规则病灶形态、出现钙化、包膜不完整及边界模糊等。临床经验丰富的超声医师可通过超声检查初步判断甲状腺结节是否为恶性。另外，也可通过 CT 检查观察肿瘤范围、有无转移等。

（4）放射性核素检查：甲状腺核素扫描，尤其是甲状腺功能成像，对于鉴别甲状腺良、恶性肿瘤有一定的帮助，同时对于怀疑为异位甲状腺体的诊断有重要的临床价值。必要时行全身骨扫描，可发现是否已经存在骨转移。

（5）正电子发射断层成像（PET）/CT 检查：能更早地发现颈淋巴结转移。此外，PET/CT 对甲状腺癌治疗后的评估，复发或残留病灶的确定及部分甲状腺良、恶性肿瘤的鉴别诊断同样具有较大的应用价值。但由于 PET 价格高昂，目前尚未普及，在颈部转移瘤诊断中的应用价值及诊断标准尚待进一步临床研究明确。

综上，甲状腺癌的诊断需要由专业医师结合多方面的检查综合判断，如某一方面甲状腺检查异常，需要及时就诊。

（王　正）

1.8　常说的"大脖子病"是什么病？

"大脖子病"通常指的是甲状腺肿大，因甲状腺位于人体锁骨上方、颈内部，具体来讲是甲状软骨下方、气管两侧，当甲状腺发生明显肿大时，从外表来看，颈部变得粗大，俗称"大脖子病"。引起甲状腺肿大的原因有很多，如缺碘导致的甲状腺代偿性增生、甲状腺炎、甲亢、甲状腺腺瘤、甲状腺癌等，均可导致甲状腺肿大。常见的单纯性甲状腺肿，患者早期一般无明显症状，中、重度肿大的患者多表现为颈部变粗，或者出现相应的压迫症状（如压迫气管时出现呼吸困难）。如果感觉颈部变粗，衣领变紧，或者出现上述压迫症状，应及时就诊。

（郭　英）

1.9　甲状腺结节到底是什么？

甲状腺结节的发病率很高，其最主要的病理特征为甲状腺内的肿块可随吞咽上下移动，甲状腺结节临床上常见，尤其多见于中年女性，有放射线接触史或结节家族史的人群、甲状腺炎症感染人群或甲状腺肿大人群多发，多于触诊甲状腺或体检时发现。多种甲状腺疾病可表现为甲状腺结节,如结节性甲状腺肿、甲状腺腺瘤、甲状腺癌、甲状腺囊性病变等。另外,一叶甲状腺发育不良而另一叶甲状腺增生或甲状腺术后残留甲状腺组织增生等也可表现为甲状腺结节。发现甲状腺结节后,重点是评估其良恶性,一般需要通过甲状腺超声、FNAC、TSH 测定,并结合临床病史等综合评估。大部分结节是良性的,恶性结节仅占 10% 左右,如果甲状腺结节较大,已经出现颈部压迫感、吞咽困难、呼吸困难、疼痛等临床表现,需就诊行甲状腺超声检查初步区分甲状腺结节的良恶性。甲状腺超声检查显示出一定的区分甲状腺结节良恶性的能力。如果甲状腺超声回报为囊性结节、边缘规则、无血流、无钙化,提示为良性结节;如果回报为实性、低回声、边缘不规则、微钙化或混合钙化,提示为恶性结节。但是超声受个人经验、超声仪器的清晰度及主观因素的影响,判断结果具有一定的差异性,经过专科医师评估后考虑为甲状腺结节 4B 类以上时,应行甲状腺结节手术或放射性碘治疗。对于没有临床症状,超声提示为良性的患者,定期复查和随访即可。

(张　健)

1.10　中医是如何认识甲状腺疾病的?

随着现代科技的发展,中医对甲状腺疾病的认识也越来越完善:甲状腺疾病远远不只是甲状腺形态结构的异常,还有功能的改变,以及甲状腺感染性或非感染性炎症等。即使是形态结构的异常,也包括肿大、萎缩、囊肿、结节、良性或恶性肿瘤等多种改变。甲状腺疾病属于中医学“瘿病”范畴,《说文解字》云“瘿,颈瘤也。从广,婴声”。“广”为疾,“婴”有环绕之意,故“瘿”为颈前喉间环绕肿块的疾病。宋代陈言的《三因极一病证方论》对瘿病作了“五瘿”之分,即石瘿、肉瘿、筋瘿、血瘿、气瘿。根据瘿病的临床表现,中医学的瘿病包括西医学中的单纯性甲状腺肿、甲亢、甲状腺炎、甲状腺腺瘤、甲状腺癌等疾病。瘿病是由于情志内伤、饮食及水土失宜、体质因素导致气滞、痰凝、血瘀壅结于颈前所引起的以颈前喉结两旁结块肿大为主要临床特征的一类疾病。古代认为瘿病为饮食及地理环境导致的碘缺乏疾病，而现代认为瘿病发生的诱因中情志因素占首位，大部分非古代之瘿病。中医治疗瘿病历史悠久，古代医家治瘿以海藻、昆布等含碘量高的药物为主，而现代医家治瘿以肝论治，重在疏肝理气，可见"百病生于气"，调理情志尤为重要。

（令国兴）

2 甲状腺疾病是怎么发生的？

2.1 为什么现在得甲状腺疾病的人越来越多了？

随着人们健康意识的提高，甲状腺疾病越来越多地出现在普通人身上，那么为什么会出现甲状腺疾病？甲状腺疾病的发生与我们的日常生活有什么关联呢？

（1）饮食因素：维持人体正常新陈代谢和甲状腺激素的合成过程均需要碘，碘的摄入量与甲状腺疾病的发生密切相关，碘摄入不足可引起地方性甲状腺肿、克汀病、甲减等；碘摄入量过高可引起碘源性甲亢、自身免疫性甲状腺疾病、甲状腺肿、乳头状癌等。

（2）精神因素：随着社会经济快速发展，现代社会竞争越来越激烈，快节奏的生活容易导致人心浮躁及精神压抑，焦虑抑郁可引起内分泌免疫功能失调，体内甲状腺激素分泌调节紊乱，引起甲状腺疾病。从中医来看，甲状腺处于足少阳胆经的循行路线上，肝胆相表里，肝主情志，肝气不舒，则胆经不畅，可引起气滞、痰凝、血瘀，但总体来看，仍离不开邪正交争，脏腑经络紊乱，阴阳失调。

（3）环境辐射因素：随着我国工业的发展，人们接触到的重金属和工业毒物也越来越多，这些可影响甲状腺的形态和功能，如铜、铁、锌等可阻碍甲状腺对碘的浓集，使甲状腺不能充分利用碘；长期接触放射线或电离辐射，或进行放射性碘治疗或头颈部放射治疗（简称放疗），或接触核辐射，可导致甲状腺疾病的发生风险增加。

（4）遗传因素：甲状腺疾病（如甲亢、甲状腺肿、甲状腺炎等）一般不是直接通过遗传而获得的。然而，遗传因素可能会增加患甲状腺疾病的风险。家族成员中有甲状腺疾病患者，特别是一级亲属（如父母、兄弟姐妹）患病，会使个人患病的风险增加。此外，医学检查手段不断普及推广，以及自身免疫因素、感染、药物使用不当等均导致甲状腺疾病的检出率与发生率升高。

（李奥杰）

2.2　甲亢是怎么发生的？

甲亢是由于多种原因引起甲状腺功能亢进，从而导致甲状腺激素分泌增多的一类疾病。引起甲亢的病因包括 Graves 病、多结节性甲状腺肿伴甲亢、自主性高功能甲状腺腺瘤、碘甲亢、垂体性甲亢、hCG 相关性甲亢，其中以 Graves 病最为常见，占所有甲亢的 85% 左右。

Graves 病具有明显的家族聚集性，是由遗传与环境因素共同作用而引起的器官特异性自身免疫紊乱，其发生发展与碘摄入、性别、压力、吸烟等危险因素相关。多结节性甲状腺肿是由遗传、放射、免疫、地理环境因素、碘缺乏、化学物质刺激及内分泌变化等多方面综合刺激所致，其中最常见的病因是碘缺乏。该病好发于中青年女性、碘缺乏地区人群，饮食、肥胖、精神因素等都可能诱发。多结节性甲状腺肿分为毒性甲状腺肿和非毒性甲状腺肿，其中毒性甲状腺肿可自主分泌甲状腺激素，引起甲亢。甲状腺自主性高功能甲状腺腺瘤是指由甲状腺内单发（多见）或多发（少见）的高功能腺瘤的功能高度自主性亢进，不受 TSH 调节，释放过多甲状腺激素引起甲亢症状群的一类疾病。其具体病因仍不明，好发于中年以上妇女，其中以 40~60 岁女性多见。碘甲亢的发生与补碘前该地区碘缺乏的程度有关，其发病机制可能与碘缺乏导致的甲状腺自主功能结节在接受增加的碘原料以后合成甲状腺激素的功能增强有关。垂体性甲亢是由于 TSH 分泌过多引起的甲亢，临床较少见，多数为垂体瘤引起，少数由下丘脑-垂体功能紊乱所致。多数为轻、中度甲亢，儿童多见，无性别差异。

hCG 相关性甲亢的发生与 hCG 浓度增高有关，hCG 与 TSH 相似，故对甲状腺细胞 TSH 受体有轻度的刺激作用。甲亢还有一种类型称为 T_3 型甲亢，是由于甲亢时 T_3 产生量显著多于 T_4 所致，发生机制尚不清楚。Graves 病、毒性多结节性甲状腺肿和自主性高功能性甲状腺腺瘤都可以出现 T_3 型甲亢，碘缺乏地区甲亢的 12% 为 T_3 型甲亢，老年人多见，T_3 型甲亢停用抗甲状腺药物后缓解率高于典型甲亢。另外还有 T_4 型甲亢，见于两种情况：一种发生在碘甲亢时，大约有 1/3 的碘甲亢患者 T_3 水平是正常的；另一种情况发生在甲亢伴其他严重性疾病时，T_4 转换为 T_3 减少所致。

（艾菲拉·艾克帕尔）

2.3　甲减是怎么发生的？

甲减是由于甲状腺激素合成和分泌减少或组织利用不足导致的全身代谢率减低的一组疾病。临床甲减的患病率为 1% 左右，女性较男性多见，随年龄增长患病率升高。引起甲减的病因很多，总体分为两大类：

一类是先天性甲减，这是危害新生儿健康，特别是影响儿童智力发育的重要原因。在较发达地区，产科已经常规开展新生儿甲状腺功能筛查，就是为了能第一时间筛查出患有先天性甲减的新生儿，及时干预，保证孩子的正常生长发育。然而，在偏远不发达地区，产科筛查还未能普及，往往患儿就诊时已经较晚，生长发育和智力损害已经造成。

另一类是获得性甲减，是后天各种病因造成甲状腺损害，引起甲状腺激素分泌不足，其中包括炎症、肿瘤、碘缺乏、药物、放射线、手术等。对于获得性甲减，由于发病隐匿，往往在早期不容易引起重视。一部分患者是在常规体检过程中发现，而另一部分患者往往辗转于各个科室，甚至有一部分人由于精神症状比较严重，被误诊为精神性疾病。目前社会上广泛受到关注的抑郁症，实际上也被证实与甲状腺疾病有关，一方面，甲减患者，特别是患有甲减的女性，抑郁发生的风险较正常人升高，而另一方面，抑郁症患者也会合并有甲状腺激素水平偏低的现象。

碘摄入量与甲减的发生发展显著相关。在全世界范围内，环境中碘缺乏仍是造成甲减最常见的原因。而在一些碘比较充裕的地区，导致甲减的最主要原因是慢性自身免疫性甲状腺炎。

（王春溥）

2.4 亚急性甲状腺炎是怎么发生的?

随着冬春交际气候冷暖无常，有些患者在感冒后不久又再次出现颈部疼痛及发热，此时有可能是得了亚急性甲状腺炎。其发病有明显的季节性，冬春季是发病高峰，冬季气温较低，当我们暴露在过冷的环境中时，身体可能会受到温度变化的冲击，导致免疫系统的应答出现异常，这可能导致免疫系统对甲状腺组织产生反应，引发亚急性甲状腺炎。此外，夏季贪凉的朋友们需注意，贪凉后的人体可能处于一种相对虚弱的状态。过度贪凉可能导致身体对温度调节的能力受损，免疫系统也可能变得较为脆弱，此时身体更容易受到细菌和病毒感染的影响，进而导致亚急性甲状腺炎的发生。

亚急性甲状腺炎的发病机制与机体自身免疫损伤有关，环境因素及遗传因素均可以影响亚急性甲状腺炎的发病，包括病毒感染等各种致病因素可损伤甲状腺后释放隔离抗原并诱导免疫反应。而中医认为亚急性甲状腺炎属于"瘿病""瘿痛""瘿瘤"等范畴，主要由情志不畅、内有郁火、风热邪毒侵袭致病。《丹溪心法》中说："气血冲和，万病不生，一有怫郁，诸病生焉。"此外，甲状腺身居高位，贴近肌肤，易为风热邪气所伤，即"伤于风者，上先受之"。足厥阴肝经循颈前，故甲状腺部位的疾病多与肝功能失调有关。一般来说，亚急性甲状腺炎通常会自行缓解，大多数患者在数周至数月内逐渐康复，但也可能发展为甲状腺功能异常。如果出现相关症状，需要及时就医。

（张建文）

2.5　桥本甲状腺炎是怎么发生的？

桥本甲状腺炎是一种自身免疫性甲状腺炎，最初由日本桥本策医生发现并命名，它与我们熟知的由细菌或病毒感染导致的急慢性甲状腺炎不同，是因为环境或遗传等因素导致甲状腺自身产生了抗体，我们的免疫系统无法准确识别，认为它是危害自身的、需要及时处理的"异物"，从而导致免疫细胞杀伤自身甲状腺组织，对甲状腺产生慢性的、持续性的损伤。在炎症损伤的早期，可以没有任何不适的症状，进一步会出现甲状腺肿大，当炎症损伤超过自身代偿的限度时，甲状腺激素水平开始降低，就会引起甲减的一系列症状。碘摄入量是影响本病发展的重要环境因素，随着碘摄入量增加，桥本甲状腺炎患病率明显增加，因此，水源性高碘地区[包括北京、天津、河北、山西、内蒙古、江苏、安徽、山东和河南的109个县（市、区、旗）的735个乡镇]需要注意限制碘的摄入，因为高碘环境不仅会增加桥本甲状腺炎的患病率，也会促进甲减的发生。同时，随着工作与生活压力逐渐增加，患病人群集中在青年至中年女性，且发病年龄逐年降低，烦躁、焦虑、抑郁的情绪成为影响甲状腺健康的关键因素，出现内分泌免疫功能失调，因此，保持良好的心情和情绪疏导是有必要的。此外，桥本甲状腺炎具有一定的遗传易感性，但并不是绝对的遗传性疾病，可以根据遗传规律进行筛查，预防桥本甲状腺炎的发生。

（袁宇莲）

2.6　甲状腺结节是怎么发生的？

甲状腺结节形成的原因多种多样，通常与以下几个因素有关：

（1）生理变化：当机体出现某些生理变化，如甲状腺激素水平波动时，将诱发甲状腺组织对身体调节机制的反应，促使甲状腺组织中的细胞异常增殖，这些增生的细胞聚集在一起而形成结节。

（2）甲状腺炎：急性或慢性的甲状腺炎均可诱发免疫反应并影响正常组织的结构和功能，刺激甲状腺细胞异常增殖而形成结节。

（3）甲状腺肿瘤：小部分甲状腺结节可能是恶性肿瘤，如甲状腺癌。如果发现可疑的甲状腺结节，医生通常会进一步评估，如通过穿刺活检以明确其性质。

（4）碘摄入不足：碘不足会减少甲状腺激素的合成，使甲状腺激素水平下降，此时机体为了维持正常的代谢功能，甲状腺细胞会大量增殖以加强吸收和利用碘的能力，从而形成结节；同时，碘不足还可能影响细胞内废物的处理过程，当甲状腺组织中的废物积累过多时，也可能导致结节的形成。

（5）接触射线：过多接触射线会直接或间接地损伤细胞的 DNA，干扰甲状腺细胞的正常增殖和分化过程，导致细胞的异常增殖和突变；同时辐射还可能导致甲状腺组织的炎症反应，促使结节的形成。因此，长期接触射线，尤其是在儿童和青少年时期，可能会增加发生甲状腺结节的风险。

（6）遗传因素：家族中有人患有甲状腺结节或存在其他甲状腺问题，可能会增加个体患结节的风险。

总之，甲状腺结节大多是由甲状腺组织中的细胞异常增生形成的，而具体原因则需要通过医生的评估和相关检查来确定。

（孟 醒）

2.7 中医怎么看待甲状腺疾病的发生？

中医对于甲状腺疾病的发生是从其临床表现来说的，如甲亢患者，是由于体内甲状腺激素分泌过多使人体代谢活动加快，主要临床表现为怕热、烦躁、多食、多汗等症状，属于中医认为的"热证"，"热者寒之"，即热证则用寒凉的药物治疗，会选用柴胡、黄芩、栀子、夏枯草等清热类中药，服用这些药物后，烦热、心悸、急躁等症状有所缓解，甲状腺功能检查也会发现相应的抗体水平下降，长期调理则会使曾经对免疫系统的过度刺激得到恢复。而甲减则与甲亢相反，属于中医的"寒证"，需要用具有温热与振奋偏性的中药来治疗，如附子、干姜、黄芪、人参等甘温即热性的中药。长期用温热振奋类的中药进行调理，其虚寒的内环境会慢慢恢复，相应的理化指标也会好转。

这就是中医的整体观和辨证论治，针对症状确定人体整体的状态，调理机体，辨证施治，微观的理化检查结果也会趋于好转。

（令国兴　冯兴中）

2.8　甲状腺疾病与中医体质有何关系？

甲状腺疾病让很多人都比较苦恼，无论是身体还是心理都承受着不同程度的压力，部分患者为此寻求中医治疗，那中医调养可以帮助我们早一点停药或者恢复健康吗？答案是肯定的，中医调养可以帮助甲状腺疾病患者提前康复，缩短服用西药的疗程，减少服用西药的剂量及副作用，甚至预防甲状腺疾病的复发。

首先我们先来了解一下什么中医体质的人容易患"瘿病"即甲状腺疾病呢，无疑是情志失调的人。《黄帝内经》云："人有五藏，化五气，以生喜怒悲忧恐。"现代人工作、学习和生活压力大，长期处于紧张、焦虑状态，这些强烈持久的情志刺激，超越了人体心理和生理的适应能力，损伤人体脏腑精气，因而导致疾病的发生。比如，大家经常可以看到患甲状腺疾病的人常常易怒，易激动，脾气暴躁。此外，女子以肝为先天，妇女的经、孕、产、乳等生理过程都与肝经的气血有密切关系，而妇女的情绪易波动变化，常引起气郁痰结、气滞血瘀及肝郁化火等病理变化，故女性易患甲状腺疾病。最后，素体阴虚之人，痰气郁滞之后易于化火，更加伤阴，常使病机复杂，病程缠绵。

因此，甲状腺疾病的发生与中医体质密切相关，应调畅情志，保持积极乐观心态。还应注意起居调摄，阳虚寒凝体质者夏季避免长时间待在空调房间，平时注意防寒保暖；阴虚火旺者起居应有规律，避免熬夜、剧烈运动；肝气郁滞质者应尽量增加户外活动，如跑步、登山、游泳等。此外，应合理饮食，阳虚质者宜多食用甘温补益脾肾为主的食物，如多食牛肉、羊肉、韭菜、生姜等温阳之品，少食生冷寒凉食物；阴虚火旺者由于体内津、液、精、血等阴液亏少，故应少食性温燥烈的食物，如羊肉、韭菜、辣椒等辛辣刺激性食物；肝气郁滞质宜选用理气解郁、调理脾胃功能的食物，如大麦、荞麦、高粱、刀豆、蘑菇、豆豉、柑橘、柚子、萝卜、洋葱、香菜、菊花、玫瑰、茉莉花、山楂等，应少食收敛酸涩的食物。运用中医体质学的养生理论，对甲状腺疾病患病人群进行正确的中医调养和日常保健，可促进其早日恢复健康。

（令国兴　冯兴中）

3　甲状腺疾病会有哪些表现？

3.1　甲亢有哪些临床表现？

甲亢患者原发病不同，临床表现也不同，其严重程度与病史长短、激素升高的程度、患者年龄等因素相关。

首先，大部分患者会出现容易激动、烦躁失眠、心悸、乏力怕热、多汗、消瘦、食欲亢进、大便次数增多或腹泻等高代谢表现，女性患者多见月经少，男性患者多见周期性麻痹和近端肌肉进行性无力、萎缩，后者称为甲亢性肌病，以肩胛带和骨盆带肌群受累为主。少数老年患者高代谢的症状不典型，相反表现为乏力、心悸、厌食、抑郁、嗜睡、体重明显减少，称为"淡漠型甲亢"。

其次，Graves 病患者中有 1%伴发重症肌无力，去医院检查可发现大多数患者有程度不等的甲状腺肿大，甲状腺肿为弥漫性，质地中等（病史较久或食用含碘食物较多者可坚韧），无压痛，甲状腺上下极可以触及震颤，闻及血管杂音，也有少数病例甲状腺不肿大；结节性甲状腺肿伴甲亢可触及结节性肿大的甲状腺；自主性高功能性甲状腺腺瘤可扪及孤立结节，且伴有心血管系统的异常表现，如心率增快、心脏扩大、心律失常、心房颤动、脉压增大等，少数病例下肢胫骨前皮肤可见黏液性水肿。

部分甲亢患者有眼部的异常表现，可分为单纯性突眼和浸润性突眼。单纯性突眼包括以下几种。①轻度突眼，突眼度不超过 18mm；②施特尔瓦格（Stellwag）征：瞬目减少；③上睑挛缩，睑裂增宽；④冯·格雷费（von Graefe）征：双眼向下看时由于上眼睑不能随眼球下落，出现白色巩膜；⑤若弗鲁瓦（Joffroy）征：眼球向上看时，前额皮肤不能皱起；⑥默比乌斯（Mobius）征：双眼视近物时，眼球辐辏不良。

浸润性突眼患者自诉眼内异物感、胀痛畏光、流泪、复视、斜视、视力下降；检查见突眼（眼球突出度超过正常值上限 4mm），眼睑肿胀，结膜充血水肿，眼球活动受限，严重者眼球固定，眼睑闭合不全、角膜外露而形成角膜溃疡、全眼炎甚至失明。眶 CT 发现眼外肌肿胀增粗。

（艾菲拉·艾克帕尔）

3.2　甲减有哪些临床表现？

患者张某，老年女性，近一年经常感觉疲劳，做事无精打采，四肢乏力；性情大变，由开朗变得悲观，食欲差，体重反而增加。自觉抑郁倾向，于精神科就诊后无明显好转，病情似乎更加严重，逐渐出现胸闷、胸痛症状，到医院心血管内科求诊。体检后发现张女士心率很慢，只有 50 次/分左右，心电图提示"窦性心动过缓，轻度 ST-T 改变"，心脏超声、心肌酶等检查都未发现异常，血脂偏高。为了进一步明确诊断，张女士住院治疗。入院常规血液检查中，发现张女士有严重的甲减，TSH>100μIU/ml，FT$_3$、FT$_4$ 水平都明显降低，立即请内分泌科会诊。经会诊后明确是桥本甲状腺炎引起的甲减。

对于病情轻的早期甲减患者，临床上可以没有特异症状。而典型甲减患者则会出现畏寒、乏力、手足肿胀感、嗜睡、记忆力减退、少汗、关节疼痛、体重增加、便秘、女性月经紊乱或者月经过多、不孕等症状。

临床上对甲减患者进行体格检查时还可见表情呆滞、反应迟钝、声音嘶哑、听力障碍、面色苍白、颜面和（或）眼睑水肿，唇厚舌大、常有齿痕，皮肤干燥、粗糙、脱皮屑，皮肤温度低、水肿，手足掌皮肤呈姜黄色，毛发稀疏干燥，跟腱反射时间延长，脉率缓慢等症状。少数病例出现胫前黏液性水肿。本病累及心脏时可以出现心包积液和心力衰竭。重症患者可以发生黏液性水肿昏迷。

张女士便是一位甲减累及心脏导致心功能受损的典型患者，给予补充左旋甲状腺激素治疗后，张女士临床症状很快缓解，又恢复了往日的神采。

（王春溥）

3.3 亚急性甲状腺炎有哪些临床表现？

咽痛和发热是临床常见症状，如果伴有颈前肿胀和疼痛，一定要小心这种和感冒类似而容易被忽略的疾病——亚急性甲状腺炎。亚急性甲状腺炎是一种自限性非化脓性炎症性疾病。发病年龄一般在 20～60 岁，女性多于男性。病程 1～2 周或数月，复发率高。一般在病毒感染后 1～3 周发病，先表现为上呼吸道感染前驱症状，如肌肉疼痛、疲劳、倦怠、咽痛等，体温不同程度升高，起病 3～4 天达高峰，可伴有颈部淋巴结肿大。之后是甲状腺区特征性疼痛，表现为疼痛逐渐或突然发生，程度不等；转颈、吞咽动作可加重，常放射至同侧耳、咽喉、下颌角、颏、枕、背部等处；少数患者表现出声音嘶哑、吞咽困难。甲状腺 B 超可以发现甲状腺肿大，弥漫或不对称轻、中度增大，多数伴结节，质地较硬，触痛明显，无震颤及杂音。甲状腺肿痛常先累及一叶，后扩展到另一叶。

亚急性甲状腺炎是一种预后良好的疾病，及早诊断和治疗是关键。如果出现相关症状，建议及时就医并遵循医生的治疗建议。平时保持良好的卫生习惯、充足的休息和营养，尤其天热时莫要贪凉，并避免过度疲劳，有助于预防亚急性甲状腺炎的发生。

（高慧娟）

3.4 桥本甲状腺炎有哪些临床表现？

桥本甲状腺炎最典型的表现是甲状腺弥漫性肿大，一般是对称的，也可以一侧肿大为主，峡部增厚明显，表面凹凸不平，形成结节状表面，形态僵硬，边缘变钝，触摸时有硬物感。早期甲状腺功能可正常，没有明显的临床症状，仅有 TPO-Ab 阳性。当炎症损伤进一步加重时，甲状腺功能受到影响，可出现甲减的症状，表现为一系列低代谢综合征，如表情淡漠、黏液性水肿、畏寒乏力、嗜睡、关节疼痛、月经紊乱等。需要注意的是，育龄女性如果确诊桥本甲状腺炎，出现甲减症状时，会影响妊娠，孕期胎儿也会有较高的畸形率和流产风险；甲状腺长期处于免疫功能紊乱状态，也会增加其他自身免疫病的发病风险，而甲状腺激素水平波动，影响内分泌功能，易出现脂类代谢障碍，增加冠心病、高脂血症等的发病风险。

（袁宇莲）

3.5　甲状腺癌有哪些临床表现？

多数甲状腺癌患者早期没有明显临床症状，常以无痛性颈部肿块或结节就诊。肿瘤逐渐增大，可能压迫或侵犯邻近器官或组织，导致患者出现呼吸困难、吞咽困难、颈静脉怒张、声音嘶哑、面容潮红、心动过速等表现。

早期症状：大多数甲状腺癌患者早期没有临床症状。通常在体检时通过甲状腺触诊和颈部超声检查发现甲状腺肿块。甲状腺癌的体征主要为甲状腺肿大或结节，结节形状不规则，与周围组织粘连、边界不清，质硬并逐渐增大，早期可随着吞咽而上下移动，但后期多数不能移动。常表现为进行性颈部肿块增大，肿块质硬且迅速发展，部分进展期肿瘤累及表面皮肤呈暗红色。

晚期症状：甲状腺癌患者有局部肿块的疼痛，可出现压迫症状，常可压迫气管、食管使气管、食管移位。肿瘤局部侵犯严重时可出现声音嘶哑、吞咽困难或交感神经受压，引起霍纳综合征，侵犯颈丛可出现耳、枕、肩等处疼痛或其他症状。部分患者可出现颈淋巴结转移及远处脏器转移。颈部淋巴结转移时常表现为颈部淋巴结肿大，尤其在甲状腺未分化癌（ATC）转移发生较早；远处转移如转移至肺部时，可出现咯血、呼吸困难等症状，若转移至骨，则出现骨痛、骨质破坏等症状。

（王　正）

3.6　甲状腺结节有哪些临床表现？

甲状腺结节的临床表现因个体差异而有所不同，很多甲状腺结节只是在体检或其他检查中被偶然发现，而患者并无任何不适，若出现症状则多是结节过大，压迫周围组织或器官导致的，通常表现为以下几个方面。①颈部肿块：是甲状腺结节最常见的临床表现，通常可在颈部甲状腺位置触及一个或多个肿块，且多是无痛的。②声音变化：当甲状腺结节压迫声带或喉返神经时，患者可能会出现声音嘶哑或变粗的情况。③吞咽困难：较大的甲状腺结节可能会压迫食管，导致患者出现吞咽困难的症状。④咳嗽或窒息感：较大的结节还有可能压迫气管，引起咳嗽或窒息感。⑤颈部淋巴结肿大：甲状腺结节可能会引起周围组织的炎症反应，或导致淋巴液在颈部淋巴系统中流动受阻，这都将造成邻近的淋巴结肿大，同时还可能伴有颈部疼痛或不适。⑥甲状腺功能异常：甲状腺结节可能会影响甲状腺激素的合成和释放，导致甲状腺功能异常，如甲亢或甲减。

（孟　醒）

3.7　甲状腺结节属于结构增生性疾病，多与哪些疾病伴发出现？

近年来，随着健康意识的提高和超声检查的广泛应用，体检发现甲状腺结节同时伴发乳腺增生、乳腺结节、子宫肌瘤等妇科常见疾病的概率不断升高。现代医学认为，甲状腺、乳腺、子宫三者的正常运转均受到下丘脑-垂体-甲状腺轴的调控，如果把甲状腺、乳腺等比作一个公司的不同部门，下丘脑-垂体-甲状腺轴就相当于公司的 CEO 和董事会，如果 CEO 和董事会在统筹安排时受到大量负面消息影响而发出错误指令，就会导致各个部门出现运转异常。因此，当我们工作压力过大、情绪郁闷或焦虑、长时间睡眠质量差时，均可导致下丘脑-垂体-甲状腺轴调控失常而引起内分泌紊乱和雌激素水平异常，进而促使甲状腺、乳腺和子宫组织的异常增生。从中医的角度看，甲状腺结节、乳腺结节、子宫肌瘤均与情志因素密切相关，病位多在肝，若长期情绪不畅或压力过大，气机郁滞，身体中的津液、血液等就会运行受阻而流速变缓，正如水流缓慢就容易形成泥沙沉积，也就是形成痰、瘀等病理产物，积聚日久变为结节。因此，当甲状腺结节、乳腺结节、子宫肌瘤等疾病同时发生时，不要过于惊慌，认为自己全身是病，这样反而加重焦虑和情绪问题，导致疾病发生发展，而是要意识到这是身体给我们的警钟和信号，是为了告诉我们需要调整情志、改善不良生活方式，但也不能完全放松警惕，同时也要及时去医院进一步复查，排除恶性病变。

（陈元昊）

3.8 为什么缺碘会出现"大脖子病"？

甲状腺是人体的内分泌器官，能分泌甲状腺激素，而碘是合成甲状腺素的重要原料之一，因此，如果某一个地方的土壤、水源含碘量少，这个地方的人群碘摄入量不足，出现碘绝对缺乏时，会出现甲状腺代偿性增生肥大，力图合成更多的甲状腺激素满足机体需要，长时间会引起甲状腺肿，出现地方性"大脖子病"。同时如果在生长发育期、妊娠、哺乳或寒冷、感染、创伤及精神刺激时，身体对甲状腺激素的需求量增多，引起碘的相对不足，也可加重或诱发甲状腺肿。

（郭　英）

4　如何治疗甲状腺疾病？

4.1 甲状腺疾病常见的治疗方法有哪些？

甲状腺疾病需要根据不同的疾病种类，选择不同的治疗方式，目前主要的治疗方式包括药物治疗、手术治疗及对症治疗等。

（1）甲亢：甲亢病情比较轻者、儿童、老年人、孕妇或者术后复发的患者常用抗甲状腺药物治疗，如甲巯咪唑片、丙硫氧嘧啶片、甲硫氧嘧啶片等，其主要作用就是抑制甲状腺激素的合成。对于中度甲亢和药物过敏的患者可用 ^{131}I 治疗，但其具有一定的辐射，妊娠、哺乳期妇女不能服用。中重度甲亢患者还可选择手术切除大部分的甲状腺，其机制相当于把生产稻米的田地面积减半，那么其产量也会减半，手术治愈率较高，但是可能引起甲减的不良后果。

（2）甲减：通常采取药物治疗方法，常见药物有左甲状腺素钠片（如优甲乐）、甲状腺片等，以弥补甲状腺激素的不足。

（3）感染性甲状腺炎：通常根据感染的细菌和病毒的种类选择有效的抗生素、抗病毒药物进行抗感染治疗。若局部已形成脓肿，应手术切开引流。

（4）甲状腺良性结节：对于无症状的良性结节，应定期复查。若压迫气管、喉管出现临床症状，则多采用手术治疗，范围小时可以做甲状腺腺叶单侧切除，范围大时可以做全甲状腺切除。

（5）甲状腺恶性肿瘤（甲状腺癌）：①采用 ^{131}I 放疗，通过碘放射性射线破坏甲状腺组织，减少甲状腺激素的合成及释放而发挥治疗的作用。②化学治疗（简称化疗）及免疫治疗，如索拉非尼、乐伐替尼、阿帕替尼等。③手术治疗。

（陈元昊）

4.2 确诊了甲亢，该怎么治疗？

确诊了甲亢首先应改善生活方式，注意休息，补充足够热量和营养如糖、蛋白质和 B 族维生素，然后遵医嘱进行相应的治疗。目前，针对甲亢的治疗主要采用以下 3 种方式：口服药物治疗、^{131}I 治疗、甲状腺次全切除手术治疗。3 种疗法各有利弊，其中口服药物治疗可以保留甲状腺产生激素的功能，但是疗程长、治愈率低，复发率高，^{131}I 和甲状腺次全切除都是通过破坏甲状腺组织来减少甲状腺激素的合成和分泌，疗程短、治愈率高、复发率低，但是甲减的发生率显著增高。

口服治疗药物包括抗甲状腺药物、碘剂、锂制剂、糖皮质激素、β 受体阻滞剂等，其中抗甲状腺药物主要有甲巯咪唑、丙硫氧嘧啶，适用于病情轻、甲状腺轻中度肿大的甲亢患者。年龄在 20 岁以下、妊娠甲亢、年老体弱或合并严重心、肝、肾病不能耐受手术者均宜采用药物治疗，具体用药方案存在个体差异，需要临床专科医生实际掌握，需要注意的是抗甲状腺药物有副作用，包括皮疹、皮肤瘙痒、白细胞减少症、粒细胞减少症、中毒性肝病和血管炎等。

^{131}I 治疗甲亢已有 60 多年的历史，是治疗成人甲亢的首选疗法，我国在用 ^{131}I 治疗难治性重度甲亢方面积累了较丰富的经验，现已明确，此法安全简便，费用低廉，效益高，总有效率达 95%，临床治愈率在 85% 以上，复发率小于 1%，没有增加患者甲状腺癌和白血病等癌症的发病率，没有影响患者的生育能力和增加遗传缺陷的发生率，^{131}I 在体内主要蓄积在甲状腺内，对甲状腺以外的器官和系统，如心脏、肝脏、血液系统等并不造成急性辐射损伤，可以比较安全地用于治疗患有这些器官和系统合并症的重度甲亢患者。但 ^{131}I 治疗有一定的适应证和禁忌证，需专科医生进行评估。

手术治疗的治愈率为 95% 左右，复发率为 0.6%～9.8%，手术治疗适用于中重度甲亢长期药物治疗无效或效果不佳或停药后复发的甲状腺较大等患者，需专科医生综合评估来选择是否需要手术治疗。手术治疗也存在一定的并发症发生风险，包括永久性甲减、甲状旁腺功能减退症、喉返神经损伤等。

（艾菲拉·艾克帕尔）

4.3　甲亢患者妊娠，需要停药吗？

甲亢患者妊娠以后，也可以应用抗甲状腺药物治疗，要根据病情和抗甲状腺药物本身的毒副作用来决定是否维持原来的治疗方案或更换更加安全的药物。因甲亢本身对孕妇及胎儿均有影响，停药会导致病情加重，所以妊娠期间仍需药物控制病情，不过即使可以用药物治疗保证正常妊娠，但是为了安全起见，最理想的情况是甲亢控制良好，逐渐停药后再妊娠，如患者因年龄问题急于妊娠，也最好是在病情稳定、使用小剂量抗甲状腺药物便可维持甲状腺功能正常的情况下妊娠。

（郭　英）

4.4 甲减患者需要终身服用优甲乐吗？

甲减患者是否需要终身服用优甲乐，取决于患者的甲减是永久性的还是暂时性的。导致甲减的病因很多，常见的有桥本甲状腺炎、甲状腺手术（部分或完全切除）、放射性 ^{131}I 治疗、先天性甲状腺发育不全、亚急性甲状腺炎、过量服用抗甲状腺药物、碘缺乏等。其中，绝大多数患者的甲减都是永久性的，这些患者需要终身服药，以补充自身内源性甲状腺激素的不足，特别是甲状腺癌术后患者，尤其不能随意减药或停药。另外，桥本甲状腺炎引起的孕妇甲减，不但不能停药，在妊娠期间甚至还要增加药量，以确保孕妇和胎儿的需要。只有少数甲减（如亚急性甲状腺炎、药源性甲减或缺碘性甲减）是暂时性的，经过治疗可以痊愈，无须终身服药。

因此，患有甲减时，是否需要终身服用优甲乐，主要取决于患者自身的情况，甲状腺超声检查可以很好地协助观察甲状腺组织是否被完全破坏，如果被完全破坏，就需要终身服用优甲乐。

（王春溥）

4.5 患者如果患有亚临床甲减，需要治疗吗？

亚临床甲减患者的甲状腺功能检测结果表现为仅有血清 TSH 水平升高，FT_3 和 FT_4 水平正常。根据 TSH 水平，亚临床甲减可分为两类，分别是轻度亚临床甲减（TSH<10mU/L）和重度亚临床甲减（TSH≥10mU/L）。对于轻度亚临床甲减的患者，如伴有甲减的临床表现（如疲倦、乏力、畏寒、水肿等低代谢症状）、实验室检查（TPO-Ab 阳性）或其他异常（血脂异常或动脉粥样硬化性疾病等），可以在医生的指导下应用左甲状腺素替代治疗，同时定期检测 TSH 的变化，随访观察，以便调整药物剂量；对于重度亚临床甲减的患者，则应积极就医寻求治疗。

（孙超凡）

4.6 确诊了桥本甲状腺炎，需要治疗吗？

（1）早期没有明显临床症状仅有 TPO-Ab 阳性的桥本甲状腺炎患者，可以暂时不选择药物治疗，控制日常碘摄入量及保持情绪舒畅，有助于抑制甲状腺自身免疫破坏的进展。

（2）出现甲状腺弥漫性肿大，但甲状腺功能正常的患者，左甲状腺素治疗可以一定程度上减轻甲状腺肿，但并不影响疾病进展。

（3）出现临床甲减或亚临床甲减的患者可给予左甲状腺素替代治疗。

（4）当甲状腺肿压迫气管、神经等时，可以选择手术治疗，但术后出现甲减的风险高，建议在临床医师指导下选择。

（5）当出现甲状腺自身抗体阳性、甲状腺弥漫性肿大时，及早采取中医药干预，可以在一定程度上延缓、改善桥本甲状腺炎的病情进展。

（袁宇莲）

4.7 患有"大脖子病"，需要治疗吗？

是否治疗是需要分情况的，如果得了"大脖子病"应首先去专业医疗机构进行相应检查，看甲状腺结构是否发生变化，更重要的是需要检查甲状腺功能有无异常，如果形态结构有改变，出现了临床症状或者是检查提示激素分泌水平异常，应给予治疗。比如，甲状腺激素分泌增多，考虑甲亢，需给予抗甲状腺药物治疗；若甲状腺激素分泌减少，则考虑甲减，需要补充甲状腺激素；若组织结构发生改变，甲状腺肿大明显，出现压迫症状，如吞咽困难，声音嘶哑，影响呼吸功能，则可能需要手术治疗。

（郭 英）

4.8 产后如果确诊了甲状腺炎，需要治疗吗？

许多产后女性会出现情绪焦虑、易激动或者情绪低落、睡眠差，消瘦，甚者心慌、手抖、注意力不集中等情况，很多人会马上联想到是否患了抑郁症。然而，"产后甲状腺炎"也可能存在这些症状。产后甲状腺炎（PPT）是指一种发生于分娩或流产后 1 年，且妊娠前无甲状腺功能异常病史的妊娠妇女的甲状腺功能异常性疾病。其发病机制尚不完全清楚，但大多属于自身免疫性甲状腺炎。本病以一过性或永久性的甲亢或甲减，暂时性的甲状腺无痛性肿大，摄碘率下降为主要临床表现。其发病率为 5%～10%，可引起甲状腺功能紊乱，多数是一过性的，可自行缓解，但 25%～30%的病例可发展为永久性甲减。

本病具有自限性，若不合并甲状腺功能异常，则无须治疗。当合并甲亢时，可对症支持治疗，甲减期则可能需要甲状腺激素替代治疗。据报道，本病具有较高的复发率，因此必要的随访对产后甲状腺炎患者而言至关重要。产后人群很容易因为身体状态、生活方式的改变而产生压力变得焦虑，如果再出现产后甲状腺炎，更是雪上加霜。因此，产后出现心悸、多汗、神经质等甲亢症状，或是乏力、畏寒、便秘、水肿等甲减症状的产妇，特别是伴有甲状腺肿大或持续闭经的患者，一定要去医院检查甲状腺功能，排除产后甲状腺炎。"百病生于气"，压力会以多种方式损害身心，甚至会加重病情。保持舒畅的情绪，可以帮助调节机体阴阳相对平衡，增加身体对不良刺激的耐受性。因此建议产后女性可以通过冥想、倾诉、外出散步等自己喜欢的方式放松心情。

（张建文）

4.9 甲状腺疾病患者甲状腺功能正常之后可以停药吗？

甲状腺疾病患者甲状腺功能正常后是否停药需根据甲状腺疾病种类而定。

（1）如果所患疾病为甲亢，经过治疗后甲状腺功能指标正常，病情稳定，除了关注甲状腺功能指标是否正常之外，还要参考甲亢的患病时间、服药时间长短、服药剂量、TSH 受体抗体是否转阴等多种因素。由于甲亢药物治疗的复发率较高，抗甲状腺药物的疗程多在 1.5～2 年；一般 6～12 个月甲状腺功能逐渐恢复正常。如果甲亢症状缓解，用最小剂量药物治疗也能很好地控制疾病，或甲状腺逐渐缩小，或甲亢特征性突眼症状逐渐减轻，结合实验室检查 TSH 受体抗体水平逐渐降低至正常范围，可以尝试停药，最好由专科医师来决定停药时机。给药 6～8 周后复查甲状腺功能，如甲亢未复发，则近期复查频率可降低。

（2）如所患疾病为甲减，甲状腺功能正常后仍需继续服药。甲减尤其原发性甲减是由甲状腺组织被破坏或甲状腺激素合成障碍导致，因此大部分患者需终身服用甲状腺激素制剂，以维持甲状腺功能正常；尤其对于幼儿型甲减，如果停药会对生长发育和性成熟产生不良影响。

（3）亚急性甲状腺炎可能会出现一过性甲亢或甲减，一过性甲亢无须应用抗甲状腺药物，少数一过性甲减，如症状明显，可适当应用甲状腺制剂替代治疗，如症状好转、甲状腺功能恢复正常，可逐渐减量至停用，永久性甲减需长期服用。

（4）甲状腺癌尤其是分化型甲状腺癌，术后要接受甲状腺激素来抑制 TSH，主要是左甲状腺素，治疗的目的，一是满足机体对甲状腺激素的生理需要，二是通过超生理剂量的甲状腺激素抑制 TSH 水平，减少肿瘤的复发；根据复发的风险分层，高危患者，建议初始 TSH<0.1mU/L，中危患者建议 TSH 控制在 0.1～0.5mU/L，低危患者建议 TSH 控制在 0.5～2.0mU/L，如甲状腺功能正常，需及时调整左甲状腺素的剂量，不能随意停药。

（张　健）

4.10　中医药治疗甲状腺疾病有什么优势？

消除或减轻临床症状是中医药治疗甲状腺疾病的主要优势之一。例如，临床甲亢患者常可表现为某一个或几个症状特别突出，有的患者不仅发病过程中某些症状特别明显（如低热、多汗、食欲亢进、便次增多、月经紊乱等），影响正常的工作生活，即使使用西药抗甲状腺药物，甲状腺功能检测指标恢复正常，但仍可能存在某些症状，以中医药理论为指导，抓住甲亢患者主要表现，进行辨证施治，常能迅速控制症状，缩短疗程，减轻患者痛苦。在治疗甲亢过程中，中医药能缩短起效时间，减少控制症状所需的时间，迅速缓解症状，减少并发症的发生，减少西药的毒副作用，其消除甲状腺肿、降低心率、增加体重、消除疲倦等作用优于抗甲状腺药物。甲减常表现为便秘、畏寒等，大多数患者属脾肾阳虚，使用温补脾肾的方药，有利于迅速改善上述症状，而且有利于加快甲减检测指标的恢复。中医治疗疾病是从整体观念出发，通过中医药辨证论治或综合治疗，一般很快可以消除或减轻症状，使患者可以像健康人一样学习、工作和生活，显著提高患者的生活质量。

（孙思怡）

4.11 甲状腺疾病患者服用中药时，需要停西药吗？

中医与西医的治病思路不同，中医讲辨证论治、对症治疗，主要是针对患者症状，分析这个阶段疾病的本质，做出药物调整。例如，甲减患者，可能需要长期口服甲状腺激素，但可出现不同症状，当出现乏力气短时，中药治疗可以改善气短乏力为主；当出现情绪抑郁不舒时，中药治疗可以改善情绪为主；不同的症状，病机若不同，则所用药物不同。因此中医对于是否服西药无明显指示作用。调整西药用量，需要通过西医医师的评估，遵嘱执行。

（孙思怡）

4.12 甲状腺疾病常用的中医外治法有哪些？

中医外治法主要有针刺、艾灸、穴位贴敷、拔罐、药浴、耳穴等，可广泛应用于甲状腺疾病患者，医生可根据患者的症状选择合适的外治法。甲亢患者常见突眼、心悸、烦躁等症状，可选风池、睛明、内关、太冲、天突等穴位针刺以改善上述症状；甲减患者常见乏力、畏寒、精神不振，可选艾灸、药浴外治，通过燃烧艾绒和温浴刺激机体，补充阳气，温通经脉以改善症状；对于甲状腺肿大疼痛的患者，可采用穴位贴敷、局部拔罐的外治方式，可使疼痛减轻、甲状腺结节缩小；对于有睡眠障碍的甲状腺疾病患者，可采用耳穴按压颈区、内分泌、皮质下区域以改善睡眠。总之，中医外治法可配合内服药物辅助治疗甲状腺疾病，患者可根据医师的推荐酌情选择。

（高慧娟）

5 甲状腺疾病患者如何自我管理？

5.1　对于甲状腺疾病，如何做到"未病先防"？

中医治病有"不治已病治未病"的预防思想，对于甲状腺疾病的预防也是强调未雨绸缪，防患于未然，做到未病先防。

（1）调畅情志：甲状腺疾病的发生与情绪密切相关，生活中首先应保持良好的情绪、达观的态度，注意移情易性，使心情舒畅，精神愉悦，气血和顺，脏腑功能正常。

（2）调理饮食：预防甲状腺疾病需要合理科学摄入碘，生活中不仅需要避免大量食用富碘食物引起的碘摄入过量，也需要避免缺碘、少碘饮食引起的碘摄入不足。另外，生活中应养成良好的饮食习惯，避免进食辛辣刺激炙煿之品，谨和五味，调养脾胃。

（3）增强体质："正气存内，邪不可干"，扶助正气，增强体质，以提高自身免疫力，适当运动，避免过度劳累及熬夜，保证充足的睡眠，动静相宜，劳逸结合，使气血调畅，血脉流通，可预防甲状腺疾病的发生。

此外，我们还需要尽量避开放射线、重金属、电离辐射、农药等环境，生活中注意自我检查，关注甲状腺是否对称、是否肿大、是否有肿块等，定期体检，完善甲状腺功能和甲状腺彩超检查，必要时及时到医院专科诊治。

（李奥杰）

5.2　为什么甲状腺疾病要密切监测甲状腺功能？

甲状腺疾病患者就诊时常常会听到医生这样嘱托："注意定期检测甲状腺功

能，不适随诊。"那么甲状腺功能检查什么？为何对甲状腺疾病患者如此重要？众所周知，甲状腺是人体最大的内分泌腺体，主要功能就是在下丘脑-垂体-甲状腺轴的控制下分泌甲状腺激素，从而调节机体的代谢状态。而甲状腺功能检查实际上就是看是否存在甲状腺功能异常所导致的疾病，以及是否存在与甲状腺功能异常相关的疾病，是评估甲状腺疾病最常用也是最有用的检测。

甲状腺功能检查的内容主要包括血中甲状腺激素检测及甲状腺自身免疫指标检测，其主要临床应用如下。①判断甲状腺功能情况：当机体出现高代谢或低代谢症状时，可能存在甲亢或甲减，需要检查甲状腺功能以明确诊断。②鉴别甲亢和甲减的病因：甲状腺疾病有原发和继发之分，原发性是指原发于甲状腺病变，而继发性是指继发于垂体或下丘脑疾病，甲状腺功能检查有利于鉴别甲状腺功能异常的原因。③判断甲状腺结节的功能状态：甲状腺结节的患者在临床治疗过程中需要兼顾甲状腺功能状态，甲状腺功能正常与否决定不同的治疗策略。④发现亚临床甲亢和甲减，尤其是亚临床甲减在妊娠患者中意义重大。⑤指导治疗及用药：甲状腺疾病患者在治疗过程中需定期复查甲状腺功能，评估治疗效果，调整药物剂量。

（王　威）

5.3　甲状腺功能八项报告反映了什么？

临床上甲状腺功能（简称甲功）检测有甲功四项、甲功七项和甲功八项之分，其中甲功八项是最为全面完整的甲功检查，其内容包括促甲状腺激素（TSH）、游离三碘甲状腺原氨酸（FT_3）、游离甲状腺素（FT_4）、三碘甲状腺原氨酸（T_3）、甲状腺素（T_4）、甲状腺球蛋白抗体（TgAb）、甲状腺过氧化物酶抗体（TPO-Ab）及甲状腺球蛋白（TG），以上指标代表的临床意义各异。

（1）T_3：是甲状腺激素对各种靶器官作用的主要激素。T_3 水平升高见于甲亢、T_3 型甲亢、高甲状腺结合球蛋白血症、医源性甲亢，甲亢治疗中及甲减早期（TT_3 呈相对性增高）、亚急性甲状腺炎等。T_3 水平降低见于甲减、低 T_3 综合征（见于各种严重感染，慢性心、肾、肝、肺功能衰竭，慢性消耗性疾病等）、低甲状腺结合球蛋白血症等。

（2）T_4：是甲状腺分泌最多的激素。T_4水平增高见于甲亢、T_4型甲亢、高甲状腺结合球蛋白血症（妊娠、口服雌激素及口服避孕药、家族性）、亚急性甲状腺炎、甲状腺激素不敏感综合征、应用药物（胺碘酮、造影剂等）、高原反应。T_4水平降低见于甲减、地方性甲状腺肿、低甲状腺结合球蛋白血症（肾病综合征、慢性肝病、蛋白丢失性肠病、遗传性低甲状腺结合球蛋白血症等）、慢性淋巴细胞性甲状腺炎早期、危重患者。

（3）FT_3：是T_3的生理活性形式，是甲状腺代谢状态的真实反映，比T_3更加灵敏、更有意义，且不受结合蛋白浓度和结合蛋白特性变化的影响。因此，FT_3是查明早期甲亢、监控复发性甲亢的重要指标。

（4）FT_4：外周血中，99.97%的T_4都处在结合状态，只有0.03%是游离的，能够进入细胞并转化为活性形式的T_3。所以大多数人检测游离状态的T_4，即FT_4，最能反映甲状腺的功能状态。

（5）TSH：是测试甲状腺功能非常敏感的特异性指标，游离甲状腺激素浓度的微小变化就会带来TSH浓度的显著变化，特别适合检测早期甲状腺功能紊乱，也是甲状腺癌术后甲状腺激素抑制治疗和替代治疗的重要检测指标。

（6）TgAb、TPO-Ab：是甲状腺自身免疫过程中的重要指标，是最有代表性的抗体，若增高，一般提示有桥本甲状腺炎、甲亢及甲减等疾病。

（7）TG：通常，TG含量反映机体甲状腺组织的量（或者说工作状态）。TG最重要的应用是甲状腺癌患者的随访，甲状腺全部切除以后，TG来源被切断，如果检测到TG升高，往往意味着甲状腺癌复发。

（王　威）

5.4　妊娠期甲状腺功能异常怎么办？

妊娠期甲状腺功能异常包括甲亢和甲减两种情况，两种疾病不同，治疗方法也完全不同。妊娠期甲亢一般多选用药物治疗,药物比手术更易控制且更安全。对于已患甲亢的患者,建议最好在甲状腺功能控制正常且平稳后再备孕,以减少妊娠期对胎儿发育的不良影响。如果在妊娠早期(妊娠前 12 周)查出,建议患者优先服用丙硫氧嘧啶,妊娠中晚期(12 周以后)优先选择甲巯咪唑,同时定期复查甲状腺功能、肝功能指标,以调整药物剂量。此外,孕妇在妊娠早期若发生一过性甲亢,属于生理变化,症状一般不太严重,大多能自行缓解,因此治疗上以对症处理为主,不需要应用抗甲状腺药物。

妊娠期甲减包括临床甲减和亚临床甲减,对于妊娠合并临床甲减的患者,需要早诊断、早治疗,及时足量补充左甲状腺素,以纠正母体甲状腺激素水平的不足,保证妊娠早、中期母体对胎儿甲状腺激素的供应;对于妊娠合并亚临床甲减的患者,治疗方法、治疗目标与妊娠合并临床甲减者相同,可根据 TSH 水平的升高程度,给予不同剂量的药物治疗。

(孙超凡)

5.5 如何确定妊娠期甲亢的控制目标和监测频率?

妊娠期甲亢因为胎儿生长发育的需要,需维持血清 FT_4/TT_4 接近或者轻度高于参考范围上限,因此妊娠期监测甲亢的控制指标首选血清 FT_4/TT_4,而不是 TSH,控制的目标是应用最小有效剂量的丙硫氧嘧啶(PTU)或者甲巯咪唑(MMI)。妊娠期应用抗甲状腺药物(ATD)治疗的患者,复查甲状腺功能的频率依据孕周数不同而有相应的调整,建议 FT_4 或 TT_4、T_3、TSH 在妊娠早期每 1~2 周检测一次,及时调整 ATD 的用量,避免过度治疗,减少胎儿甲状腺肿及甲减的可能性;在妊娠中、晚期每 2~4 周检测一次,达到目标值后每 4~6 周检测一次。

(刘 婕 张 健)

5.6 除了关注甲状腺功能指标,甲状腺疾病患者还要完善哪些检查?

甲状腺疾病主要是甲状腺功能异常和甲状腺形态学改变。甲亢、甲减、甲状腺术后除了要定期复查甲状腺功能外，还需要完善甲状腺彩超。若出现心慌胸闷，需要做心电图、心脏彩超等；若出现乏力、肌肉萎缩，需要做血常规、电解质、肌电图、相关磁共振检查等；若月经不调，需要做性激素检测、子宫及附件彩超、垂体磁共振检查等；若出现突眼、视力下降，需要眼科做裂隙灯检查、眼底检查等。甲状腺形态学改变，如甲状腺结节，可以通过甲状腺彩超及时监测甲状腺结节是囊性还是实性，形态是否规则，明确甲状腺大小及周围血流、淋巴结情况。^{131}I 检查或者甲状腺核素扫描，可以判断甲状腺的碘吸收情况，是冷结节还是热结节。若怀疑恶性结节需考虑穿刺。若想了解甲状腺与周围食管、气管的关系，是否存在挤压情况，可以考虑磁共振检查。

（孙思怡）

5.7　甲状腺结节一定要手术切除吗？

不是所有的甲状腺结节都必须手术切除，需要结合结节的性质和大小来判断。甲状腺结节的性质分为良性和恶性，目前很多患者是在体检时发现有甲状腺结节，如果体积比较小，也没有明显的不适症状，那良性的可能性比较大。这时不需要进行手术切除，只要定期随访和复查即可，一般半年左右复查一次。如果甲状腺结节的体积较大，且在短时间内迅速增长，就有恶变的可能性，需要尽快完善甲状腺彩超，必要时还需做穿刺病理明确良恶性。如果属于甲状腺良性肿瘤，可根据有无局部压迫不适症状和医师的建议酌情考虑切除与否；如果属于甲状腺恶性肿瘤，则需要尽快手术切除，以免出现转移。甲状腺切除术后会出现甲减，应该根据甲状腺激素降低的水平来决定甲状腺素的剂量，术后 3～6 个月全面复查甲状腺功能和甲状腺彩超。

（谭　丽）

5.8　甲状腺结节很容易发展成甲状腺癌吗？什么样的结节需要警惕？

甲状腺结节是临床高发的甲状腺疾病之一，女性的发病率明显高于男性，约为男性的 4 倍，在 40 岁以上的人群中，超声发现约半数患有甲状腺结节，而且呈明显增加及年轻化态势。判断甲状腺结节是否会癌变主要依据其分类，临床上常依据超声检查结果进行分类及预后判断。常见的甲状腺结节分类如下。

（1）良性与恶性：根据甲状腺结节的严重程度，可分为良性和恶性两类。良性甲状腺结节以结节性甲状腺肿和甲状腺腺瘤居多，大多较为安全，一般可以观察，腺瘤手术可根治。恶性甲状腺结节以分化型甲状腺癌居多，需要手术治疗，绝大部分可以得到根治，晚期病变更需要积极的综合治疗，防止癌肿转移。

（2）实性与囊性：根据结节的质地状态，可分为实性和囊性两类。实性结节内部为组织增生，是腺瘤和癌变的主要类型。囊性结节内部为液体，有些会发生囊内出血，造成患者局部疼痛。

（3）冷结节与热结节：根据结节对放射性核素的摄取能力不同，分为“热结节”和“冷结节”。“热结节”是具有内分泌功能的自主性甲状腺结节，为良性；“冷结节”是无内分泌功能的，有癌的可能。此外，若结节内有出血或囊性变，也可表现为“冷结节”。

（4）甲状腺影像报告与数据系统（thyroid imaging reporting and data system，TI-RADS）是近年来提出的一种甲状腺结节分级标准，可根据具体的超声表现进行恶性程度分级。

超声 TI-RADS 分级主要表现及临床建议

TI-RADS	评价	超声表现	恶性风险	建议
0	无结节	弥漫性病变	0	结合实验室检查
1	阴性	正常甲状腺	0	不需要随访
2	良性	囊性、实性、形态规则，边界清楚	0	长期随访
3	可能良性	不典型的良性结节	<5%	1 年后复查
4	可疑恶性	恶性征象：实质性、低回声、极低回声、微钙化、边界模糊/微分叶，纵横比>1		穿刺活检或手术病理，阴性结果也应定期随访
4a		具有一种恶性征象	5%～10%	6 个月后复查
4b		具有两种恶性征象	10%～50%	活检
4c		具有三或四种恶性征象	50%～85%	手术

续表

TI-RADS	评价	超声表现	恶性风险	建议
5	恶性	超过四项恶性征象，尤其是微钙化和微分叶	85%~100%	手术切除
6	恶性	经病理证实的恶性病变		

（王　正）

5.9　甲状腺癌术后应定期复查哪些项目？

肿瘤的生长与人体的内环境有极大关联，故甲状腺癌术后应定期复查，检查有无复发、转移等情况，做到"早发现、早治疗"。

复查周期	复查项目	检查目的
术后1个月	甲功全套（包括甲功七项+血清甲状腺球蛋白）	检测甲功，及时调整用药
	钙、镁、磷离子浓度	观察是否由于手术引起甲状旁腺损伤而导致低钙血症等
	甲状旁腺素、甲状旁腺功能检查	了解甲状旁腺功能是否受到影响
术后3个月	甲功全套	检测甲功，及时调整用药
	钙、镁、磷离子浓度（若甲状旁腺功能未损伤或已恢复可不查）	观察是否由于手术引起甲状旁腺损伤而导致低钙血症等
	甲状旁腺素（若甲状旁腺功能未损伤或已恢复可不查）	了解甲状旁腺功能是否受到影响
术后6个月	甲功全套	检测甲功，及时调整用药
	颈部彩超	用于监测残留组织、颈部淋巴结转移或复发的情况
术后1年	甲功全套	检测甲功，及时调整用药
	颈部彩超	用于监测残留组织、颈部淋巴结转移或复发的情况
	胸部CT	用于评估胸部组织是否有复发、转移等情况

（林宇涵）

5.10　甲状腺疾病会危及生命吗？

大多数甲状腺疾病经早期诊断和恰当治疗并不会危及生命。然而，某些特殊性质的甲状腺疾病或甲状腺疾病的特殊阶段可能会对生命安全造成威胁。

（1）甲状腺危象：如果甲亢没有得到及时治疗，或甲状腺激素使用不当，可能会导致机体甲状腺激素过多，引起一系列急性病理反应，表现为高热、心动过速、血压升高、呼吸急促、恶心呕吐、烦躁谵妄甚至昏迷等危重症状，称为甲状腺危象，需要紧急救治。

（2）甲状腺癌：由于肿瘤自身的特征，若不及时治疗，肿瘤细胞可能会扩散到其他部位而危及生命，因此甲状腺癌被认为是最严重的甲状腺疾病。但大多数甲状腺癌预后良好，如甲状腺乳头状癌、滤泡癌，可以通过手术切除、放化疗或靶向药物治疗有效控制病情进展，甚至根治。

（孟　醒）

6 甲状腺疾病患者饮食和运动方面需要注意什么？

6.1 患有甲状腺疾病，需要控制碘摄入吗？

在很多人眼中，一提到甲状腺疾病，第一反应就是补碘，其实这是个错误的观点。碘是甲状腺激素的必需原料，碘供给异常（碘摄入过少或过多）可影响甲状腺功能，从而引发甲状腺疾病。根据甲状腺疾病种类的不同，碘的摄入要求也不尽相同。补碘时需要顺应自然，根据患者的饮食特点及地域特点、疾病的种类、实验室检测指标等进行综合考虑。

对于碘缺乏所引起的地方性甲状腺肿及婴幼儿的克汀病、亚克汀病，需要补碘，可食用加碘食盐及富碘食物如海带、紫菜、海苔、海鲜鱼、干贝、海蜇等。对于甲状腺全部切除或完全破坏所致甲减，摄碘及合成甲状腺激素的器官已不存在或者出现功能丧失，此时患者需接受甲状腺激素替代治疗，此时食用加碘食盐或未加碘食盐对甲状腺无明显影响。对于甲状腺腺叶切除或甲状腺组织尚有残留的甲减患者，可正常碘饮食，包括食用加碘食盐。对于碘过量所致甲减患者，应限制碘的摄入。对于甲亢患者，由于其对碘的生物利用能力较正常人明显增高，应限制碘的摄入，忌用富碘食物及药物。其中，对于应用放射性碘治疗甲亢的患者，至少7天内需要禁碘，尽可能避开碘的摄入，如不吃加碘盐、加碘盐加工的食物、海鲜及含碘营养品，避免使用含碘药物及化妆品等。对于甲状腺功能正常的自身免疫性甲状腺炎患者，可适当限碘，可食用加碘食盐，但要适量限制食用富碘食物，如限制海带、紫菜、海苔等的摄入。甲状腺结节患者多数病因不清，但由于碘摄入量过多或不足都会诱使甲状腺结节的患病率增高，所以要适度摄入含碘食物。对于甲状腺结节引发的甲亢患者，应限制碘的摄入。甲状腺癌患者可进行正常碘饮食。但对于手术后行放射性碘清甲或清灶治疗的患者，治疗前需要低碘饮食。甲状腺疾病病因错综复杂，对于是否需要补碘，应遵循专科医生的建议。

（李奥杰）

6.2　摄入海鲜/河鲜对甲状腺疾病有什么影响？

甲状腺疾病以甲状腺功能异常为主要特征，包括甲亢和甲减两种类型。而海鲜/河鲜是一种富含营养的食物，可以补充人体所需的各种微量元素，其中包括碘。碘是人体合成甲状腺激素的重要成分，不同的海鲜/河鲜里碘含量不同，对不同甲状腺疾病的影响也不同。

对于甲亢患者，过量的碘摄入可能刺激甲状腺过度活跃，加重病情。因此，这类患者在饮食中需要限制高碘食物。

对于甲减患者，摄入适量的碘可以改善甲状腺功能，减轻病症。适量食用富含碘的食物，可能对甲状腺健康有益。

需要注意的是，每个患者的情况都是独特的，饮食建议应该因人而异。建议甲状腺疾病患者在饮食方面咨询自己的主治医生，医生应根据患者个体情况，制订适合的饮食计划，并提供更具体的指导。

常见海鲜/河鲜含碘量

海鲜/河鲜类型	海鲜/河鲜名称	含碘量（μg/100g）
贝类	赤贝	162
	鲍鱼（鲜）	102
	贻贝（淡菜）	91.4
	牡蛎	66
	蛏子	65.4
	扇贝	48.5
	河蚬	43.1
	蛤蜊	39.3
	花螺	37.9
虾类	虾米（干）	983
	海米（干）	394
	虾皮	373
	虾蛄	36.1
	基围虾	16.1
蟹类	花蟹（母）	45.4
	梭子蟹	33.2
	河蟹（公）	27.8
鱼类	带鱼	40.8
	鳕鱼	36.9
	多宝鱼	33.4
	沙丁鱼	28.5
	小黄鱼	15.6
	大黄鱼（养殖）	14.9
	墨鱼	13.9
	鱿鱼	12.3
	海鳗	11.3

续表

海鲜/河鲜类型	海鲜/河鲜名称	含碘量（μg/100g）
鱼类	银鲳鱼	10.9
	鲫鱼	10.1
	罗非鱼	9.1
	海鲈鱼	7.9
	鲳鱼	7.7
	白鲢鱼	6.7
	胖头鱼	6.6
	青鱼	6.5
	草鱼	6.4
	鲤鱼	4.7

（林宇涵）

6.3 中医指导的甲状腺疾病饮食有什么特色？

中医学认为，疾病按照证候不同可以具有虚、实、寒、热等不同的偏向，而食物也有四性（寒、热、温、凉）五味（酸、苦、甘、辛、咸）之分，所谓"药食同源"，在生活中，如果能根据病证的性质，结合食物性味归经入膳，饮食做到寒热相宜、五味相适，就能够扶正祛邪、调补阴阳，对疾病的治疗起到辅助作用。因此，中医视角下的甲状腺疾病饮食建议是基于体质、疾病证候、环境、气候等多种因素辨证施膳，扶助正气、调节体质，从而达到"阴平阳秘，精神乃治"的效果。例如，对于甲亢的患者，临床表现多为心悸、失眠、多汗、口咽干燥及性情急躁等阴虚或气郁的证候特点，其饮食可多选择滋阴或理气的食物，如甲鱼、老鸭、乌龟等有滋阴补肾、散结的作用，可作为理想食补，平时亦可用沙参、玉竹、麦冬等滋阴之品煲汤，若兼有形体消瘦、五心烦热等气郁化火表现，可用菊花、玫瑰花、莲子心等清热之品代茶饮；而甲减患者临床表现多为畏寒、乏力、嗜睡、水肿、记忆力减退等气虚和阳虚的证候特点，食疗当选择具有益气温阳作用的食物，平时可食用当归生姜羊肉汤、山药、韭菜、牛肉等，如兼有肥胖、水肿、咽部似有痰、胸闷不畅等痰湿表现者，可多食用白萝卜、扁豆、洋葱、薏苡仁等食物。

总之，中医认为对于甲状腺疾病患者是在遵守"饮食有节、调和五味、谨守宜忌"的饮食养生原则基础上，结合患者的体质、年龄、性格等情况辨证给予饮食指导，从而疗愈疾病、益寿防衰，有效防治甲状腺疾病的发生进展。此外，值得注意的是，由于饮食偏嗜的不同（主要为碘摄入量的不同，碘是制造甲状腺激素的原料），不同地域、不同饮食习惯的人群也应注意摄入适量的碘，摄入含碘食物（包括海带、紫菜等海产品）过多或者过少都是不可取的，这也是中医"三因制宜"的体现。

（王　威）

6.4 不同体质的甲状腺疾病患者如何选择适合的饮食方案？

甲亢患者大多属于阳热体质，易心烦急躁、喜凉恶热。此类患者平时可用一些清热类中药代茶饮，如用生栀子三四枚，1000ml开水泡服即可。平时注意少食辣椒、羊肉等温热刺激性食物。

甲减患者大多属于虚寒体质，易疲乏倦怠、喜热恶凉。此类患者平时可用一些温热类中药代茶饮，如疲乏倦怠者，用生黄芪2g，500ml开水泡服；畏寒者，可用干姜5g、红枣四枚煮水饮用。平时注意少食水果、冷饮等。

亚急性甲状腺炎患者大多属于免疫力低下，易受外邪侵袭。此类患者可用生黄芪2g开水泡服代茶饮。日常可多食用山药粥固护脾肺之气。

甲状腺癌患者大多由甲状腺结节患者发展而来，平素喜忧思抑郁，容易气血壅滞，适宜服用疏肝解郁、通行气血类的中药，如用玫瑰花若干、佛手2g，500ml开水泡服；也可用生薏米煮粥食用。

（令国兴）

6.5 甲状腺疾病患者日常运动需要注意什么？

在口服药物治疗的同时，散步、慢跑、游泳、瑜伽、太极拳、五禽戏等运动有利于提高患者自身抗病能力，帮助疾病康复，但运动时需要注意根据自身疾病种类的特点选择合适的运动方式。例如，甲亢患者应避免过于剧烈的运动，因为这会导致体内代谢过快，增加心脏负担，加重病情，建议选择轻度有氧运动，如散步、慢跑、太极拳、瑜伽等，以控制心率和呼吸频率，还可使患者的心情更加舒畅，避免焦躁、紧张等情绪，从而达到缓解病情的目的；其中甲亢突眼患者还可像做眼保健操一样按摩眼部周围穴位，可缓解眼部胀痛、流泪、干涩。甲减患者应注意增加运动量，包括快走、游泳、骑自行车等有氧运动，可以促进水液代谢以避免水肿，消耗多余的脂肪，增强体质，同时还可缓解抑郁、情绪低落、四肢乏力等症状。甲状腺结节及甲状腺术后的患者，可学习五禽戏、八段锦等中国传统的气功，如其中"鸟戏"中的"鸽展翅"动作有助于活血化瘀，促进甲状腺周围的气血流通。中医认为"百病生于气"，当患者心情郁结、紧张时，会出现心胸憋闷、眼睛胀痛等情况，因此要战胜甲状腺疾病，关键是减少不良情绪刺激，保持良好心态。"非淡泊无以明志，非宁静无以致远"，日常生活中应保持心境的清澈明净，避免外界事物的纷扰，调养心性。

（陈元昊）

7　甲状腺疾病会对患者身体造成哪些影响？

7.1　甲状腺切除术后对身体有什么影响？

甲状腺切除后对患者身体的影响是因人而异的，部分患者可能会出现甲状腺水平降低，以及口周麻木、声音嘶哑、咽痛，或者吸收障碍等症状。

甲状腺分泌甲状腺激素，一旦切除会导致甲状腺激素分泌减少，进而产生低代谢等症状。甲状腺切除术是一项比较精细的手术，术中应避免伤及喉返神经，避免患者术后出现口周麻木、声音嘶哑、咽痛等症状。部分患者术后，可能会出现食欲减退，进而出现营养不良或者是营养吸收障碍的情况。

在甲状腺手术围术期，患者出于对疼痛的恐惧或者对治疗效果的担忧等可能出现明显的情绪起伏，进而影响内分泌，导致血压上升和心率加速等情况。因此，在甲状腺手术的围术期应格外注意对患者的情志护理，中医护理服务通过心理疏导结合穴位按摩可有效帮助患者舒缓紧张、焦虑等情绪，还可放松患者肌肉和精神，缓解疼痛感。针对术后常表现为情志低落、食欲不佳，甚至胸闷心慌、睡眠受影响的甲减患者，以及局部术后声音嘶哑、咽痛的患者，均可以通过中药口服、中药含漱、针灸、耳穴等方法缓解症状。

（王　正）

7.2　甲状腺疾病常影响机体哪些系统？

甲状腺疾病的发生主要是由于甲状腺激素水平紊乱，甲状腺激素既是维持正常人体代谢的兴奋性激素，又是维持人体正常成长发育的激素。甲状腺激素可促进蛋白质的合成，糖的吸收，糖原、脂肪的分解利用，故影响内分泌代谢系统，导致身体消瘦、乏力、女性月经失调、男性生殖器萎缩等。甲状腺激素也会影响肾上腺素能受体对儿茶酚胺的敏感性，引起心率加快、心输出量增加，影响心血管系统，导致心悸、心律失常等。甲状腺激素可调节神经系统的发育和功能，影响中枢神经系统，导致心情烦躁、注意力不集中、嗜睡等。甲状腺激素可促进细胞和组织的生长、发育和成熟，促进骨骼中钙和磷的合成代谢，促进骨骼和软骨的生长，调控肌肉的应激，影响骨骼和肌肉系统，甲状腺激素缺乏会导致骨质疏松症、肌肉萎缩无力等。甲状腺激素可间接影响食欲，调节胃肠蠕动，影响消化系统，导致腹泻、便秘等。因此，甲状腺疾病除影响内分泌代谢系统外，还可影响心血管系统、中枢神经系统、骨骼和肌肉系统、消化系统等。

（谭　丽）

7.3　甲状腺疾病对女性生育和妊娠有影响吗？

甲状腺是人体重要的内分泌器官，其功能是分泌甲状腺激素（TH）以调节机体代谢。甲状腺功能异常是育龄期人群的常见疾病，女性发病率明显高于男性。

不孕症患者中甲亢和甲减的发病率较正常人群升高，亚临床甲减的发病率更高达14%，可见甲状腺功能与女性生育力密切相关。临床上，甲状腺疾病尤其是甲亢和甲减对女性生育有非常大的影响。

妊娠期女性在整个妊娠期中要进行非常多的检查，在这些检查中，一定不要忽视甲状腺的检查。原因在于妊娠期妇女出现甲状腺疾病会影响胎儿的生长发育。甲状腺疾病是育龄期女性常见的疾病，妊娠可能会影响甲状腺疾病的进程；反之，甲状腺疾病也可能在妊娠过程中影响孕妇和胎儿，甚至可能会导致流产或妊娠期间的严重并发症。妊娠期常见的甲状腺疾病是甲减和甲亢。如果在妊娠期间被确诊为甲亢，孕妇一定要定期检查甲状腺功能（一般每2~4周检查1次），并在医生指导下进行治疗，切不可自行用药。过度治疗有可能会导致孕妇发生先兆子痫、充血性心力衰竭，并增加胎儿甲亢的发生风险。相反，如果孕妇治疗不足，则有可能导致胎儿发生中枢性先天性甲减。患有甲减的孕妇发生流产、贫血、妊娠高血压、胎盘早剥和产后出血的概率会增加，如果治疗不及时还会影响胎儿的发育和健康，可能出现早产、低出生体重儿和新生儿呼吸窘迫等情况。另外，甲状腺激素对胎儿脑部的正常发育相当重要，甲状腺激素缺乏会影响胎儿的神经发育，可能导致智力下降。

由此可见甲状腺疾病对女性生育和妊娠有非常大的影响，对于正处于备孕、不孕或流产等状况下的女性，检查甲状腺功能是很有必要的。正常的甲状腺功能不仅在身体能量代谢和生长发育等方面发挥作用，与女性的生殖功能也息息相关，甲状腺疾病是育龄期妇女常见的内分泌疾病，仅次于糖尿病，所以每个备孕女性都应重视。如果有可能，建议育龄期女性在妊娠前或在妊娠8周前筛检甲状腺功能，确诊甲减或亚临床甲减的女性应尽早治疗，以减少疾病对自身和胎儿的不良影响。

（刘　婕）

7.4　甲状腺疾病会引起心脏问题吗？

甲状腺主要分泌甲状腺激素，甲状腺激素过多或者过少均会影响心脏。甲状腺激素过多，如甲亢，会导致心率加快、血压升高，严重者会出现心律失常、心脏扩大、心力衰竭等。甲状腺激素过少，如甲减，可能引起心率减慢、血压降低，产生心包积液，严重者可能出现昏迷、心搏骤停等。不影响甲状腺激素分泌的甲状腺疾病，如甲状腺结节，可能没有明显的临床症状。不同的甲状腺疾病导致的心脏症状不同，患者应该及时就医，遵医嘱治疗。

（孙思怡）

7.5 甲状腺疾病会引起骨质疏松症吗？

甲状腺激素对人体骨代谢具有调节作用，不仅影响骨骼的生长、发育、成熟和重建过程，还可以促进长骨和牙齿生长。而当机体患上某些甲状腺疾病（如甲亢或甲减）时，便会使正常骨代谢受到干扰，从而导致骨质疏松症。

甲亢-骨质疏松症：甲亢患者甲状腺激素分泌过多，会导致骨的破坏多于新骨的形成，导致骨质不断丢失，甚至导致继发性骨质疏松症。此外，钙是生成新骨的原料，维生素 D 能促进钙的吸收，而甲亢易造成体内维生素 D 合成不足，使得钙吸收明显减少，进而导致骨质疏松症。

甲减-骨质疏松症：甲减患者甲状腺激素对成骨细胞及破骨细胞的刺激作用减弱，骨转化减慢，骨矿化周期延长，进而可能导致骨质疏松症，加重骨折的风险。此外，甲减患者常伴有性功能减退，或伴有高催乳素血症，可能也参与骨质疏松症的发生。

适当水平的甲状腺激素对骨骼的生长发育和重建至关重要，部分甲状腺疾病使正常骨代谢受到影响，导致骨质疏松症和骨折风险增加。因此，甲状腺疾病患者（尤其是绝经后妇女），应尽早到医院完善骨密度与骨代谢相关检查，以便尽早发现与治疗骨质疏松症。

（王 威）

7.6 甲状腺疾病会影响患者生长发育吗？

甲状腺是人体重要的内分泌器官，也是人体最大的内分泌腺体，可产生和分泌甲状腺激素，促进物质和能量代谢、增加耗氧量及产热，调控机体的生长发育及新陈代谢，特别是对骨骼和中枢神经的发育至关重要。甲状腺激素一方面可刺激骨化中心发育、软骨骨化，促进长骨和牙齿的生长；另一方面可诱导神经生长因子合成，促进神经元树突与轴突的形成，从而促进胶质细胞生长及髓鞘的形成。若胎儿期孕妇甲状腺激素严重缺乏，可导致胎儿早产、流产、死胎、先天畸形、克汀病、神经运动功能发育落后、胎儿甲减等；若新生儿期甲状腺激素缺乏，可导致亚克汀病、智力缺陷、生长发育障碍等；若儿童及青春期甲状腺激素不足，可出现长骨生长停滞，身高停止增长，骨骺闭合延迟，骨龄延迟，还可出现甲状腺肿，损害儿童的智力和影响生长发育，表现为以智力迟钝和身材矮小为特征的呆小病；若发生在成人期也可出现甲状腺肿、甲减、智力障碍等。可见，甲状腺激素对于促进青少年的生长发育、维持成年人的生长代谢及延缓老年人的衰老和痴呆均有非常重要的作用。

（李奥杰）

7.7　甲状腺疾病为何会导致患者便秘或腹泻？

甲状腺疾病会影响体内甲状腺激素的水平，而甲状腺激素对机体的新陈代谢及肠道平滑肌的收缩和松弛起着重要的调节作用。当甲状腺激素分泌减少时，如甲减，此时整个身体的新陈代谢过程，包括消化系统的运动都将减慢，肠道平滑肌活动减少，蠕动减弱，粪便在肠道内停留时间过长，水分被过度吸收导致粪便干燥，引起便秘。而当甲状腺激素增多时，如甲亢患者，他们的新陈代谢及胃肠道蠕动加快，进食增多，同时消化食物的速度增加，粪便通过肠道的时间缩短，从而可能引起腹泻。

此外，某些甲状腺疾病，如甲亢，可引起血液中钙离子浓度升高，诱发高钙血症，会干扰肠道的正常蠕动和排泄功能，导致便秘。

（孟　醒）

7.8 甲状腺疾病为何会导致患者肝功能紊乱?

甲状腺疾病常合并肝功能紊乱,这种现象出现的原因可能与以下几种因素有关,主要包括甲亢、甲减、药物或合并其他疾病等。

甲亢患者由于甲状腺素分泌过多导致机体代谢处于活跃状态,从而使肝脏负担加重;同时甲亢可导致肝脏耗氧量增加,肝脏相对缺氧,营养物质随之消耗,造成肝脏营养不良,进而出现肝功能异常;甲亢患者长期服用抗甲状腺药物尤其是丙硫氧嘧啶,可造成肝损害,甚至急性肝衰竭;此外,甲亢合并感染、休克时,也可加重肝脏损害,引起肝功能异常。

甲减患者由于甲状腺激素分泌减少,导致肝细胞内脂质调节紊乱,肝脏脂质过度沉积,引发肝功能异常;甲减也会影响肝脏对药物和毒素的代谢,导致肝脏负担加重,引起肝功能异常;此外,甲减作为自身免疫性疾病,可导致机体免疫系统对肝细胞进行攻击,从而使肝细胞凋亡和坏死。

(孙超凡)

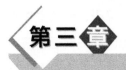

第三章

代谢综合征

1 如何认识代谢综合征？

1.1 什么是代谢？

在生活中，我们经常会谈及最近代谢不好，不仅体重增加，血脂升高，血糖升高，血压也升高了……那么什么是代谢呢？在现代意义中代谢是生物体内的新陈代谢和更替变化，是新事物代替旧事物的过程。代谢在自然界中是生命的基本特征，它参与和维持了生命的生长运动、繁衍进化及物质能量转化的整个过程。早在《黄帝内经·素问·六微旨大论》中也有印证："出入废，则神机化灭；升降息，则气立孤危。故非出入，则无以生长壮老已；非升降，则无以生长化收藏。"其中的出入就隐含了生命的过程，即生长壮老已；升降则是生命体内的运动形式，即生长化收藏。而升降出入过程的维持则说明生命中的新陈代谢有着重要的意义。

（付红媛）

1.2 什么是代谢紊乱？

我们都知道代谢功能差会导致体重增加，血脂升高，血糖升高，血压升高，易患心脑血管、内分泌代谢等疾病。那什么是代谢紊乱呢？代谢紊乱即身体对物质能量的消化吸收和废物排泄的不协调、不平衡状态。它代表机体新陈代谢能力的下降。现代人们的生活水平提高，食物较容易获得，能摄取到的营养物质也越来越多，但是人体的消化吸收和转运速率是有限度的，所以有些营养物质在身体内积聚，时间久了会阻塞淤滞，造成循环和微循环障碍，影响身体吸收和代谢产物的排出而导致疾病。也就是中医讲的过食伤脾则脾失健运，痰浊血瘀内生，导致清阳不升、浊阴不降而产生相应的病症。还有一些人进食肉类很少，但也会患脂肪肝，这同样是因为代谢紊乱致使新陈代谢能力下降产生脂肪囤积。

（付红媛）

1.3 什么是代谢综合征？

当今社会，快节奏的生活方式使人们普遍有着"高脂高糖高热量饮食+久坐不动"的生活习惯，体检报告上往往出现好几个向上的箭头。随之而来的是各类慢性疾病患病率的与日俱增。前文我们已经了解到什么是代谢紊乱，那么什么是代谢综合征呢？代谢综合征是在遗传因素与环境因素共同作用下，人体的蛋白质、脂肪、碳水化合物等物质发生代谢紊乱，在临床出现体重增加、肥胖、高血压、高血脂、高尿酸、糖尿病、多囊卵巢综合征、动脉粥样硬化等代谢紊乱的表现，这种多个代谢异常在个体中集结存在的现象称为代谢综合征。

（付红媛）

1.4 代谢综合征包括哪些疾病？

代谢综合征是一组复杂的代谢紊乱症候群，是导致糖尿病、心脑血管疾病的危险因素。多种代谢紊乱集于一身，包括肥胖、高血糖、高血压、高血脂、脂肪肝、高黏血症、高尿酸血症和高胰岛素血症等。

代谢综合征患者的肥胖类型往往为向心性肥胖，患者多出现锁骨上脂肪垫和水牛背，腹部脂肪明显堆积，而四肢却不肥胖，有时消瘦的四肢还会与肥胖的躯体形成鲜明对照。高血糖是机体血液中葡萄糖含量高于正常值，临床表现可以有显性的症状，如口干渴、饮水多、尿多、消瘦，可以是隐性的症状，无明显主观不适。高血压指循环系统内血压高于正常，通常是以血压低于130/80mmHg 为正常，而血压大于等于 130/80mmHg 为高血压。高血脂是指血中胆固醇或甘油三酯水平过高或高密度脂蛋白胆固醇水平过低。正常人肝组织中含有少量的脂肪，其重量为肝重量的 3%～5%，如果肝内脂肪蓄积太多，超过肝重量的 5%或在组织学上肝细胞 50%以上有脂肪变性时，就可称为脂肪肝，代谢综合征患者脂肪肝发生率较高。高黏血症是以血液黏稠度增高为主要表现的病理综合征。高尿酸血症是在正常饮食状态下，体内尿酸生成过多和（或）排泄过少所致。尿酸是人类嘌呤化合物的终末代谢产物，嘌呤代谢紊乱导致高尿酸血症。高胰岛素血症是因肥胖引起胰岛素阻抗，而形成的代偿性胰岛素增加。机体对胰岛素产生抵抗，而为了维持一个较正常的血糖水平，机体自我调节机制使其胰岛 B 细胞分泌较正常多几倍甚至十几倍的胰岛素来降低血糖，便造成了高胰岛素血症。

这些代谢紊乱是心脑血管病变及糖尿病的病理基础。同时可造成多种疾病，如高血压、冠心病、脑卒中甚至恶性肿瘤，包括与性激素有关的乳腺癌、子宫内膜癌、前列腺癌，以及消化系统的胰腺癌、肝胆癌、结肠癌等。

（王春溥）

1.5　中医如何认识代谢综合征?

代谢综合征属于现代医学视角下所定义的人体蛋白质、脂肪、碳水化合物等物质发生代谢紊乱的一种病理状态，通俗来讲就是肥胖人群合并高血糖、高血脂、高尿酸、高血压的情况。中医学强调整体观念，侧重人体的整体变化，而非客观测量指标，因此并没有"代谢综合征"的概念，但是根据本病的临证特点和病程发展特征认为其与"肥满""脾瘅""湿阻""眩晕""胸痹"等病有相似性，早在《黄帝内经·素问·奇病论》中即有"岐伯曰：此五气之溢也，名曰脾瘅。……此肥美之所发也，此人必数食甘美而多肥也。肥者令人内热，甘者令人中满，故其气上溢，转为消渴。治之以兰，除陈气也"的论述，其中描述的"脾瘅"

与代谢综合征的临床表现极为相似,经过历代医家的不断探索和完善,逐渐发现本病是一种气盛、气郁和气耗并存的慢性消耗性疾病,认为其以肥满、脾瘅为主要表现,同时可出现消渴、眩晕、胸痹等一系列变证,病性虚实夹杂,防治难度较大。

西医治疗基于生物学指标,针对代谢综合征一般采取"直捣黄龙"的治疗模式以维持血糖、血压、尿酸等生理指标的尽量正常,即在饮食或运动控制的基础上,配合药物进行减重、降糖、降压、调脂治疗,对单一指标或局部病变关注较多。而中医强调治人,侧重"大禹治水"的治疗模式,一般认为代谢综合征涉及脾胃肝胆等多个脏腑,病因病机错综复杂,互为因果,这和中医药多靶点、整体调节、不良反应小的治疗特点相恰,属于中医治疗的优势病种,因此可采用中药内服、针灸、推拿、食疗及情志疗法等方式整体调节脏腑气血阴阳,改善体质,预防疾病发生,在代谢综合征的防治过程中积累了丰富的经验。

(王　威)

1.6　代谢综合征可逆吗?

代谢综合征一般是不可逆的。代谢综合征是人类内科疾病的重大发现,多见于肥胖患者,同时可以伴有糖代谢紊乱、脂代谢紊乱、嘌呤代谢紊乱、高雄激素血症、高尿蛋白、高血压等一系列代谢问题,临床表现为高血压、冠心病、糖尿病等一系列代谢症候群,这些疾病一旦发生,基本上都是终身性疾病,需要终身管理。

中医理论有"未病先防,已病防变"。以上几种疾病的治疗效果总是不尽如人意,最终发展为终身性疾病,其中一个非常重要的原因就是,等到这些疾病真正被发现时,治疗最佳时机已经错过,在初期阶段,也就是代谢综合征阶段,人们并没有给予太多的关注。虽然代谢综合征发病率很高,危害很大,但是,如果及早发现并及早治疗,代谢综合征是完全可以被治愈的,只要患者有尽早防治的意识并且积极采取措施,不但可以解决代谢问题,甚至可以避免以后一些严重疾病的发生，这就要求患者持之以恒，保持身体能量出入的平衡，进行科学的饮食配比调节、科学的运动项目锻炼，同时中西医结合有效防治，那么代谢综合征是完全可以逆转的。

（张建文）

1.7 为什么说代谢综合征也是一种心身疾病？

随着社会竞争日益加剧，生活和工作节奏加快，人们所承受的压力和挑战也越来越大。长时间、高强度的应激会打破机体神经内分泌免疫网络原有的稳态，导致多种疾病的发生。当前已有充分证据表明我国的代谢综合征发病率正在逐年上升，且有越来越年轻化的趋势。

与此同时，本病人群合并有抑郁障碍的现象也越来越受到关注。抑郁障碍主要表现为与处境不相称的低落状态，显著而持久，通常从情绪低落发展到悲痛欲绝，甚至后期会发生木僵，严重者可出现视幻觉等精神病性症状。在神经内分泌免疫紊乱的影响下，肥胖、糖尿病、高血脂、高血压等代谢相关问题也变得越发显著。近年来，越来越多的研究提示，抑郁症和代谢综合征的发病可能拥有共同的神经内分泌免疫基础，两类疾病也很可能在一定程度上互为因果。

中医视角下代谢综合征合并抑郁障碍的病程发展中，初期表现多以脾虚湿蕴、肝郁气滞为主，随着痰、气、瘀等病理因素的发展及影响，累及于肾。因此中医认为本病病性本虚标实，病位在脾，与心、肝密切相关，痰、气、瘀为其发展的关键因素，病程日久，累及于肾。《黄帝内经》强调在疾病的治疗和预防过程中，要综合考虑情绪、环境、性格等多重因素，对于代谢综合征的治疗，更应注重心身并调，不仅要通过药物治疗做到培补元气、调和阴阳，还要注重对患者的精神调护，令其保持愉悦的心情。从内巩固情志活动的生理基础，从外关注病患的情绪变化，加以引导。

（王春潇）

2 代谢综合征怎么发生的？

2.1 哪些人更容易患代谢综合征？

如今不少朋友在体检时被查出有"三高"（高血糖、高血压、高血脂），这时如果其恰好有个"大肚腩"，那么恐怕已患有代谢综合征，或者是代谢综合征的高危人群。那么哪些人更容易患代谢综合征呢？

代谢综合征是在遗传因素与环境因素共同作用下，人体的蛋白质、脂肪、碳水化合物等物质代谢紊乱而出现的一系列临床综合征。其发病与环境因素相关，包括年龄、饮食习惯、运动、精神应激、吸烟、酗酒等。高脂、高碳水化合物的膳食结构及劳动强度偏低、运动量减少均可导致胰岛素抵抗发生，引起糖脂代谢紊乱。超重和肥胖人群，尤其是向心性肥胖患者更容易患有本病。另外，代谢综合征与遗传因素也有一定相关性，父母患有代谢综合征可增加子女罹患本病的风险，如高血压、糖尿病、血脂异常都有一定的家族聚集性，具有遗传易感性。

从中医来看，如人体本身脾肾不足，运化不利，平时又喜食肥甘厚味，多食而少动，此类人群更易罹患本病。中医认为"肥人多痰""肥人多虚"，如人体本身先天禀赋不足，肾气亏虚，又长期嗜食肥甘厚味醇酒等，超出脾胃运化功能，使人体后天之本脾气渐弱，运化失常，加之久坐少动，缺乏锻炼，气虚体胖，脾虚不运，脾胃升清降浊失常，清阳不升，浊气不降，郁久化热，进而发病。

（李奥杰）

2.2 为什么代谢综合征的患者越来越多？

随着人类社会不断进步及经济日益增长，人们的生活方式逐渐改变，代谢综合征的患病率也不断攀升。代谢综合征的发生与生活习惯密切相关，现代人生活中普遍缺乏体力活动，久坐少动，再加上高油、高盐、高糖等不合理膳食结构，吸烟酗酒，作息紊乱，加班熬夜，长期焦虑烦躁，而摄入的食物不能在体内正常代谢，产生的多余热量以脂肪的形式在体内堆积，出现超重或肥胖，尤其是向心性肥胖，更易导致胰岛素抵抗，造成体内糖脂代谢紊乱。

（李奥杰）

2.3 代谢综合征与胰岛素抵抗有什么关系？

糖尿病患者肯定对"胰岛素抵抗"这个名词不陌生，出现胰岛素抵抗的人并不是胰岛功能受损导致身体不能分泌胰岛素（此时胰岛素水平可以是正常甚至偏高的），而是由于组织和器官对胰岛素的敏感性不高，胰岛素活性无法对血糖水平产生作用，导致血液中葡萄糖处于较高的水平。因此，在治疗方面会考虑提高胰岛素敏感性的药物，如噻唑烷二酮类（吡格列酮、罗格列酮等）。那么为什么会出现胰岛素抵抗呢？葡萄糖经过胰岛素代谢后主要经过肝脏、肌肉及脂肪组织，形成脂质分子、脂肪、糖原、氨基酸等。因此，肥胖或平时血脂水平较高的人群，对胰岛素的敏感性会降低，胰岛素抵抗的风险也会相应提高。而代谢综合征主要包括肥胖（主要是向心性肥胖）、高血糖（2 型糖尿病或糖耐量受损）、血脂异常、高血压等症候群，因此出现胰岛素抵抗的人群罹患代谢综合征的风险会增加，同时，非糖尿病的代谢综合征患者要注意控制血脂和体形，加强运动与规律饮食，预防糖尿病的发生。

（袁宇莲）

2.4 代谢综合征为什么会引起"四高"？

让我们低头审视一下自己，计算一下自己的腰围，男生是否超过 90cm，女生是否超过 80cm。如果超过了，建议检查是否有"三高"——高血压、高血糖、高血脂。如果"三高"中已存在"两高"，那么提示已经发生代谢综合征。现代社会，高血糖、高血压、高血脂、高尿酸这"四高"是人们面临的最常见的健康问题之一。然而，福无双至，祸不单行，"四高"中的成员很少"单独作案"，常常"团伙行动"，被其中一个盯上，剩下的三个也常常尾随而至。

为什么"四高"总是成群结队地一起到来呢？我们的身体每天都在进行着新陈代谢，在合成代谢的帮助下，吸收外界的养分，又在分解代谢的帮助下，释放身体的代谢产物。生长、发育、生殖等一系列生命活动都是在新陈代谢中完成的。"一高"（如高血糖）会引发"另一高"（高血压、高血脂、高尿酸），最后由"三高"变"四高""五高""六高"（血压高、血糖高、血脂高、尿酸高、体重高、同型半胱氨酸高等）。虽然它们看似不同，但存在着内在联系，通常都是由于不健康的生活方式、遗传因素和其他环境因素导致的，并且都与人体的代谢功能有关，而人体的不同代谢紊乱是互相影响、互相作用的。简言之，代谢综合征集多"高"于一身，使糖尿病、脑卒中、心血管疾病、慢性肾脏病的发病率成倍增加，同时与高尿酸血症、多囊卵巢综合征、骨质疏松症、睡眠呼吸暂停综合征、脂肪肝、肿瘤等发病密切相关。

中医学整体观念的内涵是人体是一个整体，而将代谢综合征归纳认定为一种疾病是为了人们能够重视，不再孤立地认识这些疾病，同时也意味着一种代谢紊乱的防治，也有利于其他代谢紊乱的防治，我们要学会综合防控，减少合并疾病的致残率和致死率。

（张建文）

2.5 中医如何看待代谢综合征的发生？

中医有"正气存内，邪不可干；邪之所凑，其气必虚"的说法，该说法来源于《黄帝内经》对传染病的论述章节，实际上是对中医学疾病观的高度概括。一般认为，正气充足是生命活动正常进行的生理基础，正气不足则邪气容易乘虚侵袭机体，导致疾病发生。而中医可采用辨证论治、调和致中的治疗，使正气战胜或驱除邪气，使机体康复。正邪斗争始终是中医认识疾病的核心指导理念，代谢综合征也不例外，简单来说，代谢综合征就是由于气的运动和气化功能发生异常而导致人体能量代谢紊乱的一种慢性消耗性疾病。本病的病因涉及先天禀赋因素、过食肥甘、缺乏运动、年老体弱、久病正虚和情志所伤等多种因素叠加，同时与湿、浊、毒、瘀等多种病理因素相关，但病机核心均可归结为"虚气流滞"，即由于脏气亏虚、功能不足或气机失调，导致气盛、气郁和气耗并存，进而导致气血、精微运化失常，产生"痰瘀血水"等病理因素的过程，是一种虚实夹杂的慢性疾病，涉及肝、脾、肾等多个脏腑，此阶段患者临证以形体肥胖为主要表现。而如果治疗不及时或失治误治，本病可进一步发展为消渴、眩晕、胸痹，甚至中风、真心痛等一系列变证，遗患无穷。

同时，中医体质理论认为，人的体质与疾病的发生、发展、预后等密切相关，代谢综合征的发生与体质也有一定的关系。研究发现，痰湿质、湿热质、气郁质的人群罹患本病的概率较高，此类人群若出现相关指标边缘升高，建议可采取有针对性的体质调理以预防疾病发生。

（王　威）

3　代谢综合征会有哪些表现？

3.1　代谢综合征患者早期会有哪些表现？

代谢综合征患者早期可以没有明显的不适，故现代医学并没有代谢综合征早期的概念，但中医认为本病的发生是循序渐进的，早期部分患者可表现为面色隐红，口干，口苦，口臭，多饮多食，急躁易怒，两胁胀满，小便黄赤，大便干结，舌质红，苔黄，脉弦实有力，这类患者多为向心性肥胖，形体壮实，常伴高脂血症、收缩压偏高等，实验室检查可见肝功能异常和血脂异常，B超可见脂肪肝。还有一部分患者没有明显的不适感，或表现为神疲乏力，气短，四肢倦怠，头重如裹，腹胀纳呆，舌淡，苔白腻，脉沉或滑，这类患者也多为向心性肥胖，但形体胖而不强壮，皮肉松软，或见颜面虚浮、下肢微肿，食量通常不大，可伴有消化不良、食欲缺乏、腹泻等消化症状，电子胃肠镜可见胃肠息肉。

（艾菲拉·艾克帕尔）

3.2 患有代谢综合征会有哪些表现？

代谢综合征患者主要表现为肥胖、高血糖、血脂异常及高血压。其中部分患者可能没有达到肥胖标准，但已满足超重诊断，即体质指数（BMI）≥25kg/m²，肥胖患者多表现为向心性肥胖，男性腰围≥90cm，女性腰围≥85cm，肥胖患者还多伴有胸闷气短的表现。高血糖患者可有口干多饮、多食、多尿、体重减轻等典型"三多一少"表现，也可没有上述表现，仅表现为全身乏力，实验室检查可有空腹血糖≥6.1mmol/L和（或）餐后2小时血糖≥7.8mmol/L。血脂异常的患者可表现为头昏脑涨、神疲乏力，实验室检查可有总胆固醇、甘油三酯、低密度脂蛋白水平升高，高密度脂蛋白水平降低，部分可见乳糜血，血脂异常患者多伴有脂肪肝。当血脂严重异常时易导致动脉粥样硬化，表现在冠状动脉时会引起心肌供血不足，出现心绞痛、心肌梗死；表现在脑动脉时，引起脑动脉硬化，形成斑块，导致脑血管狭窄，造成脑梗死。高血压患者表现为血压≥140/90mmHg，还可有头晕头痛、恶心、心慌气短、失眠等表现。

（艾菲拉·艾克帕尔）

3.3 代谢综合征容易与哪些疾病混淆？

代谢综合征集多种代谢紊乱于一身，包括肥胖、高血糖、高血压、血脂异常、高黏血症、高尿酸和高胰岛素血症等，这些代谢紊乱是心脑血管病变及糖尿病、脂肪肝的病理基础。因此常常需与皮质醇增多症、肢端肥大症、甲减等其他代谢性疾病相鉴别。

（1）皮质醇增多症是由多种原因引起的自身糖皮质激素产生过多导致的疾病，表现为向心性肥胖等症状，甚至引起高血压、糖尿病等疾病，与代谢综合征表现极为相似，此时需要去医院进行激素相关检查以鉴别。

（2）肢端肥大症是生长激素分泌过多引起骨骼、软组织和内脏过度增长导致的疾病，也会出现肥胖、高血糖、血脂异常等表现，但与代谢综合征不同的是，肢端肥大症患者还表现为头颅及面容宽大、颧骨高、牙齿稀疏、手足粗大、驼背、皮肤粗糙、毛发增多、鼻唇和舌肥大、性功能障碍、全身无力、阳痿、闭经等。

（3）甲减也会有肥胖、倦怠乏力、血脂升高等与代谢综合征类似的表现。但甲减患者往往还伴随着畏寒、心率缓慢、食欲缺乏、反应迟钝、记忆减退、精神萎靡、情绪低落、嗜睡、月经不调、皮肤干燥、毛发脱落、面色蜡黄、水肿等表现。

因此，从症状上大致可以对这几种疾病进行鉴别，但更重要的是去医院进行相关的实验室检查和影像学检查以明确诊断。

（陈元昊）

3.4　儿童与青少年代谢综合征有哪些不同的表现？

喜食肉类不喜食蔬菜、喜食烧烤和重口味食物，以及喜欢饮用各种碳酸饮料和甜饮等是儿童与青少年中普遍存在的不良生活方式。与成人一样，儿童、青少年也会发生多种代谢性心血管危险因素的聚集状态，包括肥胖、糖代谢异常、血脂异常、高血压、高尿酸等代谢异常。但与成人相比，儿童、青少年罹患代谢综合征的概率相对较低，且主要与肥胖相关。换言之，在体重处于正常范围的儿童、青少年中，代谢综合征患病率在 1%～2%；在超重儿童、青少年中，检出率为 8%～9%；而在肥胖儿童中，检出率高达 30% 左右。儿童、青少年肥胖程度越严重，检出率就越高。而且，随着年龄的增长，检出率也相应上升。儿童、青少年代谢综合征具有其自身的特点：血脂方面，儿童、青少年出现的血脂异常往往表现为甘油三酯水平较高；多出现空腹血糖较高；血压方面，在肥胖儿童、青少年中，高血压的检出率约为 33%。有研究发现了冠心病、高血压、糖尿病、动脉粥样硬化等起源于儿童、青少年时期的证据。换言之，一些成年期检查出来的代谢综合征可能起源于儿童、青少年时期。

儿童、青少年时期是一个敏感而又容易被忽略的阶段，如果在儿童、青少年的生长发育时期不予以重视并控制早期出现的代谢异常，这种改变将失去逆转的良机。然而在早期检测的过程中存在难度，即大部分代谢综合征属于隐蔽性，容易被忽视。比如，健康体检时发现血压、血脂和血糖指标异常，但因为儿童、青少年自觉无任何不适，通常难以引起家长的重视。慢性疾病的危险因素作用有一个很长的周期，所以以往往容易使人松懈。儿童青少年诊断高血压、肥胖的标准与成人不同，由于儿童、青少年的身体还处于生长发育过程中，其高血压和肥胖的诊断标准因年龄变化而发生变化，男童与女童的标准也不同。但有一些指标的诊断标准与成人相同，如血脂及空腹血糖的诊断标准等。儿童、青少年的肥胖标准可参考《中国学龄儿童少年超重和肥胖预防与控制指南》；儿童高血压诊断标准可参考《中国高血压防治指南 2018 修订版》。

（刘　婕）

3.5　围绝经期妇女代谢综合征有哪些不同的表现？

绝经后雌激素水平下降，导致女性内分泌代谢紊乱，缺少了雌激素的保护作用，大量炎症因子释放，导致血管、肌肉等多种组织细胞的结构、功能受损，血脂、血糖水平异常及腹部脂肪蓄积，显著增加了绝经后女性代谢综合征的患病率。女性代谢综合征诊断采用美国国家胆固醇教育计划成人治疗组第三次报告（NCEP-ATP Ⅲ）诊断标准，以下 5 项中至少具备 3 项方可诊断：①向心性肥胖：华人定义为男性腰围≥90cm，女性≥85cm。②高甘油三酯血症（甘油三酯≥1.7mmol/L）或针对此种血脂异常进行过特殊治疗。③低高密度脂蛋白胆固醇血症（男性<1.03mmol/L，女性<1.29mmol/L）或针对此种血脂异常进行过特殊治疗；血压升高（收缩压≥130mmHg 或舒张压≥85mmHg 或已确认为高血压并进行过治疗）。④空腹血糖升高（空腹血糖≥5.6mmol/L）或已诊断为 2 型糖尿病。

（刘　婕）

4　代谢综合征患者如何自我管理？

4.1　代谢综合征患者应如何调整生活方式？

确诊代谢综合征后，首先要调整生活方式，健康的生活方式对代谢综合征的改善有很大帮助。首先从饮食和运动方面入手：饮食方面，需要限制饮食的热量，尤其是少食高糖、高脂肪食物，如蛋糕、奶茶、炸薯条、各种甜点、肥肉等；其次要限制钠盐摄入，每日食盐摄入量不超过 5g，也就是两个啤酒盖大小，因为高盐饮食会导致血压升高；同时还要增加富含纤维素的食物，如五谷杂粮、新鲜蔬菜、水果等。运动方面，建议每日进行超过 30 分钟的中等强度运动，如游泳、骑车、太极拳、打球、有氧操等，避免久坐，还可以进行抗阻运动。此外，还要注意调节情志，保持精神愉悦，知足常乐，放松心态，避免长期情绪焦虑，精神紧张，对于改善代谢综合征也很重要。其他的还包括勿过度劳累，劳逸结合，避免熬夜，戒烟、戒酒等。

（郭 英）

4.2 通过饮食和运动减重可以改善代谢综合征吗？

代谢综合征是一种由多种因素引起的代谢紊乱的状态，包括肥胖、高血压、高血糖和高血脂，通常与生活方式有关，如饮食不良和缺乏运动。通过饮食管理和适当的运动来减轻体重，特别是减少腹部脂肪，可以改善血压、血糖和血脂水平。此外，健康的饮食和适量的运动也有助于提高机体代谢率，从而进一步改善代谢综合征，甚至可以完全逆转。但是，如果代谢综合征到后期已经造成诸多并发症，如冠心病、慢性肾脏病等器质性病变，此时单纯靠运动和饮食管理是很难逆转的。因此，确诊为代谢综合征，应早日运动介入和饮食管理。另外，每个人的身体状况不同，应咨询专业医生或健康专家以获得正确的指导和建议。

（令国兴）

4.3 代谢综合征患者适合做什么运动？

对于代谢综合征患者来说，适当的运动可以帮助控制体重、改善血脂、降低血压和改善胰岛素敏感度。首先是有氧运动，如快走是一种和缓的有氧运动，可提高心率，加速代谢。开始时可以每天走 30 分钟，逐渐增加时间和速度。对于代谢综合征患者来说，游泳是一种低压和低冲击力的运动，可锻炼全身肌肉，改善心肺功能。如果快走不能满足运动需求，又没有游泳的条件，推荐进行骑行，可以提高心肺功能，减轻体重。除了有氧运动，代谢综合征患者还应进行适当的力量训练，因为力量训练可以增加肌肉质量，相同质量的肌肉相比相同质量的脂肪更能消耗能量，肌肉含量提高后身体的消耗会增大，就是常说的"提高基础代谢率"，这有助于减掉多余的脂肪组织。在选择运动前，最好咨询医生或专业健身教练的建议，并根据自己的身体状况和健康目标制订适合自己的运动计划。记得逐渐增加运动强度，避免过度运动，保持适度的运动量。

（令国兴）

4.4 代谢综合征患者应定期监测哪些指标?

通过上面的解答，我们已经明确代谢综合征的诊断标准和症状，如果符合代谢综合征的诊断，需要关注自身哪些指标呢? 第一，体重和腰围，如果 BMI≥25kg/m²，男性腰围≥90cm，女性腰围≥85cm，或者短时间内体重和腰围明显增加，应该先通过改变饮食结构和增加适量的运动来控制体重和腰围。第二，常见的"三高"中的血压、血糖、血脂这三类指标在人体内通常处于小幅度波动，如果出现大幅度波动，如血压平时波动在（120~140）/（70~90）mmHg，突然波动在 170/100mmHg以上，短暂休息后血压仍未见明显下降，就需要到心血管专科就诊，遵医嘱加用或调整降压药; 血糖、血脂也是如此，代谢综合征相较于糖尿病对血糖的控制更为严格，但这也不是绝对的，对于老年人，为满足器官充足的能量供应，就好比一辆使用多年的旧汽车比新汽车的耗油量增加，此时可以对血糖、血脂中的甘油三酯、高密度脂蛋白适当放宽要求。第三，代谢综合征常伴发疾病的指标，如血尿酸，有无脂肪肝、动脉硬化或是否进展，这些指标每年体检或复查时请医生给予指导。

（谭 丽）

4.5　代谢综合征患者的血糖、血压、血脂、体重应控制在什么范围?

血糖、血压、血脂、体重这四大因素构成代谢综合征的诊断标准,那么这四大因素控制在什么范围内合适呢? 按照相关指南标准来说,体重应该控制在[身高(cm)-(100~110)]kg 以内;空腹血糖应控制在 6.1mmol/L 以下;血压应控制在 130/80mmHg 以下;血脂中甘油三酯应控制在 1.7mmol/L 以下;高密度脂蛋白,男性应控制在 0.9mmol/L 以上,女性应控制在 1mmol/L 以上,但这也不是绝对的,因为这些指标在人体内是处于小幅度波动的,所以一定幅度的波动是正常的,但骤然出现大幅度的波动时应及时至医院就诊。对于老年人来说,为满足器官充足的能量供应,可以适当放宽要求,如无头晕眼花、眩晕耳鸣等不适症状,血压可放宽至 160/90mmHg 以下,空腹血糖可放宽至 7mmol/L 左右,HbA1c 可放宽至8%以下,最终还是要根据不同年龄及个体情况制订合适的指标控制范围。

(谭　丽)

5　如何治疗代谢综合征?

5.1　代谢综合征患者的治疗包括哪些措施?

代谢综合征的治疗措施主要包括生活方式干预、药物和手术。从生活方式来讲,需保持理想体重、适当运动,改变饮食结构以减少热量摄入、限盐、减少含糖或代糖饮料摄入、戒烟、戒酒,保持良好情绪及良好睡眠等。药物方面,血脂偏高可以应用降脂药物,依据化验结果及医生指导,服用适合自己的降脂药,如他汀类、贝特类等。血压方面,对于改变生活方式,但是血压仍偏高的,需要应用药物治疗,如果本身有糖尿病或肾脏疾病,血压宜低于 140/90mmHg;如果没有糖尿病或肾脏疾病,血压宜低于 130/80mmHg。血糖方面,二甲双胍、噻唑烷二酮及阿卡波糖可降低糖尿病前期患者发生糖尿病的风险,此外,因许多代谢综合征患者血液高凝,可选择应用小剂量阿司匹林预防心脑血管事件。手术方面主要是通过减重手术纠正代谢紊乱，改善高血糖、高血压、高血脂，但需要注意的是，并不是所有的代谢综合征患者均适用于手术治疗，应在专业医生评估后，衡量减重手术的利弊再决定。

（郭　英）

5.2　代谢综合征患者应如何进行药物治疗？

代谢综合征患者的临床表现包括各个疾病及其并发症、伴发症等，可同时或者先后出现在同一患者身上，如肥胖、血脂异常、血糖异常、血压异常、冠心病、脑卒中等，或者是单纯的饮食偏嗜、神疲乏力、气虚懒言、头晕目眩、腹胀腹满、烦躁易怒、口渴多饮、不耐寒热等。防治代谢综合征原则上应先予生活方式干预。若改变生活方式后症状和指标都没有明显改善，可再针对危险因素进行药物治疗。常见危险因素如糖尿病、高血压、高血脂、肥胖等，应给予相应的降糖、降压、降脂、手术等治疗。针对不同年龄、性别、家族史制订个体化防治方案。因中医的辨证特点，对于出现饮食偏嗜、神疲乏力、气虚懒言、头晕目眩等症状者，可适当选用中药、针灸、中医传统功法（太极拳、五禽戏、易筋经等）、拔罐等联合治疗，因人而异。防治代谢综合征的主要目标就是预防临床心血管疾病和 2 型糖尿病，对已有心血管疾病者则是预防心血管事件再发。

（孙思怡）

5.3　哪些代谢综合征患者适合减重手术？

代谢综合征是一组复杂的代谢紊乱症候群，肥胖是其中心环节之一。根据《中国肥胖及 2 型糖尿病外科治疗指南（2019 版）》，手术适应证如下。单纯肥胖患者手术适应证：①BMI≥37.5kg/m²，建议积极手术；32.5kg/m²≤BMI<37.5kg/m²，推荐手术；27.5kg/m²≤BMI<32.5kg/m²，经改变生活方式和内科治疗难以控制，且至少符合 2 项代谢综合征组分，或存在合并症，综合评估后可考虑手术。②男

性腰围≥90cm、女性腰围≥85cm，参考影像学检查提示向心性肥胖，经多学科综合治疗协作组（MDT）广泛征询意见后可酌情提高手术推荐等级。③建议手术年龄为 16～65 岁。

应注意：①代谢综合征组分（国际糖尿病联盟定义）包括高甘油三酯（空腹≥1.70mmol/L）、低高密度脂蛋白胆固醇（男性空腹＜1.03mmol/L，女性空腹＜1.29mmol/L）、高血压（动脉收缩压≥130mmHg 或动脉舒张压≥85mmHg）。②合并症包括糖代谢异常及胰岛素抵抗，阻塞性睡眠呼吸暂停低通气综合征（OSAHS）、非酒精性脂肪性肝炎（NASH）、内分泌功能异常、高尿酸血症、男性性功能异常、多囊卵巢综合征、变形性关节炎、肾功能异常等，尤其是具有心血管风险因素或 2 型糖尿病等慢性并发症。③对 BMI 为 27.5～32.5kg/m^2 的患者有一定疗效，但国内外缺少长期疗效的充分证据支持，建议慎重开展。④双能 X 线吸收法测量 Android 脂肪含量与腹部脂肪及内脏脂肪分布相关，如 Android 脂肪含量显著升高提示向心性肥胖，也可采用 MRI 对腹部内脏脂肪含量进行评估。

手术有一定效果，部分患者获得长期疗效，并发症得到不同程度改善甚至治愈。但手术可能并发吸收不良、贫血、管道狭窄、消化道出血、穿孔、消化道瘘、肠梗阻、周围脏器损伤等，有一定危险性，也可能出现术后体重反弹，减重失败。所以需权衡利弊，再决定手术与否。

（孙思怡）

5.4　中医治疗代谢综合征有哪些特色？

与西医"标准化"的治疗思路不同，中医在治疗疾病方面遵循"因人制宜"的原则，根据患者的个人特点和体质，结合具体病因、症状等进行辨证论治。例如，代谢综合征的湿热证，患者主要表现为形体肥胖、口干多饮、小便黄赤、大便不爽、舌苔黄腻等，中医在治疗思路上就以清热利湿为主，常予以龙胆、黄连、黄柏、栀子、茵陈、车前子等清热解毒、利湿通便；又如脾虚证主要表现为食欲不振、倦怠乏力、大便稀溏、舌质淡白等，中医治疗原则多为健脾益气，常给予患者黄芪、党参、白术、山药、陈皮等药物以达到健脾益气、调理脾胃的效果。中医辨证论治的思维方式可以根据患者的个体差异制订针对性的治疗方案，有助于提高治疗效果。

同时，由于代谢综合征是一个多因素、多临床表现的复杂疾病，因此中医在治疗过程中还应注重以整体观进行诊治。中医认为身体和情绪之间是统一的整体，可相互影响，由此提出心神一体的观念，主张患者通过改变不良生活习惯、调养精神、运动保健等方式使机体内稳态趋于平衡，如练习八段锦、太极拳以消耗热量和舒缓情志，促进气血循环，提高整体健康水平，降低发病风险和复发率。

（孟　醒）

5.5　代谢综合征有哪些中医特色外治疗法？

在代谢综合征的治疗上，中医药拥有极具特色的外治疗法，包括针刺、火罐、艾灸、穴位埋线、推拿及耳穴压豆等，通过辨证施治选取合适的穴位及操作，可相应改善代谢综合征患者的脏腑功能和体质偏颇。

针刺是医生通过选择合适的针具、穴位和刺入角度，将针刺入皮肤或穴位中，然后施以相应的行针手法，使患者产生酸、麻、胀、重的感觉，具有疏通经络、调和阴阳的作用；火罐是医生在罐具内通过点燃酒精或其他易燃物质排出罐内空气，形成负压，将罐具置于特定穴位或身体部位上，使之与皮肤紧密吸附，造成局部皮肤的充血、瘀血，因此具有行气活血、祛湿散寒的作用；艾灸是医生将艾条、艾炷靠近或悬置在体表相应的腧穴或病变部位，进行烧灼、温熨，从而达到温经散寒、防病保健的功效。在辨证选穴的基础上，中医临床医生也常在气海、关元、天枢、中脘、丰隆、足三里、三阴交、脾俞、肾俞、肝俞等穴位进行针刺、火罐、艾灸等操作，可对代谢综合征患者的治疗起到一定作用。同样，穴位埋线也是根据针灸学理论，通过针具和可吸收缝线在穴位内的刺激达到治疗疾病的目的。这种刺激具有缓慢性、柔和性、持久性，可抑制食欲亢进，改善胃肠运动。由于代谢综合征的病机多为脾胃不足，治疗上当以健运脾胃为要，因此选穴上多以脾胃经穴位为主，如中脘、天枢、气海、梁门等；推拿是医生通过对患者的经络、穴位、肌肉、筋膜等部位进行推、拿、按、揉、捏等手法操作，达到舒筋活络、调和气血的作用。人体腹部为消化器官的聚集之处，而且脾经、胃经、大肠经和任脉等经脉均循行于此。因此，治疗上医生常通过摩法、运法及推法等各类手法来疏通腹部经络，改善患者的脾胃运化之功。耳穴压豆是一种中医传统疗法，中医学认为耳部与人体全身经络、五脏六腑、皮肤九窍、四肢百骸等关系密切，通过按压耳穴，可调节人体的脏腑经络、气血阴阳等，从而达到治疗疾病的目的。具体的操作是将药豆或磁珠贴于胶布中央，然后对准耳穴贴紧并施以揉、按、捏、压操作，使耳部产生酸麻或发热感。在代谢综合征的治疗中，一般选用内分泌、皮质下、神门、三焦、大肠、胃等穴位，可疏通气血、利湿降脂，以调理患者体质。当然，不同体质类型的人所选取的耳穴组合及穴位刺激的方法也不同。因此，在进行该操作时，需要先进行体质辨识，以确定适合的耳穴组合和穴位刺激方法。

（孙超凡）

5.6 中医如何指导代谢综合征患者的饮食?

《黄帝内经》最早提出"饱食致病"，强调日常饮食中要"不可饱食""节食"，说明中医早就认识到控制热量摄入的重要性。合理地控制饮食，可减轻体重，提高胰岛素的敏感性，有效改善糖脂代谢、控制血压，进而改善代谢综合征。营养膳食学认为，代谢综合征患者在日常饮食中应持续、适当地限制热量摄入，可以采取间歇性断食、代餐饮食疗法，选择低热量低 GI 的食物，适当增加膳食纤维的摄入，饮食结构以高纤维、高维生素、低盐、低脂、优质蛋白为主，同时要注意平衡饮食，避免某一类饮食摄入过多或过少，能够有效控制体重，显著改善血糖水平，缓解临床症状，控制病情进展。因此在日常饮食中，主食要定量，以粗制米、面和适量杂粮为主，避免饮食过于精细。同时，适量补充荞麦、燕麦等谷物及南瓜、大枣、苹果等蔬菜瓜果以增加膳食纤维的摄入量。

《黄帝内经·太素》中记载"用之充饥则谓之食，以其疗病则谓之药"，体现了中医学药食同源的思想。中医学将食物划分为寒、热、温、凉四性，代谢综合征人群在饮食上应先辨识体质，正确运用药食同源思想指导日常饮食，以达到阴阳平衡、五脏俱安的目的。

从中医学角度来看，代谢综合征人群出现一系列由糖、脂代谢异常引发的病症实质上是痰湿内生的结果。此类人群先天禀赋不足，加之饮食不节、久卧久坐、情志所伤，导致脾胃受损，津液运化失常，痰湿内生。因此此类人群的饮食原则以益气健脾、化痰祛湿为主，同时根据体质辨证食养。例如，气虚质者宜食用健脾益气的食物（如山药、薏苡仁、小米、粳米、扁豆、大麦、山药、红薯、牛肉等），忌肥甘厚腻、破气耗气之品（如山楂、大蒜、生萝卜）；阳虚质者宜食用温补阳气的食物（如猪肉、驴肉、鸡肉、羊肉、核桃仁、板栗、韭菜等），忌生冷苦寒之品（如梨、西瓜、香蕉等瓜果，少饮绿茶）；痰湿质者宜食用健脾利湿、化痰祛湿的食物（如茯苓、芡实、薏苡仁、山药、山楂、玉米须等），清淡饮食，忌膏粱厚味之品；瘀血质者宜食用活血化瘀、行气散结的食物（如山楂、玫瑰花、桃仁、番木瓜、黄酒、荠菜、海带等），忌食寒凉、收涩之品（如乌梅、苦瓜、柿子、虾蟹等）；其他体质或兼夹体质者，则应根据具体情况进行食养选择。

（孙超凡）

6 代谢综合征有哪些危害？

6.1 代谢综合征对人体的危害有哪些？

代谢综合征涉及血糖、血压、血脂、体重等多个指标的异常，若长期失治将对多个器官的功能造成影响，最终导致危及生命的严重疾病，其具体危害可概括为以下几个方面。

（1）心脑血管疾病风险增加：代谢综合征患者大多伴有血压、血脂、血糖的升高，这些危险因素将损伤血管，导致动脉粥样硬化，严重时可造成血管狭窄或闭塞，增加心肌梗死、冠心病、脑梗死等心脑血管疾病的发生风险。

（2）糖尿病发病风险增加：代谢综合征与胰岛素抵抗和胰岛功能减退密切相关，若得不到有效控制更容易发展为 2 型糖尿病，进而对全身各个器官造成损伤。

（3）引起脂肪肝或肝功能异常：代谢综合征患者多有脂质代谢紊乱，易导致肝脏脂肪堆积过多而发展为脂肪肝，继续进展则可能引起肝功能异常，最终导致肝炎和肝硬化。

（4）加重肥胖和代谢紊乱：代谢综合征常见于肥胖人群，特别是向心性肥胖，二者互为因果，相互促进，形成恶性循环。过度肥胖还将诱发睡眠呼吸暂停，或对患者的生活质量和心理健康造成负面影响。过度肥胖还将加重代谢紊乱，导致尿酸升高、胰岛素抵抗、脂代谢紊乱、钙质流失等代谢性问题，加快各类疾病的发生发展，如高尿酸血症、糖尿病、高脂血症、骨质疏松症等。

（5）诱发肿瘤：代谢综合征患者往往存在慢性炎症、高胰岛素血症、糖脂代谢异常等问题，这都会增加结肠癌的发生风险。慢性炎症会导致正常细胞损伤或突变，也有利于肿瘤细胞的生长和扩散；血液中胰岛素水平增高可能会刺激肿瘤细胞的生长和分裂，异常的脂质代谢可能导致脂质过氧化和脂质累积，影响细胞的正常功能，会增加肿瘤发生的风险。此外，在诸多肿瘤疾病中，结肠癌与代谢综合征的关系尤为密切。相关研究表明，代谢综合征患者体内往往缺乏雌激素，而瘦素、胰岛素及胰岛素样生长因子等水平升高，促进结肠癌细胞的增生和分化。

（孟　醒）

6.2　为什么代谢综合征会增加心血管疾病的患病风险？

血脂异常是动脉粥样硬化形成的重要原因。血液中的胆固醇和甘油三酯水平升高，这些物质会在血管壁上沉积，形成脂质斑块。随着时间的推移，这些斑块会逐渐变大，使血管壁变厚、变硬，失去弹性，导致动脉硬化。如果这些斑块破裂或脱落，会形成血栓，堵塞血管，导致心肌梗死、脑梗死等严重的心脑血管事件。

代谢综合征患者常伴有高血压、糖尿病等并发症。高血压会损伤血管内皮组织，破坏血管壁的完整性，使血液中的"坏胆固醇"更容易进入血管壁并沉积，久之形成斑块，增加患心血管疾病的风险。糖尿病会损伤血管内壁，使其变得粗糙，容易引发血小板聚集，形成血栓。高血糖也会增加血液中的纤维蛋白，促进血液凝固，进一步增加血栓的风险。此外，糖尿病患者的血液黏稠度较高，流动性下降，也是更容易形成血栓的原因。

肥胖会增加心脏的负担，并且同时存在高胰岛素血症。长期的高胰岛素血症会导致胰岛素抵抗，使得胰岛素无法有效发挥作用，从而引发血糖升高。而胰岛素抵抗则会导致血糖升高，进一步促进动脉粥样硬化的形成。

代谢综合征还常伴有炎症反应。代谢综合征患者的机体炎症反应通常会增强，影响血管内皮细胞，同样也会破坏血管壁的完整性，促进动脉粥样硬化的形成，加重心血管疾病风险。

因此，代谢综合征增加心血管疾病的患病风险是多种因素共同作用的结果。这些因素包括血脂异常、高血压、糖尿病、肥胖、胰岛素抵抗和炎症反应等。因此，积极预防和治疗代谢综合征对于降低心血管疾病的风险具有重要意义。

（王　正）

6.3　为什么代谢综合征更容易发展为糖尿病？

胰岛素抵抗是代谢综合征和糖尿病的共同发病基础，代谢综合征患者由于肥胖、血脂异常等原因，导致机体对胰岛素的敏感性降低，胰岛素分泌不足，从而更容易发生糖尿病。

炎症反应是代谢综合征和糖尿病的重要相关因素之一，肥胖、高血压、高血脂等疾病因素会激活体内的炎症反应，炎症反应会导致胰岛素抵抗和糖尿病的发生。

临床上糖尿病与代谢综合征相辅相成，二者常常同时存在。糖尿病患者往往伴有代谢综合征，而代谢综合征患者也往往容易发展为糖尿病。糖尿病患者体内胰岛素绝对或相对不足，机体无法正常利用葡萄糖，导致血糖水平升高。而代谢综合征患者则往往存在胰岛素抵抗，即机体对胰岛素的敏感性降低，使得葡萄糖无法被充分利用，从而造成血糖升高和糖尿病的发生。

因此，代谢综合征患者需要积极控制体重、改善胰岛素抵抗、减少炎症反应等，以降低糖尿病的发病风险。

（王　正）

6.4　代谢综合征与肠道菌群失调有关吗？

肠道菌群直接参与人体的能量代谢，其组成和结构的改变与代谢综合征、肥胖、糖尿病、高脂血症等息息相关，糖脂代谢紊乱患者的肠道菌群结构与健康人群存在显著差异。进一步了解代谢综合征与肠道菌群的关系，首先就要了解人体的代谢过程。

众所周知，人体需要每天摄入米饭、面条、各种肉类、蔬菜等食物补充人体生命活动所需要的能量，当食物进入胃肠道后，胃肠道分泌各种消化液、消化酶，并在寄居于胃肠的菌群帮助下，将食物转化为葡萄糖、氨基酸、脂类、维生素等小分子物质，随血液运输到人体全身各处的细胞而被利用，产生各种代谢产物。而代谢综合征本质即是人体对这些物质的消化、吸收、排泄出现异常，产生供需不平衡，一旦营养过剩超过了机体自我调节的上限，或者胰岛功能损伤、发生胰岛素抵抗，机体自我调节能力下降，会导致糖类、脂质、尿酸等各种代谢物累积在血液中，不能正常吸收、排泄。因此，肠道菌群作为饮食代谢消化吸收的重要环节之一，当不良的生活方式和饮食习惯导致人体与菌群之间的和谐共生关系被破坏时，会引发肠道菌群失调，使有益代谢物产生减少，而对人体有害的毒素大量产生，引起炎症反应，加重胰岛素抵抗、高血脂、高尿酸等表现。

益生菌是一类对机体有益的活性微生物的总称，可以改善肠道微生物环境、增强免疫力、调节血浆胆固醇及血糖水平、提高外周胰岛素敏感性等，对一些肠道致病菌产生较强的杀伤能力，改善代谢综合征的症状。益生菌广泛存在于日常食用的发酵食品中，如酸奶、奶酪等富含乳双歧杆菌、嗜酸乳杆菌、罗伊氏乳杆菌等益生菌；泡菜、豆豉、味噌等发酵食品亦含有益生菌，但是不建议作为补充益生菌的主要来源。此外，香蕉、蜂蜜、燕麦粥等食物富含益生元，可以刺激有益菌群的生长。常见益生菌药物包括双歧杆菌三联活菌胶囊、双歧杆菌四联活菌片、地衣芽孢杆菌活菌胶囊、酪酸梭菌活菌片、枯草杆菌二联活菌颗粒等。

（陈元昊）

6.5 代谢综合征对大脑有什么影响？

代谢综合征是一种由多种因素引起的代谢异常症候群，包括肥胖、高血压、高血糖和血脂异常等。这些耳熟能详的危险因素常常与心脑血管疾病联系在一起，长期的肥胖、高血压、高血糖或血脂异常，会改变人体的微循环状态，当涉及大脑时，代谢综合征就会对其功能和结构产生影响。

例如，代谢综合征患者常常感觉有记忆力减退、注意力不集中和学习能力下降等症状。这可能是由代谢综合征导致的血流紊乱、慢性炎症及胰岛素抵抗等因素引起的。研究表明，代谢综合征与脑结构的变化有关，而这会导致患者认知功能障碍。同时，代谢综合征也与动脉粥样硬化、高血压和脑卒中等血管病变密切相关，这些血管疾病都可能导致脑部供血不足，从而对大脑功能产生负面影响。

当然，适当的生活方式改变和治疗可以帮助减轻这些影响。保持健康的体重、均衡的饮食、适度的运动及控制血压、血糖和血脂水平等，都是降低代谢综合征对大脑影响的重要措施。此外，定期体检和积极治疗相关疾病也可以对代谢综合征进行预防和适当的管理。

（林宇涵）

6.6　代谢综合征与高尿酸血症有关系吗？

高尿酸血症是指血液中尿酸浓度超过正常范围，本身就是一种机体代谢失常的亚健康状态。代谢综合征患者，多伴有肥胖、高血压、高血糖和血脂异常等症状，这些症状都与高尿酸血症有一定的联系。例如，代谢综合征伴有肥胖的患者，在体内脂肪组织增加的同时，也会增加尿酸的产生和减少排泄，从而增加尿酸在血液中的浓度；伴有高血压的患者，由于血压高，会导致肾小球滤过率降低，减少尿酸的排泄，从而导致尿酸浓度升高；伴有血脂异常的患者，当血脂升高时，尿酸的排泄也会受到影响，从而增加尿酸在血液中的积累。

需要注意的是，代谢综合征和高尿酸血症之间的关系并不是单向的，而是相互影响的。它们共同促进了心血管疾病的发展，并增加了糖尿病、高血压和慢性肾脏病等疾病的风险。因此，对于患有代谢综合征的人群，及时管理体重，控制血压、血糖和血脂，以及注意饮食习惯和生活方式的改变，对预防和控制高尿酸血症都很重要。

（林宇涵）

6.7　代谢综合征与脂肪肝有关系吗？

随着人们生活水平的提升，高油脂、高盐分甚至暴饮暴食的不良饮食习惯往往伴随而至，导致脂肪肝的发病群体逐渐年轻化。脂肪肝最主要的原因就是脂质代谢失常，导致肝脏脂肪堆积过多形成"脂肪化"。常见的是高油脂食物摄入。需要注意的是，研究发现部分素食主义者也会出现脂质代谢异常，表现为脂肪肝或胆结石，因此，保持健康适度的脂质摄入和规律的运动非常重要。

前文提到，代谢综合征是一组以肥胖（主要是向心性肥胖）、高血糖（2型糖尿病或糖耐量受损）、血脂异常、高血压等为主要表现的症候群，而脂肪肝是脂质堆积在肝脏，且与肥胖呈正相关，一般中重度脂肪肝患者的治疗效果与减重程度密切相关。因此，脂肪肝如果继续进展，会导致向心性肥胖、高脂血症等代谢综合征的表现。而一部分素食者通常蛋白质和维生素摄入不足，很容易导致脂蛋白合成减少，一旦脂蛋白运输能力出现障碍，大量游离脂肪酸就会沉积在肝脏中，可能引起或加重营养不良性脂肪肝的发生，而且素食不等于低热量，素食者也会食用高盐高油高糖的食物，为了让素菜口味丰富，不少素食添加的油脂往往比传统的肉菜还多。因此，素食者也需要注意热量控制和优质蛋白质摄入，避免病情进一步进展。

（袁宇莲）

第四章

高尿酸血症和痛风

1 如何认识高尿酸血症和痛风?

1.1 尿酸是如何在体内代谢的?

尿酸是一种由嘌呤代谢产生的物质。嘌呤是一种存在于食物中的化合物,同时也是人体内一种核酸的组成部分。日常生活中有很多食物都含有嘌呤,如动物内脏、海鲜、牛羊肉等。当机体消化食物中的嘌呤时,它们会被分解为尿酸,然后通过肾脏排出体外。那么嘌呤又是怎么代谢变成尿酸的呢?主要经过以下几个步骤:①食物中的嘌呤被消化吸收后,进入血液循环;②在体内,嘌呤会被酶分解成黄嘌呤,然后进一步代谢成黄嘌呤酸;③黄嘌呤酸会被酶进一步代谢成尿酸;④尿酸在血液中溶解,并通过肾脏进行过滤和排泄。其中大部分尿酸会通过尿液排出体外。但有时尿酸的产生过多或排泄不足,就可能积累在体内,引发高尿酸血症。高尿酸血症是痛风的最主要原因,可能导致尿酸结晶在关节中沉积,引起疼痛和炎症反应。

(林宇涵)

1.2 什么是高尿酸血症?

高尿酸血症是指体内尿酸水平过高的一种疾病状态。正常情况下,尿酸通过肾脏排出体外,当体内尿酸产生过多或者排泄不足时,就会导致尿酸在血液中累积,形成高尿酸血症。高尿酸血症的主要原因包括以下几方面。①高嘌呤饮食:

摄入过多富含嘌呤的食物，如动物内脏、海鲜、肉类等，会增加尿酸的合成。②人体尿酸排泄功能异常：肾脏功能异常、药物作用（如利尿药）、饮水不足等都会导致尿酸排泄减少，进而引起尿酸积累。高尿酸血症本身可能并不会出现明显的症状，但长期高尿酸血症可增加痛风、尿酸结石等疾病的风险。痛风是由尿酸结晶在关节中沉积引起的疾病，常表现为关节疼痛、红肿、发热等症状。如果怀疑自己有高尿酸血症，可以进行血液尿酸检测。如果确诊为高尿酸血症，应遵循临床医生根据患者具体情况制订的治疗和饮食计划，以控制尿酸水平并预防相关并发症。

（林宇涵）

1.3 什么是痛风石？

痛风石，也称痛风结晶，是由于体内尿酸水平过高，尿酸结晶并沉积在关节、软组织或肾脏等部位，而形成的类似于石头的肿块。

痛风石通常形成在关节周围，尤其是在跚趾关节附近，也可以在手指、腕部、膝盖等关节处出现，当尿酸结晶在关节和周围组织中大量积累形成痛风石后，会触发局部炎症反应，引起关节疼痛、红肿、发热，形成痛风，严重时会影响关节功能。

除了关节，尿酸结晶也可能在肾脏内形成尿酸结石，导致肾结石和尿路梗阻等。治疗痛风的关键是控制尿酸水平，减少尿酸结晶的形成和沉积，可以通过药物治疗、饮食调整、减轻体重、增加运动和保持充足的水分摄入来实现。如果痛风石引起内科治疗难以控制的严重症状或并发症，可能需要手术或其他治疗措施来减轻症状和处理结晶。

（林宇涵）

1.4 高尿酸血症与痛风有什么关系？

高尿酸血症与痛风是一回事吗？答案是否定的，实际上，高尿酸血症和痛风是同一种疾病的不同发展进程。

　　早期先有高尿酸血症，也就是化验单中尿酸数值升高但没有任何临床症状。随着病程发展，血液中的尿酸水平持续升高，出现单钠尿酸盐结晶的析出及积累便会演变为痛风。痛风是常见的代谢性疾病，常表现为关节疼痛、关节肿胀、肾结石、肾功能异常等。同时也会出现各种并发症，如高血压、脂代谢异常、糖尿病、肥胖、脑卒中、冠心病、心功能不全、尿酸性肾病、肾功能损伤等。

　　出现高尿酸血症需尽早治疗以避免发展为痛风，并且生活中需要注意预防高尿酸出现的各类诱因。如果出现痛风发作的情况，则需要咨询内分泌科或者风湿免疫科的临床医师，医师会根据个人情况提出专业建议将尿酸控制在合理范围内来改善症状、抗炎止痛。

（付红媛　冯兴中）

1.5　中医是怎样认识高尿酸血症和痛风的？

　　在社会生产力低下的古代，"痛风"曾被冠以"富贵病"或"帝王病"的名号，因其格外青睐平素侯服玉食、饮酒茹荤的达官显贵，甚至被一些人视为身份的象征，武圣关羽、诗仙李白、文学家刘禹锡、元代开国皇帝忽必烈等人曾深受痛风之苦。在中医典籍中，关于本病的记载也层出不穷，如南朝的陶弘景在《名医别录》中曾说"独活，微温，无毒。主治诸贼风，百节痛风无久新者"，这是关于痛风病名最早的记载，元代朱丹溪将痛风列为"白虎历节风"的范畴，后代医家也通过长期的临床实践逐渐形成了中医学对"痛风"的系统辨治体系。

　　高尿酸血症是典型的现代医学视角下以指标改变而命名的代谢性疾病，因其在痛风发作前症状常不明显，故可归为中医学"未病"或"伏邪"的范畴。而痛风是由高尿酸血症发展而来的，在近代，一些西医学专家曾给出"患者痛得要发疯"这样的解释。实际上，所谓"痛"，中医认为系污浊凝塞，所以作痛；所谓"风"，乃发病急骤、变化迅速之意。根据痛风发作的症状一般将其归属于中医学"白虎历节风""痹症""浊瘀痹"等范畴。

痛风是中医药治疗的优势病种，中医药治疗本病强调辨证分期论治，在整体观念的指导下，中药复方、中成药、外治、食疗及情志疗法等对改善临床症状、预防痛风复发具有重要的作用。

（王　威）

2　高尿酸血症和痛风是怎么发生的？

2.1　高尿酸血症是怎么发生的？

如何避免高尿酸血症的产生呢？首要了解一下高尿酸产生的原因，一般分来源增多和代谢减低两种类型。就好比池里的水量多少取决于入水量和出水量的多少。

尿酸来源增多型的原因：①高嘌呤的饮食；②一些酶类的缺乏或者亢进、遗传型乳糖不耐受等；③天气变冷和个人情绪影响及一些不良生活习惯也会使尿酸产生过多。

尿酸代谢减低型的原因：①肾功能或者肾实质的异常导致尿酸排泄减少；②一些慢性疾病会影响尿酸的代谢，如横纹肌溶解、红细胞增多症、慢性溶血性贫血等。③酒精摄入量过多，会增加尿酸的生成和代谢减少，同时也是尿酸来源增多的原因之一。④药物影响，如排钾利尿剂、糖皮质激素、抗肿瘤药物、免疫抑制剂等药物的不当应用会使尿酸水平增高。

总体来说，当尿酸来源增加、代谢减少时就导致了高尿酸血症。

（付红媛）

2.2　哪些人群更容易患高尿酸血症？

首先是遗传因素，因为高尿酸血症有较明显的家族聚集性，说明高尿酸血症有一定的遗传倾向。其次就是不良的饮食习惯，摄入高嘌呤食物（如动物内脏、海鲜、红肉、啤酒等）过多的人群更容易患高尿酸血症，过量饮酒也会增加尿酸生成，从而增加高尿酸血症的风险。还有超重或肥胖的人患高尿酸血症的风险较高，这可能与脂肪组织的代谢有关。性别和年龄也会影响高尿酸血症的发生，年轻男性更容易患高尿酸血症，而女性在绝经后的年龄段风险逐渐增加。另外，患慢性疾病如慢性肾脏病、高血压、糖尿病等疾病的人更容易患高尿酸血症。长期应用利尿剂、阿司匹林、某些抗癫痫药物等，也可能会增加尿酸水平，导致高尿酸血症的发生。需要注意的是，虽然这些人群更容易患高尿酸血症，但并不意味着一定会患病。个体差异和生活方式也会对患病风险产生影响。如果担心或怀疑自己患高尿酸血症，需咨询医生进行评估。

（令国兴）

2.3　为什么肥胖患者容易发生痛风？

肥胖会导致脂肪组织增多，增加体内嘌呤的合成，因此也会增加尿酸的产生。高尿酸是痛风的主要致病因素，当尿酸在体内过多累积时，就容易形成尿酸结晶，导致痛风发作。另外，尿酸是通过肾脏排出体外的，肥胖状态下肾脏的尿酸排泄能力可能降低，如果肾脏功能受损或负荷过大，尿酸排泄减少，也容易导致尿酸水平升高。而且肥胖者常常摄入高嘌呤食物和高糖食物，如肉类、海鲜、甜点等，高嘌呤食物会增加尿酸的产生，高糖食物则与尿酸代谢有关，可能影响尿酸的排泄。研究表明，肥胖会导致体内慢性低度炎症的产生，这些炎症因子可能干扰尿酸的代谢过程，从而增加痛风的发生风险。需要注意的是，肥胖并不是痛风的唯一原因，其他遗传因素、饮食习惯、药物使用等也会影响痛风的发生。如果担心自己有痛风风险，建议咨询医生进行全面评估和指导。需要注意的是，控制体重、均衡饮食及合理运动可以帮助减少肥胖相关的痛风风险。

（令国兴）

2.4 为什么饮酒后容易导致痛风发作？

酒精与尿酸代谢密切相关，酒精会影响尿酸的生成、排泄和分解，引起体内尿酸积累，最终导致痛风发作。一方面，酒精促进尿酸的生成，嘌呤是尿酸的前体物质，多存在于啤酒、杂糖、含酒精饮料和部分肉类食物中，饮酒后血尿酸增多；同时，酒精还会干扰和抑制嘌呤代谢，造成尿酸生成增加。另一方面，酒精也影响尿酸的排泄，酒精会干扰肾脏中肾小管对尿酸的重吸收，使尿酸在体内停留时间延长，尿酸排泄减少，从而导致尿酸积累。因此，饮酒后容易导致痛风发作。对于患有痛风的人来说，控制酒精的摄入可以减少尿酸的积累，降低痛风发作的风险。

（令国兴）

2.5 尿酸升高与体质和地域有关吗？

尿酸升高与地域特征和体质均有一定的关系。不同地域的环境气候、民族分布及饮食习惯等存在较大差异，导致高尿酸血症的发病存在显著的地区差异。例如，南方沿海地区经济发达，肉食、海鲜摄入更多，且饮食偏爱高嘌呤的肉汤，故发病率高于内陆地区。此外，在青海、西藏等高海拔地区，由于民族历史文化和经济发展程度等不同，饮食以牛羊肉、酥油、动物内脏、青稞等为主，此类食物常导致体内尿酸清除率降低，尿酸升高，而且高海拔寒冷的缺氧环境会加重尿酸盐沉积，容易导致痛风发作。

体质-体质学说是中医学的独特发明，体质的强弱及差异与疾病的发生、进展密切相关，临床研究表明，湿热质、痰湿质及气虚质兼痰湿质是高尿酸血症的易感体质，这可能与痛风脾肾亏虚、湿热内蕴、浊邪痹阻于经络的病理特点相关。依据《金匮要略》中对历节病的论述，可得出"内湿稽留，湿浊内蕴"是诱发"痛风历节"的重要原因。"中医治未病"可纠正偏颇体质，扶助机体正气，对本病进行及早干预，以达到"未病先防""既病防变"的目的。

（王 威）

2.6 中医如何认识高尿酸血症和痛风的发生？

目前有数据表明有 5%～10% 的高尿酸血症会发展为痛风，高尿酸血症是痛风的罪魁祸首，从高尿酸到痛风是一个连续、慢性的病理生理过程。同样，中医也认为痛风是一种虚实夹杂、连续发展的慢性疾病，病机以元气亏虚为本，痰湿瘀痹阻为标，发病与多种因素相关，有内因、外因、不内外因。①内因：先天禀赋不足（脾肾亏虚）、正气亏虚，如先天脾胃虚损，气化不利，导致水液代谢失调，化生痰、湿、瘀，为痛风发病的基础；②外因：外感风、寒、湿等邪气，邪气痹阻血脉筋骨，发为痛证；③不内外因：饮食失节、情志失调、劳累等因素导致脏腑功能紊乱，是痛风发病的重要诱因。

中医认为脾肾为先后天之本，脾肾亏虚，则水谷精微代谢失衡，导致水湿内蕴，聚湿生痰，日久化热，痰湿阻于经脉，痹久则瘀。痰、湿、热、瘀郁久化毒，毒邪附着于筋骨、关节、经络，待风、寒、湿等外邪侵袭引动，发为痛风。同时，本病由于感邪不同，或邪气偏盛之不同而常呈现出不同的临床状态，其病变过程可分为潜伏期、急性期和恢复期，发病过程类似于水库蓄水，潜伏期为内邪氤氲积聚，譬如水库涨水；急性期外邪引动、痛风发作，譬如暴雨导致水位猛涨，水库大坝垮塌；而恢复期正气亏虚、邪实留恋，譬如修复大坝，疏通水道。痛风的发病是一个正虚与邪实并存的复杂过程，临床上应在专业中医师的指导下辨证治疗。

（王 成）

3 高尿酸血症和痛风有哪些临床表现？

3.1 高尿酸血症患者有哪些临床表现？

高尿酸血症是生活中常见的代谢性疾病，根据病情发展分为四个时期，在这四个时期中患者有不同临床表现。第一个是无症状期，顾名思义，在这个时期患者血液检查结果提示尿酸升高，而没有明显的临床症状；第二个是急性关节炎期，在这个时期多因患者进食高嘌呤食物、饮酒过量、感受风寒、劳累过度等，四肢关节及周围组织肿胀、疼痛、活动受限，皮肤温度明显升高，查四肢关节 CT 可能提示关节腔有积液；第三个是间歇期，即发作过后疼痛缓解，关节活动恢复正常，此时存在局部皮肤瘙痒和脱屑；第四个是慢性关节炎期，尿酸在体内处于一个动态波动的范围，如果患者过度进食高嘌呤食物、饮酒过量、感受风寒、劳累过度等，血尿酸反复处于较高水平，那么急性关节炎发作频繁而转为慢性关节炎，关节疼痛会逐渐加剧，受累关节也会逐渐增多，出现痛风石及痛风结节溃疡。因此，保持规律的饮食方式，避免过度劳累，有助于减少急性关节炎的发作，减缓慢性关节炎的发生发展。

（谭　丽）

3.2　痛风发作时有哪些临床表现？

急性痛风发作时以受累部位的红肿、疼痛、局部皮温增高及活动受限为主要症状，通常出现在肢体比较末端的部位，如足部的第一跖趾关节、踝关节、膝关节等，也可以出现在上肢的腕关节、掌指关节、指间关节。痛风通常为单侧发病，极少数患者会出现多关节的红肿热痛，在发作前通常有高嘌呤饮食史，如饮酒、吃海鲜、吃火锅、喝肉汤、吃动物内脏或含嘌呤高的肉类。痛风一般以撕裂样、刀割样疼痛为主，而且疼痛比较剧烈难以忍受，也有患者因为疼痛发生在夜间无法入眠或者夜间睡眠中惊醒，疼痛一般在 24 小时达到高峰，多在 1 周内可自行缓解。医生可以根据典型的症状配合血尿酸的检查来明确诊断，必要时可以进行关节的肌骨超声、磁共振检查进一步鉴别。

（谭　丽）

3.3　痛风发作时疼痛一般持续多久？

急性痛风性关节炎，多见于中青年男性，常首发于第一跖趾关节，或踝、膝等关节，发作时起病急骤，24 小时内发展至高峰，初次发病多累及单个关节，可在 1 周内自行缓解。若痛风反复发作则转为慢性痛风性关节炎，受累关节增多，持续时间延长，缓解间期缩短，同时，病程时间超过 20 年的痛风患者容易在第一跖趾关节、耳郭、前臂伸面、肘关节甚至心肌、主动脉、肾实质等处出现"痛风石"，即尿酸盐在皮下及关节处聚集形成的结晶沉淀。当痛风石逐渐增大，容易侵蚀骨质，其外表皮肤也可能变薄溃破，形成瘘管，排出白色粉笔屑样的尿酸盐结晶物，出现持续性疼痛，经久不愈。

（袁宇莲）

3.4 四肢关节疼痛一定是痛风发作吗？

痛风急性发作时可表现为第一跖趾关节或踝、膝等关节疼痛，但需要注意的是四肢关节疼痛不一定是痛风，还有可能是风湿性关节炎或者类风湿关节炎，那么如何进行区分呢？

（1）如果是中青年男性，平素嗜酒，四肢关节疼痛，小关节可触及砂砾感软组织团块，偶尔透过皮肤可以看见黄色的晶体，血尿酸高于正常值（ >420μmol/L ），应首先考虑痛风性关节炎。

（2）如果是中青年女性，晨起出现双手或双足僵硬，呈对称性疼痛，一般 30 分钟内可以自行缓解，具有侵袭性，可累及手、足、腕、踝及颞颌关节等，其他还可有肘、肩、颈椎、髋、膝关节等。严重者可出现关节畸形，如手部的天鹅颈畸形和足部的外翻畸形，甚至是关节脱位，包括关节外表现，如心、肺、肾、肠胃、血管、神经、角膜等均会受侵袭，实验室检查见类风湿因子阳性，应首先考虑类风湿关节炎。

（3）如果出现四肢大关节疼痛（肘、膝、腕、踝等），在疼痛发生之前出现过感冒或者不规则发热等症状，咽拭子培养可见链球菌阳性，血液中抗链球菌溶血素 O 水平增高（ >500U），那么可以考虑风湿性关节炎，且此类患者随着病程发展，心脏易受累，出现风湿性心瓣膜炎、心肌炎、心包炎等疾病，伴随心悸、气促等症状。需要注意的是，风湿性关节炎的关节症状受气候变化影响较大，常在天气转冷或下雨前出现关节痛。急性期过后不遗留关节变形，借此可与类风湿关节炎区分。

（袁宇莲）

3.5 不同类型的高尿酸血症有什么区别？

尿酸是人体内嘌呤代谢的产物之一，高尿酸血症表现为血中尿酸含量升高，超过 420μmmol/L 即可诊断，既可以是嘌呤类食物摄入过多，也可以是肾脏排泄降低导致的尿酸蓄积。根据原因不同主要可以分为先天性高尿酸血症、继发性高尿酸血症和无症状性高尿酸血症。其中，先天性高尿酸血症由先天性嘌呤代谢紊乱所致，常与肥胖、糖脂代谢紊乱、高血压、动脉硬化和冠心病等聚集发生有关。继发性高尿酸血症是某些系统性疾病如急性肾损伤、慢性肾衰竭或药物引起。无症状性高尿酸血症通常指无临床症状，但是血尿酸升高，如果高于 480μmmol/L，常会合并高血压和糖尿病。

（袁宇莲）

3.6 青少年痛风会有哪些表现？

在大多数人的认知中，痛风都更"偏爱"中老年群体，似乎只有上了年纪的人，才会与痛风打上交道，其实不然。如今生活节奏越来越快，快餐与外卖是便捷的日常选择，同时遍地奶茶店、便利店、咖啡店等，导致年轻一代容易摄入过多的高糖饮料和碳酸饮料，而水的摄入却大大减少；再加上青少年作息普遍不规律，熬夜成了青少年生活的常态，运动量大大减低，导致肥胖者越来越多，痛风或许就悄然而至。

与成人相比，青少年痛风的特点为大部分有家族史，阳性率高达 70% 以上，血尿酸水平更高，最多见或者首发关节炎不是第一跖趾关节，而是踝关节，痛风石首次出现的位置更多见于手关节，肾脏损害和痛风石可能在关节炎前出现，但一旦发作，疼痛剧烈，发作频繁，间歇期短；相比成人，病情重，预后差，病死率高，治疗效果不理想。因此青少年的高尿酸血症或者痛风比成人的痛风更应该得到重视。如果不加以有效控制，很可能造成肾脏、心血管等系统器官的损害。此外，青少年喜爱打篮球、踢足球等激烈运动，在出现关节损伤时往往不及时处理，平常也不注意保护关节，日常"要风度不要温度"等，这些都是尿酸高后诱发痛风发作的原因。

因此，养成良好的饮食习惯和作息规律、适度运动锻炼、保持理想体重、保持心情愉悦、避免精神紧张是有效预防痛风和遏制痛风年轻化的重要举措。

（张建文）

3.7　老年人患痛风会有哪些表现？

人一旦上了年纪，随着身体功能的退化，各种疾病就容易找上门。其中，痛风就是老年群体中比较常见的一种疾病。虽然当前有数据显示，痛风已经逐渐呈年轻化趋势，但从整体来看，老年人仍然是痛风的"主力军"。随着年龄的增长，机体的新陈代谢减缓，肾脏开始退化，导致体内血清尿酸过高，或代谢出现异常。此外，大多数老年人存在高血压、糖尿病等基础代谢疾病，也会导致痛风的发生率大大升高。

老年人痛风多为"难治性痛风"，常常有以下特点。①症状不典型：多为继发性痛风，其中女性占较大比例，常发生于绝经后，表现为手部小关节多发。同时老年人痛风在疾病早期极易形成痛风石，且多发生在非典型部位。老年痛风患者起病较隐匿，常表现为多关节炎、对称或不对称的关节炎，且任何关节均可受累。重者也会伴有关节腔积液，还可能伴有发热、乏力、食欲下降、头痛等全身症状。在临床上，老年痛风易与骨关节炎、类风湿关节炎等疾病混淆，需要专科医生进行鉴别。②合并症多：高血压、糖尿病、脑梗死、冠心病、肾功能不全等疾病的发病人群以老年人为主。痛风的本质是血尿酸升高，长期高尿酸对血压、血糖及心脑血管疾病的发病也有促进作用。多种疾病合并存在导致了老年痛风患者治疗矛盾多、难度大、效果差。③药物影响多：老年人基础疾病多，所以需要多种药物同时治疗，药物之间可能产生相互作用。此外药物本身对痛风也可能产生影响。

随着我国社会逐步老龄化，老年痛风患者会越来越多。对于老年痛风患者来说，关注血尿酸水平，明确自身的疾病特点，尽早控制疾病进展尤为重要。

（张建文）

4 高尿酸血症和痛风患者如何自我管理？

4.1 哪些生活方式可以降低尿酸？

影响尿酸升高的因素有两种：一是尿酸生成过多，即摄入较多嘌呤含量高的饮食；二是尿酸排泄少，表现为肾脏尿酸排泄减少。我们可以通过改善饮食习惯和生活方式降低尿酸在体内的含量。例如，可以通过控制高嘌呤饮食的摄入，如动物内脏、火锅、肉汤、各种酒类等，防止尿酸生成过多，起到"节流"的作用；也可以适当增加体育锻炼，如慢跑、散步、骑行、游泳等，增强机体的代谢功能，促进肾脏的排泄，起到"开源"的作用。

（袁宇莲）

4.2 为什么尿酸高的患者要少吃高嘌呤的食物？

尿酸高时少吃高嘌呤食物，这与尿酸在人体内的代谢密切相关。尿酸是人体内嘌呤分解代谢的最终产物，血液中的尿酸约有 1/3 来源于食物中摄入的嘌呤，食物中的核蛋白经过一系列消化吸收转化为嘌呤，嘌呤在肠黏膜细胞内转变为尿酸；其中 2/3 是机体自身代谢产生的，由氨基酸、核苷酸及其他小分子化合物经过分解代谢及辅酶降解等过程形成。血尿酸水平升高是富含嘌呤饮食的摄入、基因/环境因素及代谢紊乱共同作用的结果，内源性代谢紊乱较外源性因素更为重要。控制高嘌呤饮食虽然不是万能的，但不控制高嘌呤饮食却是万万不能的，如果明确存在高尿酸血症，应在日常生活中严格控制高嘌呤饮食的摄入。

高嘌呤食物是指嘌呤含量＞150mg/100g 的食物，如动物内脏和脑组织，沙丁鱼、凤尾鱼、带鱼、鱿鱼等鱼类，蛤蜊、牡蛎、干贝等贝类，浓汤、酵母、鸡精、酒等，生活中高尿酸血症患者需要严格限制此类食物摄入。

（李奥杰）

4.3　痛风可以不用药自发缓解吗？

痛风在一定的尿酸水平内发作是可以自发缓解的，主要存在两方面的自发缓解机制，一方面我们体内的巨噬细胞可以通过吞噬单钠尿酸盐晶体来减少其对机体的刺激，另一方面分化成熟的巨噬细胞可以通过分泌抗炎性因子转化生长因子抑制炎症因子的表达而促进痛风急性发作的自发缓解，所以痛风发作的症状常常在 7～9 天便可自行缓解，也有少数患者会持续数周。但是当尿酸水平控制不佳时，形成内含大量单钠尿酸盐晶体的慢性肉芽肿样结构即痛风石，此时就很难自愈，需要专科治疗。

（艾菲拉·艾克帕尔）

4.4　高尿酸血症尿酸水平正常后能自行停药吗？

一般高尿酸血症患者需要长期综合的全程管理，选择有效的健康管理和生活方式干预，以缓解和控制病情，按照血尿酸水平及合并症、体征等决定用药时机，进行分层管理，制订相应的治疗方案和目标，同时关注血尿酸水平的影响因素，将血尿酸控制在理想范围。一般情况下，需要根据血尿酸指标的高低、是否合并有并发症、是否有痛风发作、是否有关节内或其他组织内尿酸盐晶体来进行综合判断，根据具体情况来决定是否需要长期服药及停药。在降尿酸的过程中，要做好自我保健及生活方式干预，采用低热量低嘌呤膳食，保持理想体重，长期保持尿酸达标，预防痛风发生及靶器官损害。对于已有痛风发作，或者长期高尿酸血症引起肝脏、肾脏、消化道、血管等组织器官损伤，或出现不能根治的并发症，体内血尿酸合成增多而经肠道、肾脏排泄较少，经降尿酸药物治疗有效，而停用药物血尿酸会再次升高时，需要长期服药治疗。

而对于因短期内剧烈高强度运动、短期内进食大量高嘌呤高果糖饮食或因药物造成内源性嘌呤急性升高的患者，不符合高尿酸血症的诊断标准，去除上述诱因后其血尿酸可以恢复正常，通常无须立即服药治疗，定期复查尿酸即可。

（李奥杰）

4.5 血尿酸在什么水平需要治疗？

血尿酸的正常范围是男性应小于 420μmol/L，女性应小于 360μmol/L。临床中对于有以下情况之一的患者应开始降尿酸药物治疗：①血尿酸水平超过 540μmol/L；②血尿酸水平超过 480μmol/L 且伴有以下合并症之一，如高血压、脂代谢异常、糖尿病、肥胖、脑卒中、冠心病、心功能不全、尿酸性肾病、肾功能损害（慢性肾脏病 2 期及以上）；③血尿酸水平超过 480μmol/L 且有痛风发作；④痛风患者血尿酸水平超过 420μmol/L 且合并下列任何情况之一，如痛风发作次数≥2 次/年、痛风石、慢性痛风性关节炎、肾结石、慢性肾脏病、高血压、糖尿病、血脂异常、脑卒中、缺血性心脏病、心力衰竭、发病年龄＜40 岁。

中医治疗高尿酸血症及痛风具有一定优势，对于高尿酸血症、痛风患者，其血尿酸水平＜600μmol/L 时可考虑单纯中医药治疗；血尿酸水平≥600μmol/L 时则建议中西医结合优势互补治疗。对于单纯中医药治疗 3 个月而尿酸水平未达标者，则需改为中西医结合治疗。针对不同患者，其控制目标也不尽相同。对于无合并症的高尿酸血症患者，血尿酸应控制在 420μmol/L 以下，伴有合并症患者应控制在 360μmol/L 以下，无合并症痛风患者应控制在 360μmol/L 以下，伴有合并症的痛风患者应控制在 300μmol/L 以下，因血尿酸对人体具有重要的生理意义，不建议将血尿酸长期控制在 180μmol/L 以下。

（李奥杰）

4.6 去医院化验尿酸前，吃肉多或者多喝水会影响检查结果吗？

答案是会影响的。一般建议大家在化验尿酸前1周宜饮食清淡，适量饮水，吃肉多或多喝水会影响检查结果，检查当天宜空腹。

血液中的尿酸约1/3来源于从食物中摄入的嘌呤，如各类红肉、动物内脏和脑组织，沙丁鱼、凤尾鱼、带鱼、鱿鱼等鱼类，蛤蜊、牡蛎、干贝等贝类，浓汤、酵母、鸡精、酒等，都是富含嘌呤的食物，长期进食会导致血尿酸升高，所以采血前建议清淡饮食，避免食物对尿酸的影响。而尿酸的排泄通常1/3从肠道和胆道排泄，2/3经肾脏排泄，多喝水可促进血液与肾小管内尿液的循环次数，进而降低尿酸水平，但饮用浓茶、饮料、咖啡、酒水等则易导致尿酸升高，故化验尿酸前宜空腹。

（孙思怡）

4.7 高尿酸血症患者为什么要检查24小时尿液尿酸？

因为尿酸主要通过肾脏排泄，24小时尿液尿酸检查有助于判断尿酸增多是因尿酸生成增多还是因尿酸排泄减少，从而指导临床用药。若24小时尿液尿酸水平增高，则提示体内尿酸生成增多，可加用抑制尿酸生成药，如别嘌醇、非布司他；若24小时尿酸排泄减少，则可增加促进尿酸排泄药，如苯溴马隆等。还可以加用碱性药物，如碳酸氢钠片碱化尿液，以减少尿酸结晶的产生。若患者本身有肾功能减退、排尿异常等，会影响尿酸测定，则检查24小时尿液尿酸指导意义欠佳。

（孙思怡）

4.8 如何认识"酒"病伤肾？

所谓"酒"病伤肾，是指过度饮酒对肾脏有明显的损害。乙醇在体内进行能量代谢最终会合成甘油三酯储存，长时间大量饮酒会影响血脂代谢，出现高脂血症，血脂会导致血管硬化，影响全身器官，包括肾脏；酒精中含有较多嘌呤，嘌呤会代谢为尿酸，且酒精会减慢尿酸在体内的分解速度，使尿酸浓度升高，所以长时间大量饮酒会影响尿酸代谢，出现高尿酸血症。尿酸超过血液中溶解量时，会形成结晶，沉积在肾脏，导致高尿酸血症肾病，还能导致机体出现痛风，甚至痛风石，释放大量炎症因子，所以"酒"病伤肾，应避免酗酒。

（孙思怡）

4.9 高尿酸血症患者可以进行剧烈运动吗？

高尿酸血症患者是否可以剧烈运动，通常需要根据个人体质、病情程度等多种因素进行判断。如果是高尿酸血症缓解期，即仅有尿酸偏高，而不存在其他异常症状的患者，一般可以适当进行剧烈运动，并不会对机体健康造成不良影响。然而，如果患者长期存在尿酸高的情况，剧烈运动可能会导致尿酸结晶沉积在关节部位，使关节出现疼痛等不适症状，即高尿酸血症急性期时，剧烈运动可能会加重关节肿胀、疼痛等症状，不利于机体健康。因此，这类患者通常不建议做剧烈运动。

相对于剧烈运动，中等强度的运动更有利于降低尿酸水平，适当的运动可以提高机体抗氧化能力及血管内皮细胞功能，进而调节血脂水平，增加肾脏对尿酸的排泄等，最终达到降低高尿酸血症患者血尿酸水平的目的。建议每周至少进行150 分钟中等强度的有氧运动［每次 30 分钟，每周 5 次，心率在（220–年龄）×（50%～70%）］，可以选择慢跑、游泳、太极拳、八段锦等。

（王 正）

4.10 高尿酸血症和痛风患者为什么需要多饮水？

高尿酸血症和痛风患者多饮水有以下三点好处。①促进尿酸排泄：尿酸主要通过尿液排出体外，因此多饮水可以增加尿量，使尿酸更容易溶解并随尿排出，有助于降低血尿酸水平。②防止结石形成：如果尿液浓缩，容易导致尿酸在肾脏中结晶，形成尿路结石。多饮水可以降低尿的酸碱度，有利于预防尿酸结石的形成。③减少痛风发作的次数和疼痛程度：痛风急性发作时，关节局部炎症反应会释放大量炎性物质，导致局部疼痛和肿胀。多饮水有助于稀释血液中的尿酸，减少炎症反应，从而减少痛风发作的次数，减轻疼痛程度。

总之，对于高尿酸血症患者和痛风患者来说，多饮水是一个重要的基础治疗措施。建议每天饮水量至少为 2000ml，最好分多次饮用，以保持体内水分充足。同时，可以选择淡茶水、小苏打水等碱性饮料，有助于碱化尿液，促进尿酸排泄。

（王 正）

4.11 痛风发作可以热水泡脚吗？可以冰敷吗？

痛风急性发作时常常面临着关节红肿、发热、剧烈疼痛等难以缓解的难题。许多人急着热敷、冷敷、泡脚，但痛风引起的炎症与一般外伤、慢性炎症关节炎不同，对待痛风性关节炎的局部处理也不可一概而论。那么，痛风到底能不能使用冷热敷？痛风患者泡脚有哪些注意事项？正确的做法又应该是怎样的呢？

在痛风发作的急性期（尤其是 48 小时内），冷热敷与热水泡脚都是错误的做法。痛风急性发作期局部肤温升高，血管扩张，热敷或热水泡脚会使得温度更高，血管扩张更明显，局部血流量增加，加重病变部位充血水肿，导致炎症加重。有人会说，热敷不行，那就冷敷吧（如使用冰镇矿泉水或冰袋等），希望通过冷敷减轻局部充血和渗出，帮助止痛。但事实是，急性期冷敷虽可以暂时使局部疼痛减轻，但低温刺激会使局部血管收缩，血流减慢，不利于痛风炎症的吸收与消散。而且局部低温更容易导致尿酸形成结晶沉积于关节，长此以往，只会使局部炎症加重。

痛风患者可以选择痛风间歇期（无痛风性关节炎症状、两次痛风之间的时期）来泡脚，同时需要注意泡脚时的水温。尿酸盐晶体沉积与溶解都与外界温度有关，泡脚水的温度过高或过低都会导致患者脚部痛风石和关节内尿酸盐晶体的溶解或沉积，从而诱发痛风。痛风患者泡脚时，应将水温控制在 40～45℃。此外，还要注意控制时间。一般而言，痛风患者泡脚的时间应控制在 40 分钟以内，脚上有痛风石的患者应控制在 20 分钟以内，以免引起炎症反应，或引起足部充血水肿。虽然泡脚很舒服，但是我们的身体在泡脚时会大量出汗，反而增加尿酸沉积和痛风发作的风险，所以痛风患者泡脚后要有意识地补充水分。另外，痛风患者泡脚后应及时擦干脚上的水分，及时穿袜。如果泡脚后不及时擦干脚上的水分，蒸发时会带走脚上的热量，导致脚部的温度降低，亦会增加痛风急性发作的风险。此外，足部破裂的痛风患者不建议泡脚，因为泡脚不仅不利于伤口愈合，还容易引起伤口感染。

（王春漪）

4.12 高尿酸血症患者如何控制体重？

流行病学数据显示，痛风好发于超重或肥胖患者，大约有 70% 的痛风患者体重超过正常体重 15% 以上。肥胖、2 型糖尿病、高脂血症、高血压和高尿酸血症、痛风是一组常并存的代谢综合征。降低体重可显著提高尿酸控制的达标率，有助于获得较好的治疗效果。

但不建议高尿酸血症患者节食减肥或短时间内快速减肥，以每月减轻体重 1～2kg 为宜。因为长期高碳水化合物饮食，如果突然切换到低碳水化合物饮食，身体不能很好地适应能量转化，为了得到必要的葡萄糖来源，可能需要牺牲一部分蛋白质，通过糖异生的作用，转化成葡萄糖。但蛋白质在代谢分解的过程中，会有尿酸生成。加上酮体和尿酸在排出过程中存在竞争关系，因此尿酸排出被抑制。同时，如果运动强度较大，引起大量出汗，也会减少尿酸排出，导致尿酸浓度升高。减重增加尿酸来路（蛋白质分解），抑制尿酸去路（酮体、出汗），所以尿酸水平容易升高，特别是对那些已是高尿酸人群，减重过快会引发组织分解，产生大量尿酸，引起急性痛风发作。

（王春漪）

4.13　测一测痛风离你有多远？

下面这些选项，你符合几项呢？①有家族成员痛风病史；②嗜酒，尤其是啤酒；③喜欢吃嘌呤含量高的食物，如动物内脏、海鲜、香菇、大骨汤、火锅等；④喜欢吃高脂肪、高糖食物；⑤喜食坚果；⑥饮食不规律，三餐不定时定量；⑦经常暴饮暴食；⑧不喜欢饮水，饮水较少；⑨生活、工作压力大，情绪不稳定；⑩经常熬夜或加班；⑪经常剧烈运动；⑫超重或肥胖；⑬患有肾脏疾病；⑭在糖尿病、心脑血管疾病及"三高"人群行列；⑮长期服用可导致血尿酸增高的药物，如利尿剂、抗结核药、平喘药、解热镇痛药、肿瘤化疗药等。

在以上选项中，如果有超过 6 项符合，那么离痛风已经非常近了，有可能已经患上痛风，建议尽快就医，排除痛风的可能性。同时，在日常生活中要注意纠正以上不良的生活习惯，必要时用药，以降低痛风的发生风险。如果有 3～6 项符合，说明存在罹患痛风的危险因素，需要引起重视，建议去医院体检，查看血液中尿酸水平，在日常生活中要注意改变不良的生活方式，尤其在饮食上应格外注意。如果只有 1～2 项符合，说明痛风离你还比较远，也说明你的生活习惯比较好，注意继续保持，定期体检即可。

（张建文）

4.14　痛风的复发率有多高？如何避免复发？

痛风的复发与多种因素相关。在没有干预的情况下，第一次发作后的 1 年内再复发率高达 60%以上。另外，血尿酸水平也会影响复发率。若血尿酸<300μmol/L，则痛风复发率低于 10%；若血尿酸>540μmol/L，则痛风复发率接近 80%。

为避免痛风再次发作，建议做到以下几点。①坚持降尿酸治疗：痛风是由尿酸代谢紊乱引起的，因此降尿酸治疗是预防痛风发作的关键。患者应该在医生的指导下合理使用降尿酸药物治疗。②饮食调整：应避免食用高嘌呤食物，如动物内脏、海鲜、肉汤等，建议多吃蔬菜、水果、牛奶、鸡蛋等低嘌呤食物，以减少尿酸的合成。此外，还应该控制饮食中果糖的摄入，因为果糖会促进尿酸的合成。③多饮水：有助于稀释尿液中的尿酸，促进尿酸的排泄。患者应该每天保持足够的水分摄入，一般建议每天至少饮水 2000ml。④适度运动：有助于促进身体的代谢和尿酸的排泄。患者可以选择适合自己的运动方式，如散步、游泳、瑜伽等。应避免剧烈运动，因为剧烈运动可能会导致关节损伤和尿酸结晶的形成。⑤控制体重：肥胖会增加痛风发作的风险，应该控制体重，保持健康的体重范围。⑥戒烟限酒：吸烟和饮酒都会增加痛风发作的风险，故应戒烟限酒。

除以上治疗和生活方式调控外，还应该注意避免诱发痛风的因素，如疲劳、感染、药物等。如出现痛风症状，应及时就医并遵医嘱进行治疗。

（王　正）

5　如何治疗高尿酸血症和痛风？

5.1　高尿酸血症患者的治疗措施有哪些？

高尿酸血症患者的治疗包含生活方式干预和药物治疗，生活方式方面，要注意控制饮食总热量，尽可能少饮酒、吸烟，坚持运动，控制体重，尽可能减少食用高嘌呤食物，如动物内脏，同时注意多饮水，促进尿酸排泄，还要注意某些药物可能会导致高尿酸血症加重，如氢氯噻嗪。药物治疗，主要包括促进尿酸排泄的药物、抑制尿酸合成的药物、碱化尿液的药物，但以上药物均需在医生指导下应用。

（郭　英）

5.2　如何进行药物治疗高尿酸血症？

如果没有任何不适症状，但尿酸水平已经超过 540μmol/L，就需要开始启动药物治疗，另外如果有痛风发作病史或其他症状，则需根据具体情况结合尿酸水平及时开始药物治疗。降尿酸可以从两方面入手，一是减少尿酸合成，二是促进尿酸排泄。抑制尿酸合成的常用药物有别嘌醇和非布司他，但需要注意别嘌醇可引起皮肤过敏反应及肝肾功能损伤，严重者可发生超敏反应综合征；非布司他有肝功能损害、恶心、皮疹等不良反应。促进尿酸排出的常用药物主要是苯溴马隆，但需要注意的是患有尿酸性肾结石的患者不能使用，肾功能不全的患者需经专科医生严格评估后服用。

开始降尿酸药物治疗后，尤其是促尿酸排泄药物治疗的患者及合并尿酸性肾结石的患者，需要同时服用碱化尿液类的药物以增加尿酸的溶解度，常用药物包括枸橼酸盐制剂和碳酸氢钠。其中枸橼酸盐制剂不仅可以碱化尿液、溶解尿酸结石，还是尿中最强的内源性结石形成抑制物；碳酸氢钠可以用于合并肾功能不全的患者，它的主要不良反应为胃肠道不适等。在痛风的急性发作期，除了服用上述药物外还需尽早服用抗炎药物以缓解症状，首选秋水仙碱、非甾体抗炎药、糖皮质激素。当上述药物单用治疗、联合治疗均无效或有禁忌时，可考虑阿那白滞素、利纳西普、卡那单抗等。

最后需要注意所有的药物都必须经过临床专科医生根据病因、合并症、药物的相互作用及肝、肾功能等情况综合评估后遵医嘱使用。其中降尿酸药物在服药期间应注意每 2～4 周检测 1 次血尿酸水平便于调整药量。

（艾菲拉·艾克帕尔）

5.3　高尿酸血症无症状期，还需要降尿酸治疗吗？

答案是肯定的。血尿酸水平升高除可引起痛风外，还与肾脏疾病、内分泌代谢疾病、心脑血管系统疾病等的发生风险有关，如血尿酸每升高 60μmol/L，女性心血管病病死率增加 26%，男性增加 9%；女性缺血性心脏病病死率增加 30%，男性增加 17%。

（刘　婕）

5.4　痛风发作时哪些方式可以缓解疼痛？

急性发作期治疗目的在于迅速控制关节炎症状。急性期患者通过卧床休息、抬高患肢等方式可以有效缓解疼痛，另外还需尽早给予药物控制急性发作，越早治疗效果越佳。秋水仙碱、非甾体抗炎药（NSAID）、糖皮质激素是急性关节炎发作的一线治疗药物。秋水仙碱、NSAID 或糖皮质激素治疗无效的难治性急性痛风，或患者使用上述药物有禁忌时，可考虑 IL-1 受体拮抗剂，包括阿那白滞素、利纳西普、卡那单抗等。除此之外，中医药干预也可以缓解疼痛，如病情累及关节、突发红肿灼痛者，为痛风性关节炎急性期，核心证候为湿热蕴结证，治以清热利湿、消肿止痛，推荐方为四妙散或当归拈痛汤，常用药物有黄柏、苍术、车前子、茵陈、羌活等。同时可配合针灸、中药熏洗、穴位注射、针刀疗法等方式辅助止痛。

（刘　婕）

5.5　痛风急性期可以采用针灸治疗吗？

当然可以。中医外治在痛风急性期的应用具有悠久的历史，针灸治疗痛风急性期疗效显著，包括针刺、灸法、刺血疗法、穴位注射、火针及电针，均可消炎镇痛，有效改善炎症反应，且不良反应少，易于接受。对于痛风急性期湿热蕴结型患者，刺络放血疗法可活血化瘀、泻热排浊，有效缓解急性期炎症反应，改善患者的临床症状。对于关节疼痛明显的痛风患者，可以采用毫针针刺或火针等治法缓解疼痛。此外，在针刺的基础上还可以采用联合艾灸、内外合治等方式综合治理，可以较快改善急性期的关节症状，减轻炎症反应。

（刘　婕）

5.6　高血压合并高尿酸血症患者如何选用合理的降压方案？

高血压与高尿酸血症同属代谢性疾病，二者关系密切。某些降压药物会对机体尿酸水平产生影响，因此在选择降压药物时，应综合考虑两种疾病的特点和治疗目标，选择降压效果好同时能避免尿酸升高的药物。

目前常见的降压药物主要包括以下几种：钙拮抗剂、血管紧张素转换酶抑制剂、血管紧张素 Ⅱ 受体拮抗剂、β 受体阻滞剂和利尿剂。这些药物都可以有效降低血压，但有些可能会影响尿酸的排泄或增加尿酸的产生。对于合并高尿酸血症的高血压患者，应尽量避免使用利尿剂和β受体阻滞剂。利尿剂如氢氯噻嗪、呋塞米、吲达帕胺等，β受体阻滞剂如普萘洛尔、纳多洛尔等，都可以通过抑制肾脏对尿酸的排泄而增加尿酸水平，从而加重高尿酸血症甚至诱发痛风。而钙拮抗剂、血管紧张素转换酶抑制剂、血管紧张素Ⅱ受体拮抗剂则不会明显增加尿酸水平，如氨氯地平、硝苯地平、依那普利、缬沙坦等，这些药物对于高血压合并高尿酸血症患者是更合适的选择。

制订个体化的治疗方案，并联合控制体重、健康饮食、戒烟限酒、适度锻炼等方式，可帮助控制高血压和高尿酸血症，减少并发症的发生风险。

（孟 醒）

5.7 血尿酸降得越快越好、越低越好吗？

尿酸并不是降得越快越好、越低越好。尿酸作为人体的天然抗氧化剂，具有清除自由基的能力，适当的血尿酸水平对神经系统有一定的保护作用。如果血尿酸过低，可能增加老年性痴呆、帕金森病、多发性硬化症等神经退行性疾病的发生风险。而当血尿酸低于120μmol/L时，称为低尿酸血症，容易导致急性肾损伤、尿路结石、慢性肾衰竭、神经系统损伤及心血管系统损伤。

此外，如果血尿酸突然下降，将导致关节中的尿酸结晶迅速溶解成尿酸盐颗粒，这些颗粒会沉积到其他关节并引起痛风的再次发作，对关节的刺激更强烈，痛风症状可能比之前更加明显和频繁。因此，尿酸的水平不是越低越好，也不是降得越快越好。建议在使用降尿酸药物时，从小剂量开始，并逐渐增加剂量。

（孙超凡）

5.8 高尿酸血症是终身性疾病吗？

高尿酸血症是体内尿酸产生增多或排泄减少所引起的一种终身性疾病，由遗传因素、饮食习惯、肥胖、代谢综合征等多种因素导致。因此，对于大多数患者来说，高尿酸血症长期存在，需要进行定期监测和管理，以防止并发症的发生。尽管可以通过积极的治疗和管理来控制高尿酸血症，但由于其基本的代谢异常特征，目前还没有完全根治高尿酸血症的方法。遵循医生的建议、改善生活方式、定期检查和治疗是控制尿酸水平并预防相关并发症的关键。患者可通过低嘌呤低脂肪饮食，戒烟限酒，多饮水、保持每日尿量 1500~2000ml，适当进行体育锻炼和减肥，避免使用升高尿酸的药物，积极控制高血压、糖尿病、高脂血症等基础病以控制高尿酸血症的发作，同时根据尿酸情况及时调整降尿酸药物的用量。

（孙超凡）

5.9 中医治疗高尿酸血症与痛风有何特色及优势？

中医药强调审证求因、辨证论治，在临床治疗中常采用辨病与辨证相结合，内治与外治相结合的方法，对于缓解症状、降低血尿酸水平、巩固疗效具有独特优势。

具体而言，在疾病内治法则中，中医重视分期论治。急性期常以清热利湿、消肿止痛为法，缓解期以补肾健脾、活血通络为治，因人制宜、辨证论治，针对性强且疗效持久显著。现代药理学研究也表明，某些中药单体成分具有降尿酸的作用，如黄柏、苍术、薏苡仁、地龙、威灵仙等可促进尿酸排泄或减少尿酸合成。相对临床常用的西药如秋水仙碱、非甾体抗炎药及激素等而言，中药副作用较小且无药物依赖性，能有效促进尿酸的排泄、缓解疼痛。

而在外治法中，中医常采用刺络放血、拔罐、针灸推拿、穴位埋线、局部贴敷、药物浸泡等方式，局部精准给药，如在阴陵泉、血海、膈俞等穴位刺络放血具有活血化瘀、通络止痛的作用，对于急性期痛风发作效果显著。选取脾、胃、大肠、神门、三焦、内分泌等耳穴进行贴压，可改善临床症状，减少痛风急性发作。取海桐皮、土茯苓、白鲜皮、穿山龙、川牛膝、关黄柏、虎杖、秦皮等药物煎水泡足，可改善患者的炎症状态，减轻关节红肿。可以看出，中药外治法具有简便价廉等优势，通过外部作用，不损伤其他脏器，副作用小，安全性较高，值得推广应用。

（孙超凡）

6 高尿酸血症和痛风有什么危害？

6.1 尿酸高对身体有哪些危害？

若体内尿酸水平持续升高，不加以控制，将会对身体造成极大危害，引起诸多并发症。最常见的便是痛风。痛风通常会导致关节疼痛、红肿、局部发热和运动受限等症状，尤其是在蹈趾关节。痛风发作时，患者可能会感到极度疼痛，严重影响生活质量。

高尿酸还可能引发尿路结石，这是因为尿液中尿酸过多时，容易形成尿酸结晶沉积在尿道中并阻塞尿道，引起腰背疼痛、尿频、尿急、尿潴留等症状。

持续的尿酸升高还会导致肾功能损伤。这是由于长期高尿酸可使尿酸结晶在肾脏中沉积，影响肾小球功能，导致肾小球滤过能力下降，严重时可发展为慢性肾脏病甚至肾衰竭。

此外，高尿酸还可诱发心血管疾病。有相关研究表明，高尿酸水平与高血压、冠心病、脑卒中等心脑血管疾病的发生也有一定关联。

（孟　醒）

6.2 为什么高尿酸血症患者容易并发冠心病？

高尿酸血症会引发程度较轻的慢性炎症反应，对血管壁造成损伤，促使血管壁发生炎症反应。就好比输送化学液体的管道会比普通的水管更容易被腐蚀破裂，血液中升高的尿酸就像刺激性的化学物质，对血管持续造成损伤，这就可能导致动脉粥样硬化的形成，增加冠心病的风险。同时，尿酸作为机体的一种代谢物质，它的升高必然伴随着脂质、血糖等其他代谢物质的紊乱，这在某种程度上对冠心病的发病影响更大。

高尿酸血症可能是冠心病的一个危险因素，预防和管理高尿酸血症，同时控制其他冠心病危险因素（如高血压、高血脂、高血糖等），对冠心病的三级预防具有重要意义。

（孟　醒）

6.3　痛风会引发肾脏疾病吗？

长期的痛风患者可能并发不同程度的肾脏损伤，如肾结石、肾功能不全等，痛风性肾病往往早期表现不明显，以尿量增多、蛋白尿为主要临床表现，中晚期可有蛋白尿、血尿、高血压等肾功能不全的表现，当肾脏疾病发展到终末期，也就是常说的尿毒症期，还可出现恶心、呕吐、呕血、黑便、心悸、贫血、皮肤瘙痒等表现。其发生与肾内尿酸结晶引起的肾脏组织炎症，肾内排尿管腔硬化、变形、堵塞，最终导致肾脏不可逆损害有关。由于痛风性肾病发病时不易察觉，病情进展缓慢，许多患者在确诊时已进入肾衰竭期，因此长期痛风患者应定期检查肾功能，警惕肾脏疾病的发生。

（陈元昊）

6.4　高尿酸血症与肾结石的发生有关系吗？

高尿酸血症与肾结石的发生关系密切。一般来说，尿酸水平越高，患者发生肾结石的可能性越大。这是因为尿酸是以尿酸及尿酸盐的形式经肾脏随尿液排出体外的，如果持续尿酸水平升高，就容易在肾脏中形成尿酸结晶沉淀、积聚，最终形成肾结石，令患者出现腰痛急性发作或血尿。当大量尿酸结晶广泛阻塞肾内的排尿管腔时，会引起肾积水，严重者导致急性肾衰竭。此外，长期尿酸盐沉积还可导尿浓缩功能下降，出现如夜尿增多、蛋白尿等，进而导致肾脏损伤。

（陈元昊）

6.5　高尿酸血症与糖尿病有关系吗？

　　高尿酸血症通常与糖尿病如影相随，就像是一对孪生兄弟。《中国高尿酸血症与痛风诊疗指南（2019）》显示，高尿酸血症与痛风患者中 12.2%～26.9%合并糖尿病，而糖尿病患者中高尿酸血症的发生率高达 45%～75%。在身体内，尿酸、血糖、血脂代谢水平等都是相互影响、相互作用的。一方面，高尿酸可以导致胰岛素抵抗，尿酸结晶可以沉积在胰岛细胞中引起 B 细胞功能受损而诱发糖尿病。因此，高尿酸血症患者确实会比非高尿酸血症人群，更容易出现糖尿病。另一方面，糖尿病患者异常的血糖代谢会加速嘌呤的分解代谢并加快尿酸生成，导致尿酸积累过多，而长期的高血糖状态还会损害肾脏功能，导致肾脏对尿酸的排泄能力降低，同理，糖尿病患者也会比非糖尿病人群更容易出现高尿酸血症。

（陈元昊）

第五章

垂 体 瘤

1 如何认识垂体及垂体瘤?

1.1 什么是垂体? 功能是什么?

"垂体"这个名词可能对很多人来说十分抽象,许多垂体疾病患者,到医院就诊时经过医生的专业评估诊断后,面对"垂体瘤"的诊断时,仍然是满心疑惑:垂体是什么? 是会下垂的物体吗?

其实,垂体形如其名。垂体悬垂于脑的底面,从解剖位置上讲,其位于大脑底部、鼻部后方,是一个卵圆形的腺体,借漏斗与下丘脑相连,位于颅内一个被称为"蝶鞍"的结构内,外包坚韧的硬脑膜,可谓层层把守,坚不可破。垂体很重要,但身材矮小,大小犹如豌豆。成年人垂体大小约为 1cm×1.5cm×0.5cm,重 0.5~0.6g,约一粒黄豆大小,女性妊娠期间其体积可稍微增大。从结构上看,垂体分为腺垂体和神经垂体两部分。但是医生习惯根据位置关系将前者描述为"垂体前叶",后者为"垂体后叶"。垂体虽然体积小,却是人体内最复杂的内分泌腺体,发挥着至关重要的作用,其所产生的激素不仅与骨骼和软组织的生长有关,还可以指挥甲状腺、肾上腺、卵巢、睾丸、骨骼及软组织等器官和结构发挥作用,是身体活动与代谢的中枢,被称为人体内分泌的"司令部"。

（张建文）

1.2 垂体与下丘脑有什么关系？

垂体和下丘脑的关系可不一般。下丘脑与垂体均位于大脑底部，结构和功能上也有着密切联系。前面我们已经知道垂体"神通广大"，但它还要接受下丘脑的领导，二者是上下级的关系。

垂体受到下丘脑和大脑的协同调节，接受上级的指挥。其在下丘脑各种促垂体激素的控制下，分泌相应的垂体激素，再分别作用于不同的周围内分泌腺（称靶腺器官），靶腺分泌的激素又对下丘脑和垂体的分泌产生反馈作用，从而形成了下丘脑-垂体-靶腺的内分泌轴。下丘脑与腺垂体之间存在着一套特殊的血管运输系统，称为垂体门脉系统。下丘脑合成的这些可调节腺垂体功能的物质，就是经过垂体门脉系统运输到腺垂体的。比如，在儿童时期，垂体不断收到上级传来的抑制信号，垂体自身不分泌卵泡刺激素（FSH）和黄体生成素（LH），儿童体内的性激素分泌也就不会增加。在青春期即将开始时，垂体收到兴奋的信号越来越多，抑制的信号越来越少，所以分泌 FSH 和 LH 增加，作用到卵巢组织或者睾丸，使它们产生更多的雌、雄激素，进一步促进青春期的发育。

同时垂体要接受靶器官的反馈，随时感知体内激素变化，从而根据实际情况调节激素水平，下达正确指令。靶器官是指接受腺垂体激素调控的腺体，如甲状腺、性腺、肾上腺等。它们本身受到腺垂体激素的调控，同时它们所分泌的激素反过来对下丘脑调节性物质的分泌及腺垂体激素的分泌都有反馈作用。比如，当靶腺激素的血液浓度升高时，就会向下丘脑和垂体传达抑制信号，于是下丘脑和垂体便会根据信号做出调整，使相应的促进靶腺激素释放的物质分泌减少，进而使靶腺激素的血液浓度稳定在一个合适的水平。

（张建文）

1.3 为什么说垂体是内分泌的中枢？

前文讲到垂体是内分泌腺体中的"司令部"，那么垂体是怎么坐上这一位置的呢？这是因为垂体能够产生多种激素作为指令，并将其释放，通过血液循环到达下游靶点。身体不同部位接收到指令后便开始工作，维持身体的正常运转。腺垂体和神经垂体两部分各司其职，前者的细胞主要分泌 7 种激素，分别为催乳素（PRL）、生长激素（GH）、促甲状腺激素（TSH）、促性腺激素[黄体生成素（LH）和卵泡刺激素（FSH）]、促肾上腺皮质激素（ACTH）和促黑激素（MSH）。这些激素的功能如下。①催乳素：促进乳房发育成熟和乳汁分泌。②生长激素：促进生长发育，帮助蛋白质合成及骨骼生长。③促肾上腺皮质激素：主要促进肾上腺皮质激素合成和释放。④促甲状腺激素：促进甲状腺激素合成和释放。⑤卵泡刺激素：在男性中，卵泡刺激素可以作用于睾丸的生精小管，促进其发育、成熟及精子的产生；在女性中，卵泡刺激素可以促进卵巢的卵泡发育和成熟。⑥黄体生成素：在男性中，黄体生成素对睾丸间质细胞具有营养作用，并可刺激睾酮的释放；在女性中，黄体生成素与卵泡刺激素共同作用促进卵泡成熟，帮助女性分泌雌激素及排卵。⑦促黑激素：控制黑色素细胞，促进黑色素合成。

由此可知，垂体控制着多种对代谢、生长、发育和生殖等有重要作用的激素分泌，是利用激素调节身体健康平衡的"总开关"。

（张建文）

1.4 什么是垂体瘤？

我们已经了解到垂体很小，功能却大。在垂体疾病中最多见的是垂体瘤。垂体一旦发生肿瘤改变则称为垂体瘤。顾名思义，垂体瘤是指垂体上长的肿瘤，起源于腺垂体、神经垂体及胚胎期颅咽管囊残余鳞状上皮细胞，多发于腺垂体，是神经系统和内分泌系统的常见肿瘤之一，约占颅内肿瘤的 10%，在组织学上为良性肿瘤，生长较慢。肿瘤分为功能性垂体瘤和无功能性垂体瘤，功能性垂体瘤依据细胞分泌的激素分为催乳素瘤（PRL 瘤）、生长激素瘤（GH 瘤）、促肾上腺皮质激素瘤（ACTH 瘤）、促甲状腺激素瘤（TSH 瘤）、促性腺激素瘤（LH/FSH 瘤）等。瘤体引起激素分泌异常或者压迫周围神经组织，从而引起各类临床症状。不过，大部分垂体瘤都是体积微小的无功能性垂体瘤，不会引起身体的不适。所以，很多人可能终身都不会发现自己有垂体瘤。

（张建文）

1.5 垂体瘤是癌症吗？

提到肿瘤，大家都是"谈瘤色变"，而长在脑子里的肿瘤更是让人闻风丧胆。有人说"垂体瘤不是癌，对身体没啥影响，不用管它，不用治疗"。可以肯定的是垂体瘤大部分情况下是良性的，极少数会发生播散或转移，但也不要认为垂体瘤是"好欺负"的肿瘤。在所有颅内肿瘤中，垂体瘤约占10%；正常人群中，垂体瘤发病率约10%，也就是说，在10个人中就可能有1个人患有垂体瘤，且其检出率有逐年增高的趋势。如果确诊垂体瘤，而不定期观察治疗，放任不管，当它增殖扩大并产生内分泌紊乱，也会对人体造成危害。

（张建文）

2 垂体瘤是如何发生的？

2.1 垂体瘤的好发人群有哪些？

垂体瘤的好发人群主要包括以下四类。①与年龄有关，垂体瘤可以发生在任何年龄段，一些类型的垂体瘤更常见于特定的年龄段。例如，催乳素瘤在育龄期妇女中较为常见，垂体瘤在老年人中较为常见。②与性别有关，某些类型的垂体瘤在男性或女性中更常见。例如，垂体增生在男性中更常见，而催乳素瘤在女性中更常见。③肥胖、高血压、糖尿病和长期使用激素替代治疗的免疫力低下人群可能与垂体瘤的发生有一定关联。④某些垂体瘤可能与家族遗传有关，特别是多发性内分泌肿瘤 1 型（MEN1）和家族性垂体瘤。需要注意的是，以上列举的是一些常见的垂体瘤好发人群，但并不意味着只有这些人会患上垂体瘤。如果有垂体瘤相关症状或担忧，建议咨询专科医生进行详细的评估和诊断。

（高慧娟）

2.2　垂体增生是怎么回事?

垂体是位于大脑底部的一个腺体，分泌多种重要的激素，调节人体的生长、代谢、性腺功能、甲状腺功能、肾上腺功能等。当垂体腺细胞异常增生时，会导致垂体腺体积增大，形成垂体增生。垂体增生可以分为功能性和非功能性两种类型。功能性垂体增生是垂体腺细胞异常增生后继续分泌正常的垂体激素，导致相应激素过量或不足，如促肾上腺皮质激素瘤、促甲状腺激素瘤、催乳素瘤等，常见的症状包括头痛、视力改变、性腺功能异常、甲状腺功能异常、生长异常等。非功能性垂体增生是垂体腺细胞异常增生后并不分泌明显的激素，因此不会导致明显的激素功能紊乱。

（高慧娟）

2.3　垂体瘤是如何发生的?

垂体瘤是指在垂体腺中形成的肿瘤。垂体瘤的形成是一个复杂的过程，涉及多种因素的相互作用，以下几个因素可能与其产生相关。①某些垂体瘤可能与遗传突变或家族遗传有关。例如，多发性内分泌肿瘤和家族性垂体瘤是由特定基因突变引起垂体瘤的形成。②由垂体腺细胞内基因突变或异常表达引起的，这些突变可能导致细胞增殖的异常，从而形成垂体瘤。③某些激素的异常分泌或失调可能促进垂体瘤的形成。例如，促肾上腺皮质激素瘤引起的库欣综合征和促甲状腺激素瘤引起的甲亢可能与激素过度刺激垂体细胞有关。④与一些环境因素有关，如长期暴露于放射线、某些化学物质或药物（如溴隐亭）等。对于个体而言，垂体瘤的形成通常是多因素综合作用的结果。

（谭　丽）

2.4　情绪会影响垂体瘤吗？

答案是肯定的。情绪会对垂体瘤产生一定的影响，情绪与垂体瘤之间可能存在多种因果关系。一方面，垂体瘤本身可能导致激素水平的异常变化，进而对情绪产生影响。例如，某些垂体瘤会分泌过多的垂体激素，如催乳素瘤导致高催乳素血症，可能引起抑郁、焦虑等情绪问题。另一方面，情绪的变化可能会通过神经内分泌轴的调节作用，影响垂体激素的分泌。例如，长期的精神压力、焦虑或抑郁可能影响下丘脑-垂体-肾上腺轴（HPA 轴）的功能，进而对垂体激素的分泌产生影响。再者，中医讲"百病生于气"，当人体的气机失调、阻滞或虚弱时，就会导致气的运行不畅，从而引发各种疾病。这种气的失调可以是由于情绪波动的影响，气机郁滞会导致气血不畅，脏腑功能失调，从而出现各种疾病如垂体瘤。然而，需要注意的是，情绪对垂体瘤的影响可能因人而异，不同人的情绪反应和垂体瘤的关系可能存在差异。

（谭　丽）

2.5　垂体瘤会遗传吗？

垂体瘤可以遗传，并且遗传因素在垂体瘤的发生中扮演着重要的角色。如果一个人有垂体瘤的家族史，那么其患垂体瘤的风险可能会增加。某些遗传性疾病，如 MEN1、家族性孤立性垂体腺瘤（FIPA）和 Carney 复合征等，与垂体瘤的发生有关。即使没有明显的遗传病史或已知的基因突变，个体的遗传易感性也可能增加患垂体瘤的风险。不过不需要过分担心，大多数垂体瘤是非遗传性的，即它们是由环境因素、激素失调或其他未知因素引起的。如果有垂体瘤或担心遗传风险，建议咨询遗传学专家或专业医生，以获取更具体的遗传评估和建议。

（谭　丽）

2.6　垂体瘤患者需要做基因检测吗？

垂体瘤患者不一定需要做基因检测，因为大多数垂体瘤是非遗传性的。然而，一些特定的垂体瘤类型，如FIPA，是一种罕见的遗传性疾病，与特定基因的突变有关。如果有垂体瘤家族史或怀疑存在FIPA，基因检测可能有助于确定其是否携带相关基因突变，这对于家族成员的筛查和监测可能很重要。因此，如果担心自己可能有FIPA或有其他明确的遗传病史，可以咨询遗传学专家或内分泌科医生。

（谭　丽）

3　垂体瘤是如何诊断的？

3.1　生活中发现哪些迹象时可怀疑得了垂体瘤？

家长如果发现儿童不明原因的发育异常或青春期延迟（如青春期无月经初潮、第二性征）时，要意识到患垂体瘤的可能，及时到医院接受检查，以免影响治疗和发育。女性如出现长期月经不调、闭经、非哺乳性溢乳，或结婚数年不明原因的不孕等情况，妇科检查未发现其他病因时应考虑患垂体瘤的可能。男性如出现不明原因的性欲减退、阳痿、少精、不育、乳房发育、胡须稀少、声音女性化时，应该及时到医院检查垂体。青春期少年体格超出家中遗传因素的影响过度生长时也应引起家长注意，检查是否有巨人症现象；如发现手脚进行性增粗增大，面容异常变化，额骨变突、鼻变大、嘴唇变厚等临床所述的肢端肥大症表现，也要考虑患垂体瘤的可能；如发现有视野障碍或不明原因的视力进行性减退，应及时到医院眼科检查，排除眼底及屈光问题也应考虑垂体瘤等鞍区占位可能。

上面这些症状看起来风马牛不相及，但可能都与垂体瘤有关。身体出现了这些变化，一定要警惕"垂体肿瘤"，及时到医院专科就诊排查。

（张建文）

3.2　怀疑患有垂体瘤应该挂什么专科？

垂体瘤是一种常见的颅内肿瘤，但大众对其认识却远远不够。视力、视野改变，头痛，成人手指足趾肥大，面容膨胀，生育期男性不育，女性月经紊乱……出现这些症状，一般人可能会就诊于眼科、妇产科、男科，或不确定挂哪个专科。

不同的垂体瘤患者临床表现不同，一开始出现的症状可能不典型，临床医生做出明确的诊断，如女性患者因患催乳素瘤出现月经不调，可能首先就诊于妇科；有些患者生长激素水平异常，而就诊于内科或内分泌科。但是如果患者通过影像学检查发现了垂体瘤，应首选神经外科就诊。需要提醒的是垂体磁共振是诊断垂体瘤占位病变的有效手段。如果患者有内分泌问题，应联合内分泌科协同会诊，通常需要完善内分泌检查，包括生长激素、催乳素、促黑激素、甲状腺激素、肾上腺皮质激素、黄体生成素、卵泡刺激素等，通过激素分泌水平的改变协助垂体瘤早期诊断，并结合影像学检查制订周密的治疗方案。

（高慧娟）

3.3　垂体瘤是如何分类的？

垂体出现肿瘤以后，可能引起人体激素的变化，从而导致相应的危害。那么垂体瘤是如何分类的？

（1）按功能分类：根据腺瘤的激素分泌功能将垂体瘤分为功能性和无功能性两大类。功能性垂体瘤可按其分泌的激素命名：①催乳素瘤，是最常见的垂体瘤，主要临床表现为闭经-溢乳综合征（女性）、性功能减退（男性）；②生长激素瘤，表现为肢端肥大症或巨人症；③促肾上腺皮质激素瘤，表现为库欣综合征；④促甲状腺激素瘤，临床表现为甲亢；⑤促性腺激素瘤，其分泌激素 FSH 或 LH，临床表现为性功能减退症。一般人群中，以催乳素瘤最常见；老年人群中，以无功能性垂体瘤最常见。无功能性垂体瘤实际上可分泌无生物活性的糖蛋白激素 α 亚基或具有很弱生物活性的糖蛋白激素；一般不出现激素分泌过多的临床症状，但在肿瘤体积生长到一定大小时，因压迫垂体或脑组织而出现相应症状，如视觉损害及腺垂体功能减退等。

（2）按形态学分类：按垂体瘤的生长解剖和放射影像学特点进行分类，可分为微腺瘤和大腺瘤，瘤体直径≥10mm 为大腺瘤，<10mm 为微腺瘤。根据肿瘤的生长类型可分为扩张型和浸润型两种，后者极为少见。

（高慧娟）

3.4 身材矮小、生长迟缓是垂体惹的祸吗？

很多家长看到自己的孩子比同龄的小朋友身材矮小，都会很担心。孩子生长发育异常的原因有很多，遗传、营养不良、代谢异常、生长激素缺乏都有可能导致生长发育迟缓。那么孩子个子矮是先天遗传还是后天导致的？矮小症到底是什么？垂体在矮小症中为何如此重要？

腺垂体主要合成并分泌 7 种具有明显生理活性的激素，生长激素便是其中之一，生长激素顾名思义具有促进生长发育、促进蛋白质合成及骨骼生长的作用，是对儿童生长发育至关重要的激素。由生长激素缺乏导致的矮小称为生长激素缺乏症，又称垂体性侏儒症，这是一种由下丘脑-腺垂体功能障碍造成生长激素分泌不足而引起的生长障碍。另外当垂体柄横断，下丘脑分泌的激素无法通过垂体门脉系统作用于腺垂体时，就会导致垂体柄阻断综合征，也是儿童生长发育异常的病因之一。

青春期前生长激素的分泌过少，身材就会矮小，所以应抓住矮小症干预黄金期，莫让"矮小"成为孩子永远的痛。

（张建文）

3.5 女性月经不调也可能是垂体瘤导致的吗？

垂体虽然体积较小，但它是身体内非常复杂的分泌腺。只要它"一声号令"，身体里的生长激素、催乳素、促性腺激素、促肾上腺皮质激素等都会"听令"。而月经不调，同时出现发胖和泌乳，应考虑患垂体瘤的可能。垂体瘤可引起催乳素水平升高，从而抑制促性腺激素的分泌，进一步影响卵巢的性激素合成，最后表现为月经不调甚至闭经、泌乳、不孕。催乳素分泌紊乱导致垂体瘤的发生往往是人为干扰导致的。有些人因月经不调，盲目服用各种调经的保健品，反而加重症状，促使垂体瘤的发生。

女性若出现月经不调、闭经、不孕、反复流产等症状，可通过检查内分泌激素，看是否存在催乳素指标偏高的情况，再做磁共振检查排除垂体瘤，即使患上垂体瘤也不必过度紧张，绝大部分垂体瘤是良性的，且大部分是微腺瘤。不过，需要提醒的是，垂体瘤不论大小，大多会对患者内分泌有影响，因此不容忽视，应听从医生的意见进行规范治疗。

（张建文）

3.6 为什么垂体瘤会导致视力及视野改变？

眼睛是传递信息的门户，尤其是在这个信息大爆炸的时代，我们每天获取大量的外部信息都离不开眼睛。视力下降、视物不清，许多人觉得就是眼睛出现问题，怀疑是过多接触电子产品，或者患近视了，而老年人出现"视力下降、眼花"等症状时，就认为是发生了老视（即老花眼），并不会太在意，往往是去眼镜店配副眼镜，或者去医院眼科检查。但是佩戴眼镜没效果，挂眼科也未检查出异常，却在神经外科找到了"元凶"——垂体瘤。

视神经在到达大脑皮质前，在脑下面的交叉点形成一个"X"状结构，称为"视交叉"，黄豆大小的垂体就生长在这个交叉部位的下方。正常情况下，垂体与视交叉没有接触，但是一旦垂体发生病变，如黄豆粒大小的垂体胀大变成"大石头"或者是发生粘连，就可能压迫损伤视神经，导致视神经传递信息受到干扰，最终表现出对视觉的影响。垂体瘤是一种良性肿瘤，及时搬开压在视神经上的"大石头"，视野缺损、视力下降等症状就会很快得到缓解。但要注意，如果这种压迫长期不能解除，会引起视神经萎缩，从而导致永久性失明。这就要求患者尽早就诊，尽早进行手术治疗。

虽然视力问题是垂体瘤的常见症状，但大家对此还没有充分的认识，因此患者出现视力下降、视野缩小等病症时，通常会到眼科就诊，有的眼科医生没有考虑垂体瘤压迫视神经的可能，会导致部分患者拖延到双眼视力极度下降或失明而丧失手术的最佳机会。所以，儿童或者成年人视物不清、没有立体感，不一定是近视；老年人眼花、视野受限，不一定是老花眼、青光眼。出现这些症状时，如果眼部检查未能发现病因，应当及时进行脑部检查，考虑垂体瘤等鞍区肿瘤。

（张建文）

3.7 为什么有的垂体瘤会导致向心性肥胖？

现代社会超重现象较普遍，其中部分人是因为患有促肾上腺皮质激素（ACTH）瘤，导致脂肪的代谢和分布异常。这是因为垂体 ACTH 瘤分泌过多的 ACTH，使双侧肾上腺皮质增生，产生过多的皮质醇，导致脂肪堆积在胸、腹、臀部，而四肢相对瘦小，呈向心性肥胖，面部呈满月状，体重明显增加，这类人群往往四肢皮下血管显露并有紫纹。

如果发现体重突然增加，出现满月脸，尤其是伴有颈背部肌肉肥厚、向心性肥胖、皮肤出现紫纹时一定要重视。需要及时到正规医院检查，明确病因，及时治疗。不过也不必过分担心，大部分人体重增加主要还是饮食与锻炼等生活习惯不良所致。而 ACTH 瘤经过治疗，激素水平恢复正常后，体重也能够慢慢减轻。

（高慧娟）

4 垂体瘤患者如何治疗及自我管理？

4.1 垂体瘤哪些情况下可以保守治疗？

垂体瘤的治疗方法通常根据瘤体的大小、症状的严重程度及患者的整体状况来确定。以下情况，可以选择保守治疗。①垂体瘤非常小且不引起任何症状，医生可能会建议定期监测瘤体的生长情况，并观察是否出现症状。②对于年龄较大或存在其他严重健康问题的患者，手术可能带来更大的风险。这种情况下，医生可能会选择保守治疗，以缓解症状并控制瘤体的生长。③对于育龄期妇女，特别是计划妊娠或正在哺乳的妇女，手术可能会对生育和母婴健康产生影响，这种情况下，医生可能会推荐保守治疗，如药物治疗，以控制激素分泌和瘤体的生长。当然，保守治疗并不意味着完全不进行治疗，而是通过药物治疗、放疗或其他非侵入性方法来控制瘤体的生长和症状的进展。

（谭　丽）

4.2　垂体瘤哪些情况下可以放疗？

放疗可以作为垂体瘤的一种治疗选择，通常采用外部放疗或内部放疗（放射性碘治疗），适用于以下 4 种情况。①术后残留或复发的垂体瘤：当手术无法完全切除垂体瘤或垂体瘤在手术后复发时，放疗可以控制瘤体的生长。②高风险手术患者：如年龄较大、存在其他严重健康问题或其他手术风险较高的患者，放疗可以作为替代手术的选择。③部分垂体功能亢进瘤：对于催乳素瘤或生长激素瘤等垂体功能亢进瘤，放疗可以用于抑制激素分泌和控制瘤体的生长。④术前辅助治疗：在一些情况下，放疗可以在手术前用于减小垂体瘤的体积，从而降低手术难度。治疗方案应由医生根据患者的具体情况和垂体瘤的特点来制订。

（谭　丽）

4.3　哪些垂体瘤适合手术治疗？

手术治疗是垂体瘤的主要治疗方法之一，以下为适合手术治疗的垂体瘤。①垂体瘤较大，特别是超过 1cm 或有明显的症状，如视力障碍、头痛、视野缺损等，这时手术可能是必要的。手术可以减轻瘤体对周围结构的压迫，并改善症状。②垂体瘤可能具有侵袭性，即瘤体向周围组织扩展。这种情况下，手术可以去除侵袭性瘤体，并减轻对周围组织的损害。③垂体瘤会导致垂体激素的过度分泌，如催乳素瘤、生长激素瘤、ACTH 瘤等分泌过多。手术切除后激素水平可以恢复正常。④垂体瘤引起颅内压增高、视力障碍、脑神经损害等并发症，手术可以减轻这些并发症，并保护周围组织的功能。需要注意的是，手术治疗垂体瘤需要综合考虑患者的整体情况，包括年龄、健康状况、瘤体特征等，手术前后的评估和后续的随访非常重要。

（谭　丽）

4.4 垂体瘤手术后复发了怎么办?

垂体瘤手术后复发，一般会采取以下治疗措施。①二次手术：对于可以手术切除的复发垂体瘤，二次手术可能是一种选择。手术的目的是尽可能完全切除瘤体，以控制瘤体的生长和减少症状。②放疗：如果手术无法完全切除复发的垂体瘤或患者不适合再次手术，可以考虑放疗。③药物治疗：可以用于控制复发垂体瘤的激素分泌和减缓瘤体的生长。具体的药物治疗方案应由医生根据患者的具体情况制订。④观察：对于一些体积小、生长缓慢的复发垂体瘤，医生可能会选择密切观察，监测瘤体的生长情况，并根据需要调整治疗方案。因此，术后定期随访和监测非常重要，以便及时发现和处理复发垂体瘤。

（谭　丽）

4.5 垂体瘤术后有哪些注意事项?

垂体瘤切除术后并发症预防与控制非常重要，主要有以下 6 个方面的注意事项。①术后出现多饮多尿，且尿比重<1.006，需要警惕尿崩症，出现恶心、呕吐等胃肠道症状，甚至昏迷、抽搐等神经系统现象，大多是由于抗利尿激素分泌失调而引起了低钠血症。②观察有无脑脊液鼻漏。③观察有无视力下降。④观察有无垂体功能低下的表现。⑤术后有无鼻腔粘连、鼻-鼻窦炎、嗅觉障碍、鼻中隔穿孔等情况。⑥有无颅内或局部感染、展神经麻痹、蛛网膜下腔出血的情况。

中医认为本病的重要原因之一是郁怒伤肝、情志不遂、气机逆乱、痰浊随上逆之气血阻滞脑窍，所以以情志疏导对本病的治疗尤为关键，临证除加用疏肝调畅情志的药物外，还应鼓励患者树立战胜疾病的信心，解除其精神负担，指导患者在日常生活工作中保持良好的精神状态，通过心理、运动、饮食、行为等多种方式综合调节，避免刺激，调畅气机，劳逸结合，养成良好的作息习惯，使人体津液输布有常，以预防垂体瘤的增长及术后复发。

（刘　婕）

4.6　妊娠后发现患有垂体瘤怎么办？

正常妊娠期垂体比妊娠前要增大 2 倍，可能与胎盘分泌激素（主要是雌激素）及垂体催乳素细胞增多导致催乳素水平升高有关。如既往有垂体瘤，或妊娠期出现神经系统症状如头痛、视野障碍等，可能与妊娠期垂体瘤增大有关。溴隐亭是多巴胺受体激动剂，对催乳素的合成与释放有抑制作用，且能抑制垂体瘤生长，使肿瘤缩小甚至消失，是目前治疗垂体瘤的首选药物。溴隐亭既不会导致遗传突变、胚胎中毒，也无致畸性，对于垂体微腺瘤特别是妊娠前接受药物治疗或手术者，妊娠期出现肿瘤生长迹象时加用溴隐亭后可很快控制症状；垂体巨腺瘤患者为防止肿瘤生长、垂体卒中，妊娠期也不应中断服用溴隐亭治疗。对垂体瘤患者产后的哺乳问题有如下建议：对于长期用药或没有神经症状的微小垂体瘤产妇应鼓励哺乳，而对于妊娠期有严重症状者则不建议哺乳。

（刘　婕）

4.7　儿童发现垂体瘤怎么办？会影响生长发育吗？

儿童垂体瘤与成人垂体瘤有什么区别？主要表现在以下几方面：①女性多于男性；②儿童发病率低，随年龄增长发病率逐渐上升；③儿童患者除了会出现成人垂体瘤出现的症状外，还可伴有生长发育异常；④肿瘤较大，侵蚀性和鞍外扩展的发生率高，且存在囊变、出血和坏死的可能；⑤治疗方面与成人相同，但手术多以全切术作为治疗的首选。家长如发现儿童不明原因的发育异常或青春期延迟，要考虑患垂体瘤的可能，应及时带孩子到医院接受检查，以免影响治疗和发育。垂体瘤多数为良性，主要表现为垂体瘤压迫症状和激素分泌异常。其中生长激素会影响儿童身体发育，幼年阶段可能表现为短时间内长高、性早熟，甚至骨骼发育异常。所以，密切关注儿童生长发育的情况是非常重要的。

（刘　婕）

4.8　中医药治疗垂体瘤有哪些特色疗法？

中医药治疗垂体瘤的特色疗法主要为针灸、口服中药治疗等。通常采用针灸治疗改善患者头痛头晕、视物模糊等颅内高压症状，主要穴位有百会、风池、合谷、足三里等。针灸通过疏通经络，调和阴阳气血、扶正祛邪的方式干预垂体瘤及术后的动眼神经、展神经麻痹。口服中药治疗多使用扶正祛邪的方法，中医认为本病病位在脑，与肝、肾、脾关系密切。病因可概括为寒湿外邪入侵、禀赋不足、年迈体虚、情志失调、饮食不节等，其基本病机以气滞、痰凝、血瘀、毒聚为标，肝阴亏虚、肾精不足、脾胃失调为本。结合患者体质、症状，辨证论治，因人制宜，加以消痰散结、化瘀通络药物，配合针灸治疗，抑制瘤体生长，缓解瘤体对周围脑组织的压迫，改善内分泌紊乱，提高患者生活质量。患者平时也应注意饮食和情志调理，嘱患者加强体质锻炼，增加营养摄入，多食用新鲜瓜果和蔬菜，保证充足蛋白质和维生素，避免挑食和偏食，养成良好作息习惯，正确对待压力，学会化解紧张，避免情绪过悲过喜。

（刘　婕）

5　垂体瘤与其他内分泌疾病有什么关系？

5.1　垂体功能低下会有什么影响？

垂体功能低下会引起多种症状，主要取决于垂体功能减退后引起了哪种激素缺乏，从而导致相应支配的靶器官功能减退。如果甲状腺功能减退，则会出现乏力、食欲差、水肿、嗜睡、肥胖等临床表现；肾上腺相关激素分泌减少，会出现血压低、血糖低、头晕等症状；性激素水平下降会导致性欲下降、性功能障碍、不孕不育、月经失调等；儿童长期垂体功能欠佳，其生长发育会受到严重影响，出现身材矮小；促肾上腺皮质激素分泌减少，则会导致肾上腺皮质功能减退，而出现皮肤色素减退、面色苍白、乳晕色素浅淡等。总之，垂体功能低下可引起内分泌紊乱，出现各种临床症状，尤其是生长发育相关的表现，应该予以重视。建议及时完善各项激素检查，及时对症治疗垂体相关疾病。

（刘　婕）

5.2　垂体瘤与糖尿病有什么关系？

垂体是人体内最复杂的内分泌腺，其分泌的激素不仅影响人体骨骼和软组织生长，还影响人体的血糖水平，最终导致糖尿病。其中一些激素如生长激素、糖皮质激素、甲状腺激素等有拮抗胰岛素的作用，可引起糖代谢紊乱，导致糖尿病，称为继发性糖尿病。功能性垂体瘤如 ACTH 瘤、促甲状腺激素瘤、生长激素瘤可促使垂体激素促肾上腺皮质激素、促甲状腺激素、促生长激素分泌增多，这些激素最终作用于靶器官会引起糖皮质激素、甲状腺激素、生长激素分泌增多，相应增多的激素的生理作用均可导致血糖升高，如功能性垂体瘤长时间未得到及时治疗，高血糖会对胰腺组织造成不可修复的损伤，从而引起糖尿病。

（刘　婕）

5.3　垂体瘤与甲亢有什么关系？

垂体作为甲状腺的上位激素，影响着甲状腺激素的分泌，垂体瘤导致 TSH 分泌增多，临床表现同原发性甲亢，如怕热、多汗、体温升高、容易激动、好动、多语、失眠、疲乏无力、双手颤抖、心慌、心动过速、血压升高、食欲亢进、食量大、易饥饿、大便次数多、体重减轻。女性患者可伴有月经不调或闭经，生育能力下降；男性患者则可伴有性欲下降。垂体瘤患者一般无突眼及胫前黏液性水肿。甲状腺作为靶器官受腺垂体激素调控，当患者患有 TSH 瘤时，垂体促进靶腺激素释放的物质分泌增多，即"订单"增多，进而使靶腺激素的血液浓度升高，即甲状腺这个"工厂"生产的甲状腺激素增多，故而实验室检查表现为 T_3、T_4、TSH 水平均升高，影像学检查发现垂体瘤。垂体瘤治疗上与原发性甲亢不同，目前治疗手段多选择手术或伽马刀。

（刘　婕）

5.4　垂体瘤与甲减有什么关系？

垂体作为甲状腺的上位激素，影响甲状腺激素的分泌，若垂体瘤压迫垂体使其功能减退，会导致 TSH 分泌减少，从而引起垂体性甲减。此外，垂体瘤术后会导致甲减，为继发性甲减，这是因为手术会对垂体产生一定的损害，使垂体分泌的 TSH 水平明显降低。垂体瘤 TSH 缺乏引起继发性甲减，其症状体征与原发性甲减类似，如疲劳、畏寒、便秘、体重增加、声音低沉、心率缓慢、面色苍白，皮肤干燥而萎缩或水肿、眉发稀疏、腋毛及阴毛脱落、表情淡漠、反应迟钝，智力减退，有时可出现精神症状，如幻觉妄想、躁狂等。垂体瘤 TSH 缺乏的实验室检查结果可以是 TSH、T_3、T_4、FT_3、FT_4 水平均降低，影像学检查发现垂体瘤。原发性甲减与垂体瘤引起的继发性甲减不同的是，常见 TSH 水平升高。继发性与原发性甲减治疗方法相同，均采用甲状腺激素替代治疗。

（刘　婕）

催乳素瘤

1 如何认识催乳素瘤？

1.1 催乳素有哪些功能？

催乳素（prolactin，PRL，又称促乳素或泌乳素）是一种由腺垂体嗜酸性细胞分泌的蛋白质激素，主要作用为促进乳腺发育生长，刺激并维持泌乳，还有刺激卵泡 LH 受体生成等作用。PRL 引起并维持泌乳。

在女性青春期乳腺的发育中，雌激素、孕激素、生长激素、皮质醇、胰岛素、甲状腺激素及 PRL 起着重要的作用。妊娠期，PRL、雌激素与孕激素分泌增多，使乳腺组织进一步发育，具备泌乳能力却不泌乳，原因是此时血中雌激素与孕激素浓度过高，抑制 PRL 的泌乳作用。分娩后，血中的雌激素和孕激素浓度大大降低，PRL 才能发挥始动和维持泌乳的作用。在妊娠期 PRL 的分泌显著增加，可能与雌激素刺激垂体催乳素细胞的分泌活动有关。妇女授乳时，婴儿吸吮乳头反射性引起 PRL 大量分泌。在哺乳类动物，PRL 对卵巢的黄体功能有一定的作用，如啮齿类，PRL 与 LH 配合，促进黄体形成并维持分泌孕激素，但大剂量的 PRL 又能使黄体溶解。PRL 对人类的卵巢功能也有一定的影响，随着卵泡的发育成熟，卵泡内的 PRL 含量逐渐增加，并在次级卵母细胞发育成为排卵前卵泡的过程中，在颗粒细胞上出现 PRL 受体，它是在 FSH 的刺激下形成的。PRL 与其受体结合，可刺激 LH 受体生成，LH 与其受体结合后，促进排卵、黄体生成及孕激素与雌激素的分泌。

实验表明，少量的 PRL 对卵巢激素与孕激素的合成起允许作用，而大量的 PRL 则有抑制作用。临床上患闭经溢乳综合征的妇女，表现为闭经、溢乳与不孕，患者一般都存在无排卵与雌激素水平低下现象，而血中 PRL 浓度却异常增加。男性在睾酮存在的条件下，PRL 促进前列腺及精囊腺的生长，还可以增强 LH 对间质细胞的利用，使睾酮的合成增加。PRL 参与应激反应，在应激状态下，血中 PRL 浓度升高，且往往与 ACTH 和 GH 浓度的升高一同出现，刺激停止数小时后才逐渐恢复到正常水平。由此看来，PRL 可能与 ACTH 及 GH 一样，是应激反应中腺垂体分泌的三大激素之一。腺垂体 PRL 的分泌受下丘脑 PRL 释放因子（PRF）与 PRL 抑制因子（PIF）的双重控制，前者促进 PRL 分泌，后者则抑制其分泌。多巴胺通过下丘脑或直接对腺垂体 PRL 分泌有抑制作用。下丘脑的 TRH 能促进 PRL 的分泌。吸吮乳头的刺激引起传入神经冲动，经脊髓上传至下丘脑，使 PRF 神经元兴奋，PRF 释放增多，促使腺垂体分泌 PRL 增加，这是一个典型的神经内分泌反射。

（王春潇）

1.2　什么是催乳素瘤？催乳素水平高就是催乳素瘤吗？

催乳素瘤是由垂体催乳素细胞瘤分泌过量 PRL 引起的下丘脑-垂体疾病中常见的一种。其典型的临床表现有闭经、溢乳、不孕（育）、高催乳素血症及垂体占位性病变。有临床症状的催乳素微腺瘤一般不会长成大腺瘤。部分腺瘤有侵袭性，出现腺瘤增大及血 PRL 水平升高。PRL 瘤在功能性垂体瘤中发生率占首位，女性发病率高于男性。

PRL 瘤引起的高催乳素血症的临床症状因性别、年龄、高催乳素血症持续时间及肿瘤大小的差异而有所不同，多见于女性，常表现为溢乳-闭经综合征。肿瘤大小与患者血清 PRL 浓度呈正相关。一般来说 PRL 水平越高，PRL 瘤可能越大，但并不一定都呈正相关。所以说 PRL 水平过高的可能原因之一是 PRL 瘤。

（王春潇）

1.3 催乳素瘤能否自愈?

通常情况下,催乳素瘤不能自愈,而且也不会停留在当前水平,它会持续恶化,对患者的身体造成巨大损伤,所以必须要尽早治疗。患者在发病后,应及时到内分泌科进行检查,再根据病情轻重程度制订相应的治疗方案。催乳素瘤目前的主要治疗方式有药物治疗、放疗和手术治疗。如果患者不接受治疗,易引起严重后果,如激素水平升高、肿瘤压迫周围组织,甚至垂体卒中。

(王春漪)

1.4 女性患有催乳素瘤,一定是卵巢功能不好吗?

催乳素水平高不一定说明卵巢功能不好,也有可能是正常的生理现象。催乳素水平高可能是女性在月经期或者妊娠期,体内雌激素水平增高导致的。另外,产后哺乳期间如果受到婴儿的吮吸刺激,催乳素水平也会升高,这属于一种正常的生理现象,不用治疗。

事实上催乳素水平偏高并不能反映卵巢状况。催乳素水平偏高主要见于哺乳期、垂体催乳素瘤、下丘脑肿瘤、垂体生长激素瘤、原发性甲减等,不能反映卵巢功能。卵巢功能检查主要是性激素六项检查,包括卵泡刺激素、黄体生成素、雌二醇、孕酮、睾酮和催乳素,也可以通过基础体温、子宫内膜检查等来判断卵巢功能是否存在异常。若出现卵巢功能异常,应及时就医检查。

(王春漪)

1.5 中医如何认识催乳素瘤?

中医虽未在微观上研究血清催乳素水平的变化,但对本病的主要临床表现闭经、溢乳、不孕却有丰富的认识。例如,《竹林女科》论闭经"以乳众血枯名",根据临床症状,按审证求固原则,对其病因病机探讨如下:肾-冲任胞宫之间的平衡是维护正常月经及生殖生育的重要环节。闭经、低雌激素水平症状及不孕,与现代研究认为的"肾虚"理论相吻合。肝气逆乱,气血不下行胞宫化为经血反循肝经逆上化为乳汁；肾为癸水，肝为乙木，而乙癸同源，肾阴亏损而肝失濡养，失其疏达之职，则郁而阻滞，经血不能下达而经闭乳溢；肝郁则不能舒达脾土，脾失健运，痰湿内阻；肝郁则气滞血瘀。故本病为以肾虚为本，肝郁相兼为病，产生一系列脏腑功能失衡的证候。肾虚：素体肾虚或房劳多产，或久病及肾，服用某些西药后致肾虚，肾虚则闭藏失职及气化功能受累，不能使脏腑－天癸－冲任－胞宫功能协调，故经血不能下达胞宫而上行溢乳。肝郁：患者精神抑郁，情绪不畅，肝郁化火；或肝经湿热；或性情急躁，怒气上冲则气血运行逆乱，不循经反随肝气上入乳房化为乳汁。脾虚：素体脾虚，或饮食、劳倦伤脾，脾胃虚弱，运化失职，水湿停聚为湿为痰，阻滞冲任气血，或脾虚统摄失职，气血紊乱发为本病。

由于肾为先天之本，脾为后天之本；肝藏血，主疏泄；肾藏精，主封藏，肝肾同源；脾之运化有赖肝木之条达，三脏在生理上相互协调，病理上则互为影响。因此，临床上常难以截然分开。气郁（滞）可致瘀血，痰湿阻滞亦可致瘀，湿、痰、郁、瘀既可影响上述脏腑的功能，又是上述脏腑功能失调的主要病理产物。

（王春溥）

2 催乳素瘤是如何发生的?

2.1 催乳素瘤的主要患病人群有哪些?

催乳素瘤主要与催乳素的分泌增多有关，也受到体内雌激素和孕激素水平变化的影响，男女均可发病，以女性患者更为常见。不同年龄段或特殊生理状态下的女性常伴有激素的分泌异常，主要包括以下几类。①育龄期女性：在育龄期，卵巢会周期性地产生雌激素和孕激素，以促进乳腺组织的生长和发育。而一旦激素水平发生异常，如使用药物或情绪剧烈变化，导致雌激素过多或雌激素/孕激素比例失衡，乳腺组织中的细胞可能会异常增殖，从而导致催乳素瘤的发生。②绝经期女性：女性绝经后卵巢功能衰退，雌激素和孕激素的产生减少，导致体内催乳素的水平相对较高。当催乳素水平长时间升高时，又将引起乳腺组织中的细胞异常增殖，最终发展为催乳素瘤。③妊娠期女性：在妊娠期，女性体内的激素水平会发生显著变化，特别是雌激素和孕激素的水平会大幅度上升，导致乳腺组织中细胞的异常增殖，从而形成催乳素瘤。④青春期女性：青春期女性体内雌激素的水平明显增加，也会导致乳腺组织中细胞的异常增殖，进而形成乳腺瘤，包括催乳素瘤。⑤哺乳期女性：哺乳期女性的乳腺组织处于高度活跃状态，乳腺细胞高度增殖与分化以满足婴儿喂养的需求。而乳腺组织的增殖和分化过程可能会导致细胞的异常增殖，进而诱发催乳素瘤。

综上所述，以上年龄段或特殊生理状态下的女性都处于体内催乳素水平升高或乳腺组织细胞异常增殖的状态，可诱发催乳素瘤。

（孟　醒）

2.2　催乳素瘤产生的原因有哪些？

正常情况下，垂体会根据身体的需要适时分泌催乳素。然而当出现以下情况时，垂体会过度分泌催乳素，导致催乳素瘤的发生。①垂体功能失调：当垂体的调节机制出现问题时，整个机体的内分泌系统都将紊乱，如发生垂体瘤、颅脑损伤或颅内炎症刺激等，垂体功能将受到影响。就如同一个房间里的控温器坏了，房间的温度就会一直保持在很高的水平，也就是垂体过多分泌催乳素而诱发催乳素瘤。②药物副作用：某些治疗精神病或者抗抑郁的药物也可能会影响垂体的正常功能，导致过度分泌催乳素。③妊娠或哺乳期：女性在妊娠期和哺乳期体内的激素水平会发生很大的变化，特别是催乳素水平会升高以产生更多的乳汁喂养婴儿，这可能会刺激催乳素瘤的生长。

（孟　醒）

2.3　催乳素水平升高与熬夜有关吗？

正常情况下，催乳素的分泌主要在夜间睡眠中达到高峰，因此睡眠不足或熬夜可能会对催乳素的分泌节律产生影响，如催乳素分泌减少或分泌时间延迟，从而影响乳腺的发育和乳汁分泌。此外，熬夜还可能导致身体内其他激素的失衡，如促肾上腺皮质激素和生长激素，这也可能会影响催乳素的分泌。因此，催乳素升高与熬夜存在一定关系，熬夜和睡眠不足可能会对催乳素的分泌产生负面影响，而具体的影响程度则会因个体差异而有所不同。

（孟　醒）

2.4　催乳素瘤会遗传吗？

催乳素瘤是指一种生长在脑部（垂体）的良性肿瘤。通常情况下它的发生是随机的，与基因没有直接关系。但有些罕见的遗传性疾病如多发性内分泌肿瘤（MEN）或 FIPA，是由特定基因突变引起的，有时会导致催乳素瘤的发生，并且这种基因突变是可以遗传给后代的。因此，催乳素瘤的发生与遗传关系不大，大多数情况下是由于垂体瘤或药物等其他因素引起的。但如果家族中有人患有 MEN 或 FIPA，那么此人患催乳素瘤的可能性会增加，需要说明的是这种情况还是非常罕见的。

（孟　醒）

3　催乳素瘤是如何诊断的？

3.1　如何通过自我检查发现催乳素瘤？

催乳素瘤的发病以女性患者居多，早期表现也通常与女性第二性征有关。通过自我检查，若发现自身存在以下几方面的问题，则需要考虑是否患有催乳素瘤。①月经不规律或停止：女性若出现月经周期变短、月经量减少或停止，且未处于妊娠期或更年期，需怀疑催乳素瘤。②乳头分泌物：男性或未处于妊娠期或哺乳期的女性，乳头出现白色或透明分泌物，如乳汁或血液，尤其是单侧乳房有分泌物，则需怀疑催乳素瘤。③乳房肿块：虽然乳房肿块通常不是催乳素瘤的主要症状，但在某些情况下催乳素瘤也可能会引起乳房肿块或胀感。④性功能障碍：女性患者可表现为阴道壁变薄或萎缩，分泌物减少，性欲减退等；男性患者则可能出现勃起功能障碍。⑤头痛和视力问题：催乳素瘤可能对视神经产生压迫，导致头痛、视物模糊或视野缺损等症状。若同时伴有上述其他症状，也需要考虑催乳素瘤。

如果存在以上症状或其他不寻常的身体变化，建议及时就医并进行必要的检查，如血液激素水平检测、颅脑磁共振等，以确定是否存在催乳素瘤。

（孟　醒）

3.2　催乳素瘤会出现哪些症状，做催乳素检查前需做哪些准备？

除上个问题中提到的早期症状外，催乳素瘤患者还可能出现一些特异性或较为严重的症状。①在青年女性中，催乳素瘤的典型临床表现为闭经-乳溢-不育三联征。青春期女性则表现为生长发育迟缓及原发性闭经，成年女性表现为经期缩短、经量稀少或过多、月经延迟、流产、不孕等。体征可见乳腺萎缩，阴毛脱落，外阴萎缩、阴道分泌物减少等。②男性患者主要表现为性功能减退，如性欲减退、勃起功能障碍等，影像学检查多为大腺瘤，神经压迫较明显。青少年患者可出现青春发育停滞、体态异常、乳腺发育和泌乳、睾丸细小等；成年男性可表现为胡须稀疏、阴毛稀少、睾丸松软、男性不育症、精子数目减少等症状。③肿瘤压迫症候群：晚期催乳素瘤可因瘤体巨大而压迫周围的脑组织和血管从而引起头痛；若瘤体靠近垂体和视交叉区，可能会对视神经和周围脑组织施加压力，引起眶上疼痛、视物模糊等症状；有时较大的腺瘤还会引起颅内压增高，导致恶心、呕吐等症状。④骨质疏松症：催乳素增多能够抑制骨形成细胞（成骨细胞）的活性，使得骨质破坏速度超过骨质形成的速度，导致骨量减少和骨质疏松症。此外，雌激素对骨骼有保护作用，可促进骨形成、抑制骨吸收并维持骨密度和骨强度，而高催乳素血症或催乳素瘤通常伴有雌激素水平的下降，进而表现为骨代谢受到影响和骨质疏松症。⑤急性垂体卒中：催乳素瘤增大时会压迫垂体周围的血管，这可能导致血液供应不足，垂体组织缺氧，甚至还会造成周围血管的损伤，引起血管破裂出血，导致血液在垂体组织中聚集，这都会造成急性垂体卒中。急性垂体卒中表现为剧烈头痛、视力下降、眼球突出、恶心呕吐甚至昏迷不醒等症状，需要立即就医。

如果出现了上述症状，需及时就医。而在进行催乳素检查之前，有一些准备工作是需要注意的。以下是常见的准备事项。①饮食限制：催乳素检查通常需要空腹状态。一般建议在检查前至少禁食 8 小时。②避免刺激乳房：在催乳素检查前，需要避免刺激乳房，包括避免使用一些刺激性药物，避免乳房按摩或剧烈运动等。③停用药物：一些药物可能会影响催乳素水平，因此在检查前需要停用相关药物。如果正在服用药物，在检查前需要咨询医生是否需要停药及停药的时间。④穿宽松衣物：尽量穿着宽松舒适的衣物进行检查。紧身衣物可能会对乳房和胸部造成压迫，影响检查结果。

（孟　醒）

3.3　男性催乳素瘤与女性催乳素瘤有区别吗？

同样是催乳素瘤，由于男性与女性在生理构造上有着明显的差异，在疾病的发病、症状、病因和治疗方式上也会存在一些区别。①发病：女性大多在 30 岁左右发病，而男性发病高峰多在 50 岁左右，且女性的发病率远高于男性。②症状：女性催乳素瘤患者多表现为乳房疼痛、溢乳、月经紊乱、青春期发育延迟和不孕等，男性催乳素瘤的常见症状与女性有相似之处，包括乳房增大、乳房疼痛、乳房分泌物等；然而，男性催乳素瘤的症状可能会更加明显，因为男性本身乳腺组织较少，所以任何乳房的异常症状更容易被察觉。此外，男性患者的催乳素瘤通常较女性的大，且多是生长迅速的侵袭性肿瘤，会压迫邻近脑组织，更容易出现急性垂体卒中等危险状况；而女性患者的瘤体多被诊断为微腺瘤，较少出现压迫症状。③病因：对于女性，催乳素瘤通常与激素水平的变化有关，如女性在月经周期时雌激素水平的波动可能会导致催乳素瘤的出现，其他原因诸如妊娠、哺乳、卵巢病变等，都会导致激素失衡，从而刺激垂体产生过多的催乳素。而男性的催乳素瘤通常是由垂体腺瘤导致垂体功能紊乱引起的。④治疗：男性催乳素瘤和女性催乳素瘤的治疗方法基本相同，常用药物均为溴隐亭、卡麦角林等，对于药物控制不佳的患者则需手术治疗，由于男性催乳素瘤通常较大，因此男性接受手术治疗的比例大于女性。此外，对于有妊娠意愿或正处于妊娠期的女性催乳素瘤患者，如果药物治疗无效，可能会考虑使用微波治疗或放疗以缩小肿瘤，从而减少手术对生育的影响。

（孟　醒）

4　催乳素瘤如何治疗？

4.1　催乳素水平偏高怎么办？

发现催乳素水平偏高，首先应排除生理性和药理性高催乳素血症。生理性因素主要是妊娠和哺乳，但催乳素属于应激激素，紧张、运动、进食、外伤、手术、房事等都可能引起催乳素水平短暂升高。药物性因素主要是抗抑郁药、镇静剂等影响下丘脑多巴胺系统或者垂体多巴胺受体的药物。若催乳素水平轻微升高而无症状，可不必惊慌，定期复查，临床观察即可；若催乳素水平显著升高，在正常上限3倍以上，则应在医生指导下完善相关检查，明确病因，采用药物、手术等规范治疗。

（孙思怡）

4.2　催乳素水平高，如何备孕？

催乳素水平高的患者可以通过饮食调理、作息调理、适量运动、药物治疗、手术治疗等方式备孕，有利于提高妊娠成功率。患者在备孕期间，需要注意保持清淡饮食，可以适当食用富含蛋白质、维生素等营养物质的食物，如鸡蛋、芹菜等。同时，患者还可以适当进食富含卵磷脂、镁元素等营养物质的食物，如核桃、花生等，也可以适当进食富含钙元素的食物，如牛奶、虾皮等。通过饮食调理，有助于提高妊娠成功率。患者在备孕期间还需要注意保持良好的作息习惯，避免熬夜，以免导致内分泌失调，从而影响受孕。患者在备孕期间，可以适当进行体育锻炼，如慢跑、游泳等，有助于增强体质，提高免疫力，对备孕有一定的帮助。如果患者是因为甲状腺功能减退导致的催乳素水平升高，可以在医生指导下服用左甲状腺素钠片等药物进行治疗，从而使体内的甲状腺素水平恢复正常，也有助于提高妊娠成功率。如果患者是因为垂体微腺瘤导致的催乳素水平升高，可以在医生指导下通过经鼻蝶微创术等方式进行治疗，有助于将垂体微腺瘤切除，从而使体内的催乳素水平恢复正常，也有助于提高妊娠成功率。除此之外，患者还应保持良好的心态、良好的生活习惯等。如果患者出现明显不适症状，建议及时就医治疗，以免延误病情。

（孙思怡）

4.3 催乳素瘤的治疗方法有哪些？

催乳素瘤的治疗方式主要为药物、手术、放疗。如果明确诊断为高催乳素血症或者催乳素瘤，需要干预时，首选药物治疗，如多巴胺受体激动剂、生长抑素类似物等，常用药物为溴隐亭、卡麦角林等。对于药物治疗疗效欠佳或无效、不良反应较大不能耐受、有肿瘤压迫症状者，建议手术治疗，包括经蝶手术、经颅手术等。术后残留或复发、不能接受药物治疗或者有手术禁忌者，可考虑放疗，放疗多为手术及药物治疗的辅助手段。

（孙思怡）

4.4 得了催乳素瘤，药物治疗能痊愈吗？

催乳素瘤的治疗取决于两个因素：肿瘤大小和高催乳素血症是否引起症状。

药物治疗（多巴胺激动剂）为首选，国内主要是溴隐亭治疗，国外有卡麦角林治疗。若药物效果差或有药物抵抗时，可考虑经蝶窦手术治疗。即使大腺瘤合并脑神经压迫症状时也可先试用多巴胺受体激动剂治疗。放疗仅作为辅助治疗。无论采用何种治疗方案，必须定期监测催乳素水平。首选药物治疗。经过20多年的临床观察，发现溴隐亭在降低血清催乳素水平、缩小肿瘤、改善视野缺损及脑神经受压症状、恢复性腺功能等方面，具有显著的疗效。目前有多种新型多巴胺 D_2 受体激动剂问世，如培高利特、喹高利特、卡麦角林等。催乳素瘤一般大于 1cm 可能需要手术，而放疗仅为一种辅助手段，可防止肿瘤增大，但其降低催乳素水平慢，恢复排卵性月经效果不满意，常用于外科手术后未能获得痊愈者。垂体放疗的并发症有下丘脑功能不全、腺垂体功能减退、视觉系统损害、脑血管意外、脑坏死、继发性脑部恶性或良性肿瘤等。

（孙思怡）

4.5 催乳素瘤哪些情况下需要手术？

催乳素瘤可能与原癌基因和生长因子等因素有关，如果催乳素瘤直径大于1cm，且压迫周围组织，可能会有明显的颅内占位效应及内分泌功能失调的现象。出现这种情况，患者可以通过手术切除肿瘤的方式进行治疗，能够控制病情发展。手术治疗主要为经蝶窦手术，经口腔或鼻-蝶窦途径进行选择性腺瘤组织切除，保留垂体正常组织。但部分患者可能不能完全切除，术后可能出现脑脊液鼻漏、尿崩症、颅内感染、视觉系统损伤及腺垂体功能减退等。手术可以减少药物治疗的需求量，患者术后对药物的抵抗性会有所改善。

（孙思怡）

4.6 催乳素瘤患者在妊娠前后需要注意什么？

患有催乳素瘤的女性常因性腺轴异常而导致不孕，就如同将军的命令无法顺利下达部队而导致士兵无法正常投入战斗。催乳素瘤患者因垂体功能失调导致性腺轴异常，进而导致卵巢功能障碍而影响妊娠。因此，女性催乳素瘤患者要想顺利妊娠就需要对疾病高度重视，可从以下几点着手。①咨询医生：对于催乳素瘤患者来说，妊娠前咨询专科医生并调整用药十分重要。医生会根据当前的病情和治疗效果，对垂体功能状况及后续治疗对妊娠的影响进行评估，进而在妊娠前暂停或调整某些药物的使用。例如，催乳素瘤患者一旦确诊妊娠需停用溴隐亭，但如果溴隐亭被认为是必要的，医生可能会制订适当的剂量和用药方案，以确保母婴安全。②监测指标：对于催乳素瘤患者，妊娠期间需要密切监测病情的变化，包括定期进行垂体功能检测、血清催乳素水平测定及影像学检查（如 MRI）来评估瘤变的风险和瘤体的大小变化。这些监测可以帮助医生及时调整治疗方案。此外，催乳素瘤患者产后仍需监测病情变化，包括血清催乳素水平、乳腺彩超等。若妊娠期间出现催乳素水平升高的情况，产后也可能持续存在。同时，产妇也需要保持心情舒畅、保证充足睡眠。③分娩方式：催乳素瘤患者通常情况下可以考虑自然分娩，但如果催乳素瘤体积较大或有侵袭性，自然分娩的风险较高，可能需要通过剖宫产以保证母婴安全。

（孙思怡）

5 催乳素瘤患者如何自我管理？

5.1 催乳素瘤对患者的生育能力有什么影响？

无论男女、任何年龄均可能发生催乳素瘤，其最常见于 20～50 岁育龄期女性。催乳素瘤可能导致女性月经不调，月经过少、过多或闭经，阴道干涩潮热，女性在非哺乳期分泌乳汁，出现乳头溢液；男性出现乳房增大、疼痛、勃起障碍，性欲减低，也可发生少精子症；男性、女性均可出现脱发、骨质疏松症、不孕不育、营养物质代谢障碍的情况；当肿瘤较大压迫周围组织时，可能导致视力下降、偏盲、昏迷等。

（孙思怡）

5.2 催乳素瘤患者的饮食和生活方式需要注意哪些方面?

催乳素瘤患者需要规律作息,避免熬夜,注意情绪变化,避免情绪波动过大,长期精神紧张可能导致催乳素异常增加。长时间高蛋白饮食可能导致患者体内催乳素水平升高,催乳素瘤患者应以高钙、高蛋白质、高维生素饮食为主,动物蛋白不宜过多,可以多食虾皮、芹菜、黄豆等。烹调时调味料不宜过多,以清淡为主,宜采用蒸、煮、烩、焖、炖、汆等方法,使食物细软易于消化。少饮碳酸饮料,少吃糖及食盐,戒烟戒酒,避免咖啡因的摄入。体形肥胖的患者需要观察并记录每天的进餐次数、量、品种,计算每日摄入的热量,定期测量体重;适当锻炼,加速体内新陈代谢,避免过度劳累,过度运动也可能分泌过多催乳素。

月经不规律的患者应注意月经期卫生护理,勤换卫生巾,避免坐浴,不饮冰冻饮料。体重增加的患者需要注意保护膝关节。骨质疏松症而出现骨关节疼痛的患者,可进行局部热敷以缓解疼痛。

(孙思怡)

5.3 如何预防催乳素瘤?

如出现甲状腺功能减退、胰岛素抵抗等及时就医,治疗原发病;有泌乳、月经不调等症状或者催乳素水平高,应积极治疗,抑制泌乳,恢复月经,纠正高催乳素血症;长期使用精神类药物,应定期监测催乳素水平。生活中保持良好作息,避免熬夜,保持心情舒畅,避免情绪长期紧张,合理饮食运动。

(孙思怡)

5.4 如何降低催乳素瘤的复发风险?

降低催乳素瘤复发风险建议做到以下三点:①定期复查。患者在治疗过程中,需定期复查催乳素、颅脑 MRI 等,以便及时发现病情变化,调整治疗方案。②生活方式调节。保持良好的生活作息，避免熬夜，保证充足睡眠，保持心情舒畅。合理饮食有助于维持内分泌系统的平衡，避免饮食偏嗜。适当锻炼，增强免疫力，控制体重。③遵医嘱按时服药，切勿自行减量或停药。

（孙思怡）

5.5 长期口服溴隐亭的患者需要注意什么？

溴隐亭为多巴胺受体激动剂，常见副作用包括恶心、呕吐、食欲下降、鼻塞、头晕、头痛、嗜睡、低血压、便秘、口干、脱发等，少数患者会出现感觉障碍、精神紊乱、幻觉、肢体运动障碍、肢体痉挛等。长期使用可能出现心绞痛加重、心律失常、癫痫发作、脑卒中等。长期大量服用需要警惕心脏瓣膜纤维化、肺部纤维化、腹膜纤维化等，尤其是老年患者。若溴隐亭副作用不能耐受，或者效果不佳，可以在医师的指导下另择治疗方案。

（孙思怡）

5.6 中医对于催乳素瘤治疗有哪些指导建议？

中医治疗催乳素瘤需辨证论治，中医认为催乳素瘤多为七情内伤致病，治疗应条达气机，使情绪舒畅。随着社会发展，现代人面临的社会压力增加，精神压力较大，而患者本身因疾病可能存在紧张、焦虑等不良情绪，因此在治疗疾病的同时注意心理疏导，积极鼓励患者正确了解相关知识，并进行科普，使患者正确认识疾病，避免因认知误差而过于恐惧。中医治病以人为本，应积极恢复其生理功能，消除患者症状体征，使得月经、孕、育正常。鼓励患者日常生活中适当锻炼，可选择如中医功法五禽戏、太极拳等，调畅气机。

（孙思怡）

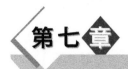

第七章
腺垂体功能减退症

1 如何认识腺垂体功能减退症?

1.1 什么是腺垂体？腺垂体的功能是什么？

腺垂体是位于脑深处具有分泌激素功能的重要器官，它通过直接或间接刺激其他腺体分泌激素，控制人体的生长发育、代谢、生殖等生命活动。腺垂体分泌的激素主要包括生长激素、催乳素、促黑激素、促甲状腺激素、促肾上腺皮质激素、促性腺激素（包括黄体生成素和卵泡刺激素）。每一种激素都对应着相应的功能。

（1）生长激素：促进人体生长发育。一方面它可以促进骨骼的生长，使身材高大；另一方面可以促进蛋白质合成，使肌肉发达。

（2）催乳素：促进女性乳房发育成熟，妊娠期促进和维持乳汁分泌。

（3）促性腺激素：包括黄体生成素和卵泡刺激素两种，具有促进性器官生长发育，调节性激素合成和分泌的功能。在男性则促进睾丸产生精子，制造睾酮；在女性则促进卵巢产生卵子，帮助排卵。

（4）促甲状腺激素：调节和控制甲状腺激素的合成和释放。

（5）促肾上腺皮质激素：促进肾上腺皮质合成和分泌皮质激素。皮质激素包括糖皮质激素和盐皮质激素，前者主要与糖、脂肪、蛋白质代谢和生长发育等有关，后者主要参与调节机体水、盐代谢和维持电解质平衡。

（6）促黑激素：具有控制黑色素细胞、促进黑色素合成的功能，而黑色素可以使人体皮肤及毛发颜色变黑，改善人的黑夜视觉。

（陈元昊）

1.2 什么是腺垂体功能减退症？

腺垂体功能减退症是各种原因导致的腺垂体激素分泌不足所致的临床综合征。本病的临床表现与所缺乏的腺垂体激素的种类相关。

（1）生长激素缺乏：儿童时期若生长激素分泌不足，则会导致侏儒症，患儿表现为身材矮小，但智力正常；成人时期生长激素分泌不足，则出现内脏脂肪增加、肌肉力量减弱、脂肪肝、骨质疏松症等。

（2）催乳素缺乏：常常和促性腺激素缺乏共同出现，表现为孕妇产后无乳汁、乳房萎缩、性欲减退等。

（3）促性腺激素缺乏：可使患者性腺功能减退。女性患者可能会出现闭经、乳房萎缩、阴道干涩、性交疼痛、不孕、阴毛和腋毛脱落、子宫和阴道萎缩等；男性患者则会出现阳痿、胡须和阴毛稀少、睾丸萎缩、肌肉减少、肥胖等症状，同时不论男女都会出现性欲下降和骨质疏松症，生育功能也会受到影响。

（4）促甲状腺激素缺乏：可引起患者甲减，出现记忆力下降、易疲劳、容易犯困、食欲差、心率慢、反应迟钝、面部水肿等表现。

（5）促肾上腺皮质激素缺乏：肾上腺皮质功能下降，导致盐皮质激素和糖皮质激素分泌不足，表现为身体羸弱、极度疲乏、厌食、恶心呕吐、体重减轻、抵抗力低、心率慢、血压低，严重者有低血糖症发作。

（陈元昊）

1.3 腺垂体功能减退症会危及生命吗？

当腺垂体功能减退症并发垂体危象时会危及生命。腺垂体功能减退症的严重程度主要与垂体组织的损伤程度有关。一般来说，若垂体组织破坏达 50%，临床症状表现较轻，只要长期维持激素治疗即可；若垂体组织破坏达 75%以上，则临床表现较为明显；若垂体组织破坏超过 95%，那么临床症状表现严重。而当腺垂体功能减退症患者在遭遇感染、创伤、呕吐、腹泻、脱水、饥饿及寒冷而使用镇静麻醉药物，引起低血糖、高热、低血压、水肿、昏迷、器官衰竭，即"垂体危象"时，如得不到及时诊治，常常危及生命，导致死亡。

（陈元昊）

1.4　腺垂体功能减退症需要终身服药吗？

答案是需要。腺垂体功能减退症是由下丘脑或垂体本身病变导致腺垂体分泌各种促激素不足引起的临床综合征，绝大部分的腺垂体功能减退症是不能够完全治愈的，需要终身采取激素替代维持治疗，以补充不足的激素，同时需要尽可能模拟人体激素的分泌曲线服药。临床中，评估患者是否需要终身治疗实际上也要视原发病的具体情况，对于神经外科疾病、外伤疾病、手术损伤或者大出血等引起的腺垂体功能减退症，往往需要终身用药。只有一少部分的腺垂体功能减退症可以治愈，如一过性的垂体炎症，经过对症治疗后有可能会完全康复。总之，无论是何原因引起的腺垂体功能减退症，都需要到医院完善相关检查后在医生的指导下用药，切忌自认为已康复而停药。

（陈元昊）

1.5　中医如何认识腺垂体功能减退症？

腺垂体功能减退症根据临床症状和疾病的发病特点可归属于中医"虚劳""肾亏经闭""干血痨""血枯经闭""产后无乳"等范畴。病因包括先天不足、五脏柔弱、后天失养、妇女产后失血过多、房劳过度、饮食不节、误治失治、外感毒邪、脑络损伤等。中医认为腺垂体功能减退症是一种慢性发病的虚损性疾病，其病机以"肾虚"为核心，呈现为多脏腑功能减退的"虚劳"状态，治疗通常以温阳补肾、益肾填精为主，同时兼以调和肝脾，健补脾胃。

（陈元昊）

2 腺垂体功能减退症是如何发生的？

2.1 为什么会出现腺垂体功能减退症？

腺垂体功能减退症的病因分为先天性因素和后天获得性因素。先天性因素主要包括先天发育不良造成的垂体结构或功能异常，后天获得性因素主要包括肿瘤、产后大出血而引起的垂体缺血坏死、放射损伤、脑外伤、感染及自身免疫因素等。其中产后大出血引起的垂体组织缺血和垂体腺瘤较为多见，垂体腺瘤由于肿瘤对周围正常腺垂体组织的压迫和损伤，可导致垂体腺激素分泌减少，从而导致心脑血管疾病、糖脂代谢紊乱和骨代谢异常等全身多系统功能障碍，若并发垂体腺瘤出血，极易发展成垂体危象，危及生命。而产后大出血可引起垂体组织缺血，进而引发垂体功能不全，称为希恩综合征，常表现为无乳汁分泌、绝经、阴毛和腋毛脱落，身体虚弱无力，皮肤干燥等，若并发感染、呕吐、腹泻可导致垂体危象。

（陈元昊）

2.2 产后大出血会造成垂体功能减退吗？

答案是会。分娩时大出血导致垂体坏死是女性腺垂体功能减退的常见原因，女性在妊娠期，由于胎盘分泌的激素刺激，垂体会增生肥大，分娩后激素水平下降，腺垂体血流减少，一旦大出血，腺垂体及垂体柄动脉痉挛导致闭塞，垂体门脉系统血供被切断，可导致腺垂体缺血坏死而发生腺垂体功能减退症。动脉发生痉挛的原因多与失血休克时交感神经兴奋有关，子痫、胎盘早剥、羊水栓塞或感染性休克等可引起弥散性血管内凝血，垂体主要依赖垂体门脉系统供血，产后垂体血液复流减少，导致腺垂体发生坏死。

（张　健）

2.3　垂体瘤如何造成垂体功能减退？

垂体瘤是临床最常见的肿瘤之一，绝大多数垂体瘤表现为某一种激素分泌过多而出现相应的功能亢进。而垂体瘤造成垂体功能减退则多见于无功能性垂体腺瘤、垂体瘤卒中、垂体瘤术后及垂体肿瘤放疗后。其病理机制如下。①无功能性垂体腺瘤：肿瘤对正常的垂体组织及血管造成压迫，导致正常垂体组织激素分泌不足，继发为垂体功能低下。②垂体瘤卒中：急性的垂体瘤出血或梗死，引起脑内压力升高，进而导致正常垂体组织受压、缺血，垂体功能受损而导致功能低下。③垂体瘤术后：手术治疗是可以解除肿瘤压迫及改善术前高激素水平状态的重要手段。然而无论采用何种方式的手术治疗都不可避免会对垂体正常组织造成干扰，从而影响其分泌功能，导致垂体激素分泌减少，形成垂体功能减退症，但垂体手术导致的腺垂体功能减退并不严重，一般可恢复。④垂体肿瘤放疗后：垂体或下丘脑部位的肿瘤放疗除了会杀死肿瘤细胞外，亦会杀伤正常的垂体组织而导致腺垂体功能减退，疾病的严重程度一般与放疗的剂量及患者的年龄有关。

（陈元昊）

2.4　情绪对垂体功能减退症有影响吗？

通常来说，情绪对腺垂体功能减退症是有影响的，其一般通过外周神经影响外部腺体的活动来发挥间接作用。例如，人在焦虑、恐惧时，胃液、胆汁的分泌和肠胃的蠕动会抑制，患者食欲减退、消化不良、身体消瘦，进而导致胃肠功能紊乱，出现腹泻、脱水、电解质紊乱而诱发垂体危象。此外，当人在悲痛时往往会流泪，焦急和恐惧时会冒汗，长此以往会导致患者抵抗力下降，不能抵抗病毒或细菌等微生物的侵犯，容易出现全身感染的情况而可能诱发垂体危象。此外，抑郁状态下患者的激素分泌亦会相对不足。因此情绪稳定对于腺垂体功能减退症患者十分重要，患者家属需要注意观察患者的心理状态，时常交流谈心，使患者情志愉悦。

（陈元昊）

2.5　产妇为什么容易发生腺垂体功能减退症？

当生育期妇女有产后大出血及神志昏迷病史时容易导致垂体功能减退症，称为希恩综合征。这与腺垂体的血液供应特征及产妇出血的特殊生理情况有关。妊娠期妇女的垂体呈生理性增生肥大，所需的血供也相应增加，需氧量增多，对缺氧尤为敏感。而腺垂体的血液供应主要来自于垂体门脉系统，易受到血压下降的影响。当产后大出血时，血液大量流失，不能满足垂体组织的血液供应需求，犹如手机电量不足时就会关机一样，此时垂体组织缺血缺氧就会损伤而"关机"，出现分泌功能减退。由于发病初期症状不明显且疾病进展缓慢，产后初期不易被发现。一般，只有当腺垂体组织破坏>50%时才会出现症状，>75%时症状会较明显，达到95%时则会有严重症状。因此，虽然腺垂体的坏死是迅速发生的，但腺垂体功能减退的症状是逐渐出现和加重的。

（陈元昊）

3　腺垂体功能减退症是如何诊断的？

3.1　疑似腺垂体功能减退症者需要进行哪些检查？

对于疑似腺垂体功能减退症者应尽早至医院完善以下检查。①激素水平检查：用于评估腺垂体的内分泌功能，判断各项激素分泌的水平。检查内容包括肾上腺皮质激素、甲状腺激素、性激素、促肾上腺皮质激素、促甲状腺激素、促性腺激素、生长激素等。②内分泌功能试验：如生长激素激发试验。③影像学检查：如

MRI、CT，用于排除肿瘤，观察蝶鞍大小、骨质破坏、颅脑外伤等情况。

（陈元昊）

3.2　腺垂体功能减退症有哪些临床表现？

腺垂体功能减退症患者临床表现具有多样性，既可能有垂体内分泌系统功能的改变，也可能有肿瘤压迫所引起的症状，因此很多患者的症状并不典型，甚至可能无任何异常表现，仅为体检发现垂体瘤后就诊。患者的临床表现取决于垂体的破坏程度，一般来说，当腺垂体组织破坏大于50%时，开始出现临床症状，破坏75%时症状明显，破坏95%左右时则较为严重，具体表现如下：

（1）性功能减退：为最早出现、最常见的表现。女性患者：表现为乳房萎缩、产后无乳、闭经、不孕、阴道分泌物减少、性欲减退、性交困难、毛发脱落、子宫和阴道萎缩等。对于席汉综合征而言，一般有围生期大出血、休克、昏迷的病史。男性患者：表现为胡须稀少、毛发脱落、性欲减退、阳痿、睾丸萎缩、肌肉减少，青春期前有第二性征发育不全的表现。此外，男女均易发生骨质疏松症。

（2）促甲状腺激素不足：症状一般同原发性甲减，主要表现为畏寒、皮肤苍白少汗、干燥粗糙、倦怠乏力、食欲减退、便秘、毛发脱落、表情淡漠、懒言少语、记忆力减退、反应迟缓。严重者可有黏液性水肿。

（3）生长激素不足：在腺垂体功能减退症状中最易出现，在儿童可引起生长发育障碍，表现为侏儒症；成人则表现为肌肉减少、乏力、注意力不集中、动脉硬化等，症状常不典型。

（4）促肾上腺皮质激素不足：表现为虚弱乏力、恶心、畏食、体重下降、血压偏低、脉搏细弱、血钠偏低，同时伴有促黑激素减少，表现为皮肤色素减退，肤色浅淡，亦可导致糖皮质激素减少，胰岛素敏感性增高，严重者表现为低血糖症。

（5）垂体内或其附近肿瘤压迫：如头痛、尿崩及视力障碍等。

（王　威）

3.3 垂体激素缺乏的临床表现有哪些？

腺垂体激素分泌不足的症状一般是逐渐出现的，首先出现催乳素、促性腺激素、生长激素不足，继而出现促甲状腺激素不足，最后是促肾上腺皮质激素不足。生长激素缺乏，如发生在儿童，则出现皮下脂肪增加，颅底部、枕骨部及蝶骨的软骨生长受限、出牙迟缓、青春期延迟等，成人则出现躯干性肥胖、四肢发凉、骨密度减低甚至抑郁等。促性腺激素缺乏发生在男性，则出现性器官小、毛发减少、皮肤变薄、肌肉减少，呈现"小老人"面容，在女性，可出现原发性闭经、月经稀少、不育、乳房萎缩等；促肾上腺皮质激素缺乏患者可出现肢体软弱无力、恶心呕吐、直立性低血压、体重减轻等；促甲状腺激素缺乏可出现易疲劳、无力、便秘、畏寒等甲减的症状，但比原发性甲减程度轻。

（张　健）

3.4 腺垂体功能减退症会出现低血糖吗？

答案是会。腺垂体功能减退症一般伴有生长激素、糖皮质激素、甲状腺激素的缺乏，而这些激素均为升糖激素。生长激素能促进周围脂肪的分解，减少葡萄糖的利用，故而升高血糖；生长激素缺乏时，机体对胰岛素敏感性增加，葡萄糖利用增加，导致血糖降低。糖皮质激素能促进葡萄糖的合成，增加胰岛素抵抗，减少组织细胞对葡萄糖的利用而升高血糖，糖皮质激素缺乏会使葡萄糖合成减少，肝糖原含量减少，引起低血糖；甲状腺激素能使葡萄糖在肠道吸收增加，促进糖异生，也能增加外周组织对葡萄糖利用，但促进糖异生作用更强，所以甲状腺激素水平降低后肠道对葡萄糖重吸收减少，容易导致低血糖。

（张　健）

3.5 腺垂体功能减退症需检测哪些激素水平？

疑似腺垂体功能减退患者需行激素水平检测，主要包括生长激素、促性腺激素、促肾上腺皮质激素、甲状腺激素等。

生长激素呈脉冲式分泌，一天中大多数时间处于低水平，故某一时间点生长激素值并不能反映机体的真实情况，最常用的方法为激发试验，其中胰岛素耐量试验为最常用的方法。

促性腺激素女性缺乏时诊断比较容易，绝经期女性常伴有促性腺激素的缺乏或减少，绝经前女性表现为月经减少或紊乱；男性则表现为睾酮水平下降，促性腺激素水平下降或正常，精液检查可见精子量减少，精子形态异常、活动度差。

促肾上腺皮质激素峰值一般出现在上午的 6～8 点，午夜时分最低；胰岛素耐量试验为判定丘脑-垂体-肾上腺轴功能的金标准，血浆皮质醇达到 550nmol/L，或增高幅度超过 170nmol/L 时，说明反应正常；血浆皮质醇<450nmol/L 时，提示有促肾上腺皮质激素缺乏，需补充糖皮质激素。

甲状腺功能异常表现为 T_4 或 FT_4 及 TSH 水平低于正常，部分患者 TSH 水平正常，偶尔可升高，T_3、FT_3 水平正常或偏低。

（张　健）

3.6　腺垂体功能减退症需要与哪些疾病鉴别？

腺垂体功能减退症多数症状较为隐匿，诊断有一定困难，患者需要在内分泌专科医生指导下通过症状、病史采集并完善相关检查后明确诊断，本病主要需要与以下疾病鉴别：

（1）原发单个靶腺功能减退：出现单个靶腺功能减退的临床症状时，需完善相关激素水平检查，一般显示单个靶腺激素水平下降，相应垂体促激素水平升高，较易鉴别。

（2）多发腺体衰竭综合征：当出现多个腺体功能衰退时，一般合并有糖尿病、甲减等其他自身免疫性疾病，可关注是否有垂体促激素水平升高且无垂体占位病变。

（3）慢性胃炎、肿瘤、结核等慢性消耗性疾病：慢性胃炎等消耗性疾病常出现恶心呕吐、食欲下降、体重减轻等类似于本病的症状，但此类疾病往往病史明确，完善胃镜、肿瘤标志物、CT等检查可帮助鉴别。应注意此类消耗性疾病也可以导致不同程度的内分泌功能减退，但一般较轻。

（4）神经厌食症：多发生于青年女性，多有精神诱因，表现为食欲下降、消瘦、女性闭经，同时也可伴有体内多种激素异常的表现，但本病部分激素水平在正常高值（如促肾上腺皮质激素、皮质醇、生长激素等），完善相关激素水平检测或垂体磁共振可鉴别。

（王 威）

3.7 腺垂体功能减退症会并发哪些疾病？

腺垂体功能减退症常并发以下疾病。

（1）垂体危象及昏迷：垂体功能减退危象，常发生于全腺垂体功能减退症之后，由感染、饥饿、呕吐、腹泻、手术等因素诱发，表现为高热（＞40℃）、低温（＜30℃）、头痛、肢冷休克、意识不清、恶心呕吐、低血糖、昏厥、抽搐等危急状态，需要立即进行抢救。

（2）感染：通常表现为呼吸系统、泌尿系统和生殖系统的细菌感染，产生相应的感染症状，还可以伴有真菌或其他微生物感染，患者应注意加强保护，避免感染。

（王 威）

3.8 垂体危象导致的昏迷类型有哪些？

腺垂体功能减退患者因部分内分泌激素分泌不足，机体的应激能力下降，在感染、劳累、手术、饥饿等情况下易发生危象引起昏迷，常见的有以下几种。

（1）低血糖昏迷：生长激素、糖皮质激素、甲状腺激素等激素水平降低使机体肝糖原贮存减少，胰岛素抵抗减轻，机体对葡萄糖的利用增加，易导致低血糖而出现低血糖昏迷。

（2）感染性昏迷：由于部分内分泌激素分泌不足，机体抵抗力下降，对外界病原体的易感性增加，加之垂体危象患者合并水电解质代谢紊乱，易导致感染，进而可能导致感染性休克。

（3）镇静剂、麻醉剂诱发昏迷：腺垂体功能减退的患者对镇静剂、麻醉剂等药物非常敏感，常规剂量即可引起嗜睡、昏迷，故部分垂体危象常发生于手术时。

（4）低温性昏迷：常发生于冬季，患者体温甚至低至30℃，发作前常有畏寒、皮温低的表现，因此垂体危象患者应注意保暖，可通过加盖棉被、使用电热被褥或提高室内温度等避免此类情况发生。

（张　健）

4　腺垂体功能减退症患者如何治疗及自我管理？

4.1　腺垂体功能减退症有哪些治疗方法？

当前，腺垂体功能减退症的治疗主要包括一般治疗、病因治疗和靶腺激素替代治疗等，此外，中医药辨证治疗也有一定的疗效。

（1）一般治疗：包括给予高蛋白、维生素及高热量饮食，保暖、避风寒，尽量避免感染、创伤、饮酒、服用镇静药物等诱因，以防止垂体危象的发生。

（2）病因治疗：如果是垂体及其附近肿瘤等导致的腺垂体功能减退症，应尽早至专科通过手术、放化疗等方式对原发病进行处理。

（3）靶腺激素替代治疗：出现腺垂体功能减退症时，在评估激素水平后，可在医生的指导下进行内分泌激素补充治疗，这是本病的主要治疗方式。一般在治疗中先补充肾上腺皮质激素，再补充甲状腺激素，以防肾上腺危象的发生，最后补充性激素（包括睾酮、雌孕激素等）。靶腺激素替代治疗一般遵循个体化治疗、终身替代的原则，需要在内分泌专科医生的指导下制订用药方案。

（4）中医药辨证治疗：腺垂体功能减退症在症状上属于中医学"虚劳""肾亏

经闭"等范畴，可以温阳补肾、调和肝脾等治法为核心进行辨证治疗，对于改善症状、协同激素替代治疗等有一定的作用。

（王　成）

4.2 发生垂体危象后怎么办？

垂体危象是腺垂体功能减退症的危重表现，常于寒冷、疲劳、饥饿、感染、外伤、手术或麻醉时出现，发作前常有萎靡不振、软弱疲乏、嗜睡等前期征兆。垂体危象最突出的表现为发热、呕吐、胸闷，继而出现昏迷、四肢发凉、体温低，危及生命。若腺垂体功能减退的患者出现上述情况，需紧急送往医院，通过激素替代治疗、纠正水电解质紊乱、抗感染、抗休克等治疗挽救患者生命。同时，在后期的恢复过程中，要注意保持环境安静，给予高蛋白、高热量、富含维生素类饮食，保证足够睡眠，避免过度劳累和激烈运动，注意保暖，避免精神刺激，合理用药，避免漏服药物。

（张　健）

4.3 没有症状后可以停用激素吗？

答案是不可以。激素替代治疗简单来说就是缺什么，补什么，缺多少，补多少。实际上是基于人体激素正常生理水平或维持正常生理作用所需激素的替代治疗，目的是将体内激素恢复到正常生理范围，一般需要长期甚至终身服药。

对于大部分腺垂体功能减退症的患者而言，需要长期服用相应激素以控制病情（通过手术切除垂体腺瘤来改善垂体功能减退者除外），但是在治疗的过程中，应定期到医院进行随访，做好激素水平的监测，根据实际情况调整激素用量。应注意千万不可因症状改善而随意停药，擅自停药会导致疾病难以控制，严重者可能会危及生命。

（王　成）

4.4 腺垂体功能减退症饮食上应注意哪些事项？

建议腺垂体功能减退症的患者可适量多进食高热量、高蛋白、高维生素、易消化的食物，如鸡肉、鱼肉、牛肉、鸡蛋、绿色蔬菜等。同时可多进食粗纤维、果仁类食物，如荞麦、燕麦、黄豆、芹菜、核桃及蜂蜜等，以预防便秘。注意定时进餐，一般不建议节食，以免诱发低血糖。此外，由于肾上腺皮质功能减退使患者体内潴钠排钾能力下降，导致低钠，因此应保证每天充分的钠盐摄入，但总量不宜超过 6g。此外，可根据体质利用药膳进行调理，以改善体质，辅助治疗。

（王 威）

4.5 如何预防腺垂体功能减退？

腺垂体功能减退症是一种可以预防的疾病。对于出血、休克或感染引起的缺血性垂体破坏（希恩综合征），需要加强产妇围生期的监护（自妊娠第 28 周至产后 1 周），在围生期如出现异常情况立即到医院就诊，力争减少出血，缩短出血时间，纠正产妇的病理状态。

对于结核、梅毒感染等导致的腺垂体功能减退，应注射疫苗，增强免疫，尽量提高身体抵抗力。

对于有颅脑创伤、垂体手术史、先天性垂体发育异常等情况的人群，应注意定期检查激素水平，关注身体情况，如有不适应及时就医。

（王 威）

4.6 腺垂体功能减退症患者如何预防垂体危象的发生？

首先应注意监测激素水平，定期至内分泌科复诊，根据病情调整治疗方案，避免体内激素水平的大幅波动。

其次应注意保暖，注意环境和个人卫生，防止感染。更重要的是避免酗酒、受凉、情绪激动及使用镇静催眠药等应激因素，防止垂体危象的发生。

最后，如出现不明原因的乏力、食欲减退、胸闷、水肿、嗜睡、毛发脱落、性欲减退等表现，应考虑为垂体危象的临床征兆，应及时就诊。此外，对于慢性腹泻患者，如出现不明原因的低血糖、低血钠、低血压休克、意识障碍等应高度警惕垂体危象，立即拨打 120 或至急诊就诊。

（王　威）

4.7　腺垂体功能减退症患者如何通过中医食疗调理体质？

腺垂体功能减退症可归属于中医"虚劳""肾亏经闭""干血痨"等范畴，一般认为，本病与元气亏虚、命门火衰密切相关，研究表明脾虚和肾虚体质者更易患病，可通过中医食补的方法辅助治疗，调理体内气血阴阳，其食膳原则同前文诸病。例如，脾气虚患者可多食用山药、地瓜、薏苡仁、粳米、大枣等食物扶助脾元；脾阳虚患者可多进补干姜、肉桂、牛羊肉等温性食物以温补脾阳；肾气虚患者可多食用芝麻、豇豆、粟米、淡菜等以补益肾气；而肾阴虚火旺者可多食用枸杞、山药、桑葚、阿胶、银耳、干贝等食物以滋补肝肾。总之，食疗可有效调理患者体质，改善临床症状，腺垂体功能减退症可在中医师指导下辨证选择食疗方案。

（王　威）

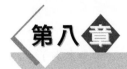

第八章

尿 崩 症

1 如何认识尿崩症？

1.1 尿液的生成及排出是怎样的过程？

尿液的生成过程是连续而不间断的，是血液经过肾脏时产生的。肾脏就像一个加工厂，当血液经肾动脉进入肾脏时，肾小球对流经的血液进行过滤，血液中多余的水分、小分子物质及代谢废物经过肾小球滤过后进入肾小囊成为原尿；肾小管和集合管对原尿中的部分物质进行重吸收，同时也分泌排泄一些物质到原尿，形成终尿，经输尿管这条运输路线进入膀胱。膀胱是一个贮存尿液的囊状器官，当尿液在膀胱内贮存达到一定程度时，会通过排尿反射经尿道排出体外。尿液生成及排出过程主要受精氨酸加压素（又称抗利尿激素）、醛固酮和心房钠尿肽等激素控制调节。

（李奥杰）

1.2 什么是尿崩症？

当出现口渴、大量饮水、小便频繁的症状时，就需要警惕是否是尿崩症了。

什么是尿崩症？尿崩症的"罪魁祸首"是人体内的一种激素——精氨酸加压素，这种激素分泌不足或者是肾脏对这种激素反应存在缺陷时，可以引起尿崩症，主要临床表现为多尿、烦渴、多饮、低比重尿。低比重尿就是尿液中的溶质浓度相对较低，就好像煲汤时，如果我们往汤里加上一瓢水，汤就会变淡，渗透压就会降低；相反，如果煲汤时间久一些，或是多放一些调料，那么渗透压也会相应增高。

（李奥杰）

1.3 尿崩症是先天性疾病吗？

部分尿崩症属于先天性疾病，如遗传性中枢性尿崩症和遗传性肾性尿崩症，一般都具有家族聚集性，这类患儿出生后一般会出现多饮、多尿，生活中表现为不停地喝奶、喝水，需要不停地更换尿不湿或尿布，如果不能及时发现和治疗，可能会出现严重的脱水、高钠血症、高渗性昏迷甚至是死亡，即使有幸存活下来，也有可能出现生长缓慢的情况。值得注意的是，如果婴儿期反复出现失水和高渗状态，容易导致患儿出现智力低下、迟钝等。还有部分尿崩症属于继发性疾病，经过治疗是可以维持正常生活和工作的，除非出现神经垂体精氨酸加压素耗竭，就很可能转变为永久性尿崩症，成为终身性疾病。

（李奥杰）

1.4 中医如何认识尿崩症？

尿崩症属于中医"消渴"之"下消""肾消"范畴，以多尿、烦渴、多饮、低比重尿为主要表现。张仲景在《金匮要略》言"男子消渴，小便反多，以饮一斗，小便一斗"就是对尿崩症的描述。中医认为尿崩症病位主要在肾，与肺、脾（胃）密切相关，以阴虚为本、燥热为标，治疗时中医讲究抓住核心病机，纠正人体阴阳平衡，恢复人体气血运行及脏腑功能。其中，正虚以气虚、阴虚、阳虚为主，标实以湿、痰、瘀、热、毒为主。尿崩症患者禀赋不足，气阴亏虚，阴伤气耗，肾为燥热所伤，开阖失司，固摄无权，或日久阴损及阳，阴阳两虚，津液敷布失常，直趋于下，出现多饮、多尿、烦渴，日久气血津液运行失常，则痰、湿、瘀、热等病理产物壅滞体内，郁久不解则变生他病。值得提醒的是，虽然尿崩症患者多呈阴虚燥热证，但也不除外其他证型或兼夹他证，如脾肾阳虚证型，生活中切不可随意服用益气滋阴类代茶饮，而应到医院寻求中医望闻问切四诊合参、辨证施治。

（李奥杰）

2 尿崩症是如何发生的？

2.1 尿崩症的病因是什么？

尿崩症的发生与精氨酸加压素密切相关，精氨酸加压素分泌不足，或是肾脏对精氨酸加压素反应缺陷均可引起尿崩症。精氨酸加压素由下丘脑视上核及室旁核分泌，它像人体的高级指挥官，对尿液的生成及排泄起重要的作用，精氨酸加压素作用于远曲肾小管和集合管使之对水的渗透性增强，导致重吸收增多而出现尿浓缩，也就是说精氨酸加压素指挥肾小管重吸收的水多一些，尿液排出就少一些。当精氨酸加压素分泌不足或是肾脏对精氨酸加压素反应存在缺陷时，就如同指挥官人力不足，或者是肾脏不听指挥官的使唤或是对指挥命令反应减弱，均会导致远曲小管和集合管对水的重吸收减少，从而出现多尿，而低渗性利尿，血浆渗透压轻度升高，兴奋口渴中枢，会出现烦渴多饮。

不同类型尿崩症的发病因素有所不同。中枢性尿崩症多由精氨酸加压素的合成和释放减少而引起，其中特发性中枢性尿崩症多由下丘脑核团中分泌精氨酸加压素的细胞破坏而引起，遗传性中枢性尿崩症是由编码精氨酸加压素的基因突变而引起；继发性中枢性尿崩症可由垂体占位性病变、下丘脑-垂体手术、头颅外伤、脑部感染性疾病引起。肾性尿崩症包括继发性和遗传性，继发性肾性尿崩症多与肾脏结构损伤性疾病相关，如慢性肾脏病、肾结石所致肾梗死伴新生血管形成、肾脏浸润性疾病，也与氧氟沙星、奥利司他等肾毒性药物的使用有关；遗传性肾性尿崩症也与基因异常有关。妊娠期尿崩症多与半胱氨酸氨基肽酶（催产素酶）有关。原发性烦渴症多与心理疾病、生活习惯或口服引起口干的药物有关。

（李奥杰）

2.2 尿崩症会遗传吗？

尿崩症是否遗传取决于尿崩症的类型，遗传性尿崩症是可以遗传的，临床中有遗传性中枢性尿崩症及遗传性肾性尿崩症。遗传性中枢性尿崩症是比较罕见的，呈 X 连锁隐性遗传、常染色体显性遗传或常染色体隐性遗传。遗传性肾性尿崩症，大部分患者与 V2 受体基因突变有关，也呈 X 连锁隐性遗传；少部分与编码水孔蛋白的基因突变有关，呈常染色体隐性遗传。一般来说，遗传性尿崩症是比较罕见的，大多数有家族史，出生后有多尿、多饮等相关症状，需要格外警惕，如果发现或治疗不及时，会延误病情甚至引起死亡。

（李奥杰）

3 尿崩症是如何诊断的？

3.1 尿崩症有哪些类型？

尿崩症根据病因可分为中枢性尿崩症、肾性尿崩症、妊娠期尿崩症、原发性烦渴症四种不同类型。中枢性尿崩症是由于各种原因导致精氨酸加压素合成释放减少引起的尿液浓缩障碍，血浆精氨酸加压素水平降低，应用外源性精氨酸加压素有效。肾性尿崩症血浆精氨酸加压素水平多正常或升高，对外源性精氨酸加压素缺乏反应。妊娠期尿崩症是指在妊娠期间发生的尿崩症，与催产素酶有关，多在妊娠后 3 个月发生，分娩后几周消失或明显好转。原发性烦渴症是指过量饮水引起的尿崩症，可能与心理疾病、生活习惯有关，通常没有精氨酸加压素分泌减少或作用缺陷。

（李奥杰）

3.2 尿崩症有哪些临床表现？

尿崩症患者有多饮、烦渴、多尿症状，起病缓慢或骤然起病，排尿频繁，夜尿明显增多，一般每日尿量超过 4L，多在 16～18L，最多可达到 40L，尿色多清淡，尿比重 1.001～1.005，尿渗透压一般小于 200mOsm/L，尿渗透浓度 50～200mmol/L。患者同时出现严重口渴及多饮（喜冷饮）症状，且在劳累、感染、月经期或妊娠期会有所加重。多数患者除了饮水、小便次数增多影响生活质量外，可正常生活、学习和工作。还有部分患者会出现皮肤干燥、心悸、汗液及唾液减少、便秘、乏力、头痛、头晕、焦虑、烦躁、失眠、消瘦、注意力不集中、记忆力减退等症状，工作及学习效率降低。

（李奥杰）

3.3 尿频、尿量多就是尿崩症吗？

尿频、尿量多在我们的生活中比较常见，尤其在老年人身上更为明显，这给大家的生活造成了一定的困扰，那么尿频、尿量多就是尿崩症吗？其实这两者是完全不同的概念。尿频、尿量多是指尿的次数及尿量增多的症状。而尿崩症是一种疾病，尿崩症患者有多尿、烦渴、多饮症状，且尿量每日一般大于 4L，呈低比重尿，结合禁水-加压素试验、血尿渗透压测定多可明确诊断。当身体虚弱或是精神紧张时，可能出现尿频、尿量多，这种现象会在休息及调养后有所缓解。另外，糖尿病、慢性肾脏病、高钙血症、甲状腺功能亢进症、干燥综合征、老年性多尿、长期饮水过度导致的低渗性多尿等疾病也可出现尿频、尿量多，这与尿崩症有相似之处。头颅手术时液体潴留出现的多尿也极容易与手术损伤性尿崩症相混淆。生活中如果出现尿频、尿量增多的情况，需要格外警惕，并及时到医院专科诊治，避免贻误病情，错过最佳治疗时机。

（李奥杰）

3.4 尿崩症患者饮水量不足会有什么危害？

尿崩症患者每日尿量在 4L 以上，这就意味着需要从外部获取大量水，需要保证充足饮水量。如果尿崩症患者饮水量不足，可能会出现皮肤干燥、心悸、烦躁、汗液及唾液减少、便秘、乏力、消瘦、失眠、发热等不适，严重者会出现严重失水、电解质紊乱、高渗性昏迷甚至死亡。当患者处于劳累、感染、月经期或是妊娠期时，烦躁、口渴、多尿症状一般会有所加重。对于婴幼儿，如果补水不充分，可能会影响生长发育，导致智力减退。所以尿崩症患者应注意及时补水，避免脱水。

（李奥杰）

3.5 尿崩症的多饮多尿与糖尿病如何区别？

糖尿病患者与尿崩症患者一样也会有多饮、多尿的表现，但糖尿病是由于胰岛素绝对或相对不足导致血糖升高而出现一系列代谢紊乱表现的疾病，所以这类患者的多饮、多尿症状没有尿崩症严重，同时还会有尿糖阳性，最重要的是一定有血糖的升高。而尿崩症主要是精氨酸加压素缺乏或者是肾脏对其不敏感导致，主要表现为极度口渴、大量排尿，程度较糖尿病重，一日尿量可达 4L 以上，尿淡如清水，一般不会有血糖、尿糖的异常，但也有部分患者存在糖尿病合并尿崩症的情况，这时候需要完善空腹血糖、糖化血红蛋白、血浆渗透压、尿渗透压、禁水-加压素试验等专科检查综合评估来明确诊断。

（李奥杰）

3.6 完全性尿崩症与部分性尿崩症如何区别？

根据精氨酸加压素缺乏的程度，中枢性尿崩症可分为完全性尿崩症和部分性尿崩症，其中完全性尿崩症 1 天的尿量可多达 5～10L，一般不超过 18L，尿比重常在 1.005 以下，尿渗透压常为 50～200mOsm/kg，尿淡如清水；部分性尿崩症患者症状较轻，1 天的尿量仅为 2.5～5L，如限制饮水尿比重可超过 1.010，尿渗压可超过血浆渗透压，达 290～600mOsm/kg。可通过禁水-加压素试验区别二者，在禁水一段时间后，尿渗透压浓度＜300mOsm/kg，但注射去氨加压素后增加＞50%，则为完全性尿崩症，而禁水一段时间后，尿渗透压浓度增加到 300～800mOsm/kg，注射去氨加压素后增加＞9%的为部分性尿崩症。

	中枢性尿崩症		肾性尿崩症	精神性烦渴
	完全性尿崩症	部分性尿崩症		
禁水后尿渗透压（mOsm/kg）	＜300	300～800	＜300	300～800
注射去氨加压素后尿渗透压（mOsm/kg）	增加＞50%	增加＞9%	增加＜10%	增加＜9%
注射去氨加压素后尿比重	↑	—	—	—

（艾菲拉·艾克帕尔）

3.7　如何区别中枢性尿崩症和肾性尿崩症？

中枢性尿崩症主要是精氨酸加压素缺乏所致，而肾性尿崩症是肾脏对精氨酸加压素不敏感所致。肾性尿崩症就好比现在有货只是装货的车坏了，只能装一半的货，想解决问题要找出车坏的原因，把车修好即找出肾脏对精氨酸加压素不敏感的原因；而中枢性尿崩症是车没坏可以装货，但没有货可以装，要想解决问题得补货，即刺激精氨酸加压素分泌或外源性补充精氨酸加压素。中枢性尿崩症和肾性尿崩症可以通过既往病史、禁水-加压素试验等来区别。

（艾菲拉·艾克帕尔）

3.8　尿崩症与精神性烦渴有何区别？

精神性烦渴与尿崩症的表现相似，都会有极度口渴、大量排尿、低比重尿的表现，但它们又有所不同，精神性烦渴是因为精神因素诱发出现的烦渴、多饮，进而导致多尿与低比重尿，发病前有明显情绪波动，并伴有其他神经官能症如疑病、忧郁、焦虑、神经衰弱等症状，不存在精氨酸加压素缺乏或肾脏对精氨酸加压素不敏感的情况，禁水-加压素试验有助于鉴别精神性烦渴与尿崩症。

（艾菲拉·艾克帕尔）

3.9 尿崩症患者需要接受哪些检查和监测？

如果怀疑自己得了尿崩症，首先不要紧张，不要自行盲目诊断，需要先去医院内分泌科就诊，向专科医生描述自身的症状，在专科医生的建议下完善 24 小时尿量、尿比重、尿渗透压、血浆渗透压测定及禁水-加压素试验等相关检查，再由专科医生根据检查结果及既往病史综合评估以明确诊断。如考虑是继发性中枢性尿崩症还需完善视力、视野、蝶鞍摄片、头颅 CT 或 MRI 等专科检查以确定其发病部位和病因。如考虑是继发性肾性尿崩症，则需完善肾小管功能检查、肾活检等以明确病因。

（艾菲拉·艾克帕尔）

4 尿崩症是如何治疗的?

4.1 尿崩症有哪些治疗方法？

如果患者一天的尿量少于 4L，那么就属于轻型尿崩症，只要饮足需要的水量即可，暂时不必进行治疗。一天尿量大于等于 4L 的尿崩症患者的治疗包括针对病因治疗，如由肿瘤压迫、严重的浸润或者颅脑外伤导致的中枢性尿崩症患者，必须处理好原发病。其余原发性尿崩症患者主要是对症治疗，具体包括激素替代治疗和其他抗利尿药物治疗，常见的激素替代治疗药物有水剂加压素、去氨加压素等，二者为目前治疗中枢性尿崩症比较理想的药物，对部分敏感的肾性尿崩症有效。其他抗利尿药有氢氯噻嗪、氯磺丙脲、卡马西平等，其中氢氯噻嗪可造成轻度失盐，引起细胞外液减少，从而增加近曲小管对水分的重吸收，达到减少尿量的作用。

遗传性肾性尿崩症尚无根治的方法，也是采取对症治疗，适当补充水分，用药方面除了上述氢氯噻嗪外，还可以使用保钾利尿药，此外还可以使用前列腺素合成抑制剂，如吲哚美辛、布洛芬、阿司匹林等。

（艾菲拉·艾克帕尔）

4.2 妊娠期尿崩症可以用药物治疗吗？

一般来讲，确诊为妊娠期尿崩症，无论尿崩症是永久性的还是暂时性的，都应使用去氨加压素进行治疗。尽管去氨加压素结构与催产素相似，但鼻内给药对分娩诱导没有影响。去氨加压素不受胎盘加压素酶的影响，建议睡前从最低剂量开始使用，以减少夜尿，同时根据症状且在血清钠水平的常规控制（目标值 133～140mmol/L）下，缓慢调整增加剂量，由于胎盘加压素酶可代谢任何内源性精氨酸加压素，故所需的去氨加压素剂量可能略高于非妊娠患者。口渴感觉受损患者应谨慎，因为可能需要每天摄入固定的液体量，以避免血浆钠浓度的显著变化，分娩后，暂时性去氨加压素可在数天至数周内停止给药，永久性去氨加压素可减量至妊娠前剂量，去氨加压素可以在母乳喂养期间安全给药。如果患有妊娠期尿崩症，建议到医院内分泌科就诊，在专科医生的指导下调整用药。

（艾菲拉·艾克帕尔）

4.3 中医如何治疗尿崩症？

中医对缓解尿崩症多尿、多饮、烦渴的症状具有独特优势。如"肺主通调水道"，强调了肺在水液代谢中的地位，所以治疗尿崩症应从治肺入手。若患者大渴引饮，喜冷饮，舌红，苔干厚无津，脉数，考虑属肺热，可予白虎加人参汤治疗，根据患者气虚津亏程度配以生脉饮。若患者多尿日久不愈，伴小腹坠胀，面色不华，神疲乏力，消瘦，劳倦或进食油腻则发作或加重，舌淡，脉虚数，考虑属肺脾气虚，中气下陷，可予补中益气汤。若患者多尿伴精神萎靡，消瘦无力，腰酸膝软，头晕耳鸣，烦热，口干，舌质红，脉细数，考虑属肾精亏损，虚火内生，可予六味地黄丸。若患者面白不华，形寒肢冷，舌质淡白，脉沉细，考虑属肾水虚冷，肾阴不上交于阳，肾阳虚衰，以补肾阳为主，可选右归丸。若患者多尿伴小腹胀满疼痛，情绪刺激则发作或加重，平素喜长舒气，苔薄白，脉多沉弦，考虑肝郁明显，在补肾固涩基础上需配以四逆散以疏解肝郁，畅达全身气机，顺肝性补肝脏而微生肾火，达到坚固肾关的目的。

除了中药内服，还可配合穴位针灸、耳穴压豆等中医特色疗法，如针刺委中、后溪、下巨虚、足三里、三阴交、阴陵泉、关元等穴位；隔姜灸关元、中极、神阙、肾俞等穴位；耳穴选取内分泌、遗尿点、膀胱点、交感、神门，再配以肺、脾、肾、三焦等穴位。具体如何实施则需要中医四诊合参、审证求因、辨证论治。

（艾菲拉·艾克帕尔）

5 尿崩症患者应如何自我管理？

5.1 尿崩症患者日常需要注意什么？治疗期间应该定期检测哪些指标？

由于尿崩症患者具有多尿、多饮的发病特点，日常生活中需要注意在身边备足温开水；尿崩症患者夜间多尿影响睡眠，白天容易疲倦，需要注意创造安静舒适的环境以保证充足的睡眠；尿崩症患者容易烦躁，可以通过适当运动排解，保持良好情绪；饮食上需要根据医嘱调整盐的摄入；定时测血压、体温、脉搏、呼吸，关注体重，以了解病情变化。如是明确病因的尿崩症患者需要遵医嘱定期检测相关指标，及时调整药物剂量，部分药物存在不良反应，需要复查血常规、生化等相关指标。

（艾菲拉·艾克帕尔）

5.2 尿崩症有哪些并发症，应该如何预防？

妊娠期尿崩症需要注意避免发生危及生命的严重高钠血症，高钠血症在摄入水受到限制时可能发生，对于分娩前后及分娩期女性，尤其是分娩时施行麻醉的妊娠女性应更加重视，注意及时监测血生化指标；若患者渴觉中枢破坏，口渴感觉丧失，或因手术、麻醉、外伤等情况处于意识不清状态，如不及时补水可能出现严重失水、高钠血症等情况，表现为极度软弱、发热、精神症状甚至死亡；如果患者过量饮水，可能会发生水中毒，出现头痛、恶心、呕吐、体温下降等症状。

（艾菲拉·艾克帕尔）

第九章
巨人症及肢端肥大症

1 如何认识巨人症及肢端肥大症？

1.1 什么是巨人症？

巨人症是一种罕见的内分泌疾病，它会导致身高异常增长和身体各部位的异常肥大。一般来说，巨人症患者的身高明显超过正常人群，通常超过 7ft（2.13m）。这是由垂体分泌过多的生长激素所引起的巨人症患者生长激素的过度分泌可能是由于垂体瘤或其他原因引起的。这些腺瘤会刺激垂体分泌过多的生长激素，从而导致身体不同部位的骨骼、软组织和器官的异常增长。巨人症患者除了身高异常增长外，还可能出现手足、头部、面部等部位的异常肥大，包括手指、足趾、下颌等。此外，巨人症还可能伴随其他并发症，如心血管疾病、糖尿病等。

（令国兴）

1.2 什么是肢端肥大症？

肢端肥大症同巨人症一样，也是由垂体分泌过多的生长激素引起的。不同之处在于，肢端肥大症主要表现为身体各个部位的异常肥大，特别是手指、足趾、下颌和面部等肢体末端部位肥大，但是身高一般不会明显超过正常范围。除了肢体末端的肥大外，患者还可能出现骨骼变化，如面部骨骼突出、牙齿间距增大等。巨人症和肢端肥大症同是生长激素过多引起，但是两者发病时间不同，巨人症在青少年时期发病，骨骺尚未闭合，在生长激素的作用下骨骼会继续生长，而肢端肥大症发病于成年，此时骨骺已经闭合，在生长激素的作用下只出现一些畸形变大的表现。肢端肥大症的症状可能逐渐发展，患者常常会注意到手套、鞋子、戒指等日常用品的尺寸变小。此外，肢端肥大症还可能伴随其他身体问题，如关节疼痛、头痛、视力改变、睡眠障碍等。

肢端肥大症和巨人症对患者的生活和健康有很大影响，会导致多个器官和系统的功能异常。现代医学已经取得巨大的进展，对于巨人症和肢端肥大症的诊断和治疗有了更好的方法。如果怀疑患有肢端肥大症或巨人症，建议及时就医并咨询专科医生的意见，以便得到正确的诊断和治疗。

（令国兴）

1.3　巨人症及肢端肥大症是先天性疾病吗？是终身性疾病吗？

巨人症和肢端肥大症通常不是先天性疾病。巨人症的发病一般在青春期，肢端肥大症的发病一般在30岁之后，大多数是因为后天各种原因导致垂体部位形成肿瘤。当然某些人由于基因的特殊性会导致其更易发生垂体部位的肿瘤，但具体的基因机制至今尚未清楚。巨人症和肢端肥大症是终身性疾病，也就是说，一旦被诊断出患有这些疾病，患者往往需要终身进行管理和治疗，必要时及早进行手术治疗，切除导致生长激素分泌过多的肿瘤，或是进行药物治疗、放化疗，定期监测和治疗，以确保病情得到控制并降低与疾病相关的风险。

（令国兴　冯兴中）

2　巨人症及肢端肥大症是怎样发生的？

2.1　巨人症及肢端肥大症的病因是什么？

巨人症和肢端肥大症是由垂体分泌过多的生长激素而引起的。在巨人症和肢端肥大症中，垂体过度分泌生长激素，导致身体生长异常。垂体过度分泌生长激素与多种因素有关，最常见的原因是垂体自身的肿瘤或增生，也就是垂体瘤，这些肿瘤会刺激垂体分泌更多的生长激素，从而导致身体过度生长；另外一小部分原因为其他部位的肿瘤，如胰岛细胞瘤、支气管类癌等也会导致异常分泌生长激素释放激素，从而促使生长激素分泌过多。

（令国兴）

2.2　遗传因素会增加巨人症及肢端肥大症的发病风险吗？

遗传因素在巨人症和肢端肥大症的发生中起一定作用。在巨人症和肢端肥大症的遗传中，最常见的情况是家族遗传。如果一个人的家族中有人患有这些疾病，那么其很可能继承了家族中与生长激素调节有关的异常基因，自身患病的风险也就会相应增加。然而，遗传只是增加了患病的风险，并不意味着一定会发展成疾病，所以并不是每个遗传了相关基因的人都一定会患上巨人症或肢端肥大症。其他环境和生活因素也可能与基因相互作用，进一步影响疾病的发生发展。需要注意的是，即使没有家族遗传史，个体仍然有可能患上巨人症或肢端肥大症，这是因为遗传变异也可能是在个体发育过程中产生的，而不一定来自父母。

（令国兴）

2.3　巨人症及肢端肥大症患者可以正常生育吗？

巨人症及肢端肥大症患者的生育能力通常是正常的。这些疾病主要影响身体的生长和外貌，对生殖系统的功能通常没有直接影响。但是，某些患有巨人症和肢端肥大症的女性可能会在激素失衡或其他病因影响下出现月经紊乱或排卵异常，从而影响妊娠的概率。在这种情况下，需要进一步评估和治疗才能提高生育的概率。对于患有巨人症和肢端肥大症的男性，生育能力通常不会受到直接影响。然而，如果病情导致睾丸功能异常或伴随其他生殖系统问题，可能会影响精子的质量和数量，从而降低生育能力。

（令国兴　冯兴中）

3　巨人症及肢端肥大症是如何诊断的？

3.1　巨人症及肢端肥大症有哪些临床表现？

巨人症和肢端肥大症的临床表现包括以下几个方面。①身材异常增高，患有巨人症的人通常会比同龄人更高。②肢体肥大，特别是在肢体末端，如手指、足趾、鼻、下颌等部位，出现明显的肥大，见于肢端肥大症患者。这是由于过度分泌的生长激素刺激了软骨和组织的生长。③内脏肥大，巨人症和肢端肥大症还可能导致内脏器官的肥大，如心脏、肝脏和脾脏等。这可能会对身体的正常功能产生影响。④面部特征改变，患者的面部可能出现变化，如额部突出、下颌变大、唇厚等。⑤骨骼异常，生长激素分泌过多也可能导致骨骼异常，如关节疼痛、关节僵硬、脊柱弯曲等。⑥巨人症和肢端肥大症患者还可能合并其他疾病，如内分泌紊乱、心血管系统及呼吸系统疾病等。

（令国兴）

3.2　巨人症及肢端肥大症患者面部有什么特征？容貌是否可以恢复？

巨人症和肢端肥大症患者面部可能会出现以下特征：①额部突出，患者的额部可能会向前突出，呈现一种突出的外观；②下颌变大，下颌骨肥大是巨人症和肢端肥大症常见的特征之一；③唇厚，由于软组织的增厚，巨人症和肢端肥大症患者的嘴唇可能会显得较厚；④鼻肥大，鼻的软骨和组织也可能受到生长激素的影响而肥大。

至于患者容貌是否可以恢复，取决于多个因素，包括病情的严重程度、治疗的及时性及个体的差异。早期诊断和治疗可能有助于控制病情的进展，并减轻疾病对面部特征的影响。然而，面部特征的恢复程度因个体差异而有所不同，完全恢复容貌的可能性较小。

（令国兴）

3.3 巨人症和肢端肥大症的区别是什么？

巨人症和肢端肥大症都是由腺垂体生长激素分泌过多所致，属于同一谱系的疾病。但巨人症发生在青春期之前，即在骨骺闭合前生长激素分泌过多，从而导致全身过度生长，表现为长骨过度增长，患者身形异常高大，手臂和腿变长。而肢端肥大症发生于成人期，在骨骺闭合之后，主要影响面部和四肢等，表现为患者面部特征变得粗大（如突出的下颌骨、唇厚、鼻大），手指、足趾增粗变宽，皮肤增厚等。除临床表现不同外，二者的实验室检查和影像学检查等也不同。

（孙超凡）

3.4 巨人症及肢端肥大症的患者应监测哪些指标？

巨人症：应进行血清生长激素测定。生长激素是导致巨人症的主要因素，测定血清生长激素水平可用于诊断和监测疾病的进展情况，临床中常用口服葡萄糖生长激素抑制试验，这是诊断巨人症的"金标准"。一般来说，正常人口服 75g 葡萄糖后，生长激素水平可降至 $1\mu g/L$ 以下，巨人症患者在服用葡萄糖后，生长激素水平不被抑制，反而升高。患者还可进行血清胰岛素样生长因子-1（IGF-1）检测，该指标在疾病的活动期增高，治疗成功后恢复正常，因此可作为评估疾病活动性及评价预后的指标。此外，患者还可进行影像学检查如颅脑 MRI，检查垂体腺瘤位置、大小及周围组织情况等。

肢端肥大症：肢端肥大症患者的生长激素分泌丧失昼夜节律性，生长激素抑制试验为临床确诊肢端肥大症的"金标准"，诊断标准是口服葡萄糖耐量后生长激素不能被抑制至 $1\mu g/L$ 以下；对于具有典型肢端肥大症临床表现，尤其是具有肢端和面容特征的患者，推荐行 IGF-1 测定，血 IGF-1 是反映慢性生长激素过度分泌的最优指标，可作为筛选评估疾病活动及评价预后的指标；若生化检查确诊为肢端肥大症，还应进行影像学检查。多数肢端肥大症患者 X 线可表现为蝶鞍显著扩大，鞍底呈双重轮廓等；MRI 不仅能显现垂体瘤，还可显示其与周围组织的关系及肿瘤是否侵犯邻近组织等；CT 可评价蝶鞍骨质破坏情况、发现病变内或周边的钙化灶；胸部和腹部 CT 还可用于诊断或排除垂体外肿瘤。

（孙超凡）

4 巨人症及肢端肥大症应如何治疗？

4.1 巨人症及肢端肥大症的治疗方法有哪些？

巨人症的治疗方法包括药物治疗、手术治疗及放化疗。药物治疗方面，包括生长抑素类似物，常用药物为奥曲肽；多巴胺受体激动剂，常用药物为溴隐亭和卡麦角林；生长激素受体拮抗剂，常用药物为培维索孟。手术治疗方面，目前推荐手术作为一线治疗手段，目的在于切除相应部位的肿瘤，快速缩小体积，从而减少生长激素的分泌，常用的手术方式包括经蝶窦手术和开颅手术等。放化疗，则适用于手术无法完全切除肿瘤、肿瘤部分切除、药物治疗不能控制肿瘤生长，或药物及手术治疗不能使激素水平恢复正常的患者，是通过破坏垂体瘤细胞减少生长激素的分泌，从而控制症状。

肢端肥大症的治疗方法包括药物治疗、手术治疗及放化疗。药物治疗方面，对手术切除腺瘤而疾病仍处于持续活动状态的患者，或不适合手术的患者，建议采用药物治疗，药物治疗主要通过降低血清生长激素水平来控制病情，包括生长抑素受体配体，常用药物包括奥曲肽、兰瑞肽和帕瑞肽等；多巴胺受体激动剂，如溴隐亭、卡麦角林；生长激素受体拮抗剂，如培维索孟等。手术治疗方面，经蝶窦切除肿瘤是大多数患者的主要治疗方法，可有效降低血清生长激素水平，缓解临床症状。放化疗，则可以破坏垂体肿瘤细胞，从而降低血清生长激素水平，包括垂体放疗、质子治疗等，适用于手术治疗不成功、药物治疗效果不佳或不能耐受药物治疗者。

（孙超凡）

4.2 药物治疗在肢端肥大症及巨人症中有什么作用？

药物治疗巨人症主要是通过抑制生长激素的分泌和作用，从而减缓骨骼和软组织的生长速度，控制身高的增长。常用药物如下：生长抑素类似物，长期使用可缩小肿瘤，利于手术治疗的进行；多巴胺受体激动剂，可降低生长激素、胰岛素样生长因子-1 的水平，宜在手术、放疗后，且尚未达到疗效前应用；生长激素受体拮抗剂，能有效降低胰岛素样生长因子-1 的水平。

药物治疗肢端肥大症主要是降低生长激素水平，控制病情发展，缓解临床症状。常用药物如下：SRL 药物，可以抑制生长激素的分泌和细胞增殖；多巴胺受体激动剂，可以抑制生长激素释放；生长激素受体拮抗剂，能阻断生长激素的作用，降低血清胰岛素样生长因子-1 水平。

（孙超凡）

4.3 是否可以手术治疗巨人症及肢端肥大症？

对于巨人症，手术治疗主要适用于药物治疗无效或不能耐受药物治疗的患者及生长激素水平持续升高而症状不断加重的患者。经蝶窦显微外科手术是治疗垂体生长激素腺瘤的最有效方法。手术治疗巨人症的禁忌证包括患者存在严重的心血管疾病、呼吸系统疾病等，手术风险较高，需要谨慎考虑手术治疗，评估风险及手术治疗的适宜性。

对于肢端肥大症，手术治疗主要适用于药物治疗无效或不能耐受药物治疗的患者、生长激素水平持续升高而症状不断加重的患者，或是垂体瘤危及视力或导致患者出现明显骨性并发症的患者。患者如果伴有严重心力衰竭或呼吸系统疾病等难以耐受手术，或手术部位存在感染或炎症等，均为明显的禁忌证，需要进行全面的评估和检查，确保手术治疗的安全性和有效性。

（孙超凡）

4.4　中医治疗巨人症及肢端肥大症有哪些特色和优势？

中医治疗巨人症及肢端肥大症的特色和优势主要体现在以下几方面：中医学倡导整体观念，认为人体是一个有机的整体，在治疗疾病时，注重从整体调理，通过调节人体阴阳平衡及脏腑功能等达到治疗疾病的目的；中医学强调辨证施治，即根据患者的具体状况来制订相应的治疗方案，达到个体化的治疗效果。中医治疗巨人症及肢端肥大症的手段众多，包括中药治疗、针灸治疗、推拿、食疗等多种方式，可以综合应用，以达到更好的治疗效果。此外，相比西医手术治疗和药物治疗，中医治疗巨人症及肢端肥大症的副作用相对较小，更适合长期治疗和调理。

（孙超凡）

5　巨人症及肢端肥大症患者如何自我管理？

5.1　巨人症及肢端肥大症患者日常生活中应该注意什么？

对于巨人症患者，日常生活方面，因其体形异常高大，所以在出入房间时需注意低头以免碰伤头部；对于有视力下降、视野缺损的患者，外出时尽量有家属陪同，以防意外发生。另外，巨人症患者应适当运动，积极控制体重，避免过度肥胖。饮食方面，巨人症患者应合理搭配营养，低糖、低脂肪饮食，控制热量和蛋白质的摄入量；多食新鲜蔬菜和水果，补充纤维素和维生素；适当增加海产品摄入，如海带、紫菜等；尽量少食或不食油炸食品等高热量食品；少食肥肉及各种动物性油脂；忌饮酒。巨人症患者需要注意病情监测，若有病情复发或任何新出现的不适症状，须及时就医。存在腺垂体功能减退的患者不应随意停药，以免诱发危象。对于术后患者，应在术后第 6～12 周进行垂体激素检测，以评估垂体功能和其他治疗的需要等。

对于肢端肥大症患者，日常生活方面，应保证充足的睡眠，规律作息，适当运动。饮食方面，应适当补充营养以助于机体恢复，若合并糖尿病或高血压，则应按糖尿病或高血压控制饮食；恢复期间应进食高蛋白、高热量的食物，尽量避免食用辛辣刺激性食物。另外，肢端肥大症患者还需要注意病情监测，建议手术患者在术后 12 周以上进行胰岛素样生长因子-1 和随机生长激素测定，了解手术后病情缓解情况；行 CT、MRI 等影像学检查，了解有无残余肿瘤和邻近组织结构扩散和破坏；术后 6 个月检查血压、空腹血糖、糖化血红蛋白（HbA1c）和血脂水平；当生长激素和（或）胰岛素样生长因子-1 恢复正常后，建议每 6 个月复诊一次。肢端肥大症患者常合并糖尿病、高血压，应注意监测血糖和血压，如若出现异常，应及早就诊调整用药。

（孙超凡）

5.2 巨人症及肢端肥大症有哪些危害？有哪些并发症？

早期巨人症患者可出现身形异常高大，内脏器官按比例增大；进展至晚期可有精神不振、四肢无力、肌肉松弛、抵抗力低等表现。此外，由于生长激素有胰岛素抵抗的作用，患者可出现糖代谢异常；也可出现骨关节病变，累及脊柱和周围关节，严重时在负重关节可发生典型的骨性关节炎表现。本病易合并高血压及心血管系统异常，表现为心肌肥厚、心功能不全、心律失常等。如果是脑垂体瘤引起的巨人症，还可能因垂体瘤压迫、侵犯周围组织，引起头痛、视物模糊、视野缺损、眼底改变及动眼神经麻痹等。总之，巨人症患者易并发骨关节病变、糖尿病、心血管疾病、呼吸系统疾病、视功能障碍、肾上腺皮质功能减退、性腺萎缩和性功能减退症、腺垂体功能低下等症。

肢端肥大症患者因生长激素过度分泌可出现鼻大唇厚、皮肤增厚、手足增大等改变；还可使外周胰岛素产生抵抗，增加糖尿病发生风险；可能出现呼吸道感染、呼吸功能障碍等呼吸系统症状；可能出现高血压、心律失常、心脏扩大等心血管系统疾病。肢端肥大症患者因催乳素分泌增多，患者可出现月经紊乱、性欲减退、阳痿、不育等生殖系统症状。也可因肿瘤占位可出现头痛，严重者可伴有恶心、呕吐、视物模糊等。此外，肿瘤压迫还可导致患者出现视野缺损、眼底改变、动眼神经麻痹等。总之，肢端肥大症患者易并发糖尿病、呼吸系统疾病、心血管系统疾病、生殖系统疾病、肿瘤压迫症状等。

（孙超凡）

5.3 肢端肥大症起病隐匿，危害巨大，如何早期预防？

目前尚无预防肢端肥大症的有效方式，重点在于早期发现并及时治疗。此外，肢端肥大症患者存在一定的遗传倾向，虽然并非绝对遗传给后代，但若父母中一方患有肢端肥大症，与其他未患肢端肥大症的父母相比，后代罹患本病的风险相对较高。同时肢端肥大症起病隐匿，有家族史的人群应定期体检，并注意观察自己的身体变化，如出现身高、体重、手足等特征明显超过同龄人应及时就医检查，日常生活保持健康的饮食习惯，避免长期压力、规律作息。

（孙超凡）

第十章 神经性厌食症与贪食症

1 如何认识神经性厌食症与贪食症?

1.1 什么是神经性厌食症?

神经性厌食症是一种进食障碍,其特征是患者有意严格限制进食,使体重明显下降并低于正常水平,导致身体功能受损。其致残率、致死率较高。患者往往会有极端追求瘦的心理,极度地控制饮食、控制体重以至于出现食欲减退、不欲饮食甚至拒绝饮食的病态反应。患者可能表现出营养不良、代谢和内分泌紊乱的症状,如女性出现闭经、皮肤干燥、手足冰凉、困倦乏力、经常性呕吐、心率减慢等。严重患者可能出现恶病质状态和机体衰竭,危及生命。神经性厌食症主要影响青少年,发病的两个高峰年龄为13~14岁和17~18或20岁,而30岁后发病者相对较少。男女比例大约是 1:10。此外,这种病症在高社会阶层比低社会阶层中更普遍,发病率在发达国家高于发展中国家,城市高于农村。

(付红媛)

1.2 神经性厌食症如何分类?

神经性厌食症简称为厌食症,是一种严重的进食障碍。根据美国《精神障碍诊断与统计手册》(第5版),厌食症可以分为两种亚型。

(1)限制型厌食症:患者常过度节食禁食或过度运动控制体重或减轻体重。

（2）暴食清除型厌食症：患者合并有暴食和（或）清除行为，通过自我诱导呕吐，服用泻药、利尿剂或灌肠剂等行为，减轻体重。

需要注意的是这两种类型可能会共存于同一患者。同时，厌食症常常会伴随着其他精神疾病，如抑郁症、焦虑症、强迫症等。

（付红媛）

1.3　什么是贪食症？

贪食症，即神经性贪食症，是基于人格障碍或者情绪障碍出现的，患者经常在不良情绪刺激下，冲动地暴饮暴食，之后又产生后悔心理，用不良行为去控制体重的增加，如催吐、导泻、过度禁食，从而引发胃肠功能紊乱、电解质紊乱、心功能异常、内分泌代谢异常等疾病。本病轻度发作频率是每周 1～3 次；中度发作频率是每周 4～7 次；重度发作频率是每周 8～13 次；极重度发作频率是每周 14 次或更多。需要注意的是病情的反复发作极大影响了患者的身体健康，导致患病率和致残率上升。

（付红媛）

1.4　贪食症如何分类？

贪食症分为导泻型和非导泻型。本病经常发生在青少年人群中，孕妇和男性也有发生但是较少。女性明显多于男性。青少年患者一般在青少年晚期和成年早期。妊娠期患者较少，一般在妊娠前期容易出现，故妊娠前期更需要来自家庭的关怀。

也有学者将贪食症分为清除型及非清除型。前者应用各种方法清除胃内容物，后者用饥饿或过度锻炼来消除多食的后果。若体重降到预期体重的 85%以下，即属于清除型。在临床上，同一患者有两型之间相互转化的现象。

（付红媛）

1.5 神经性厌食症与贪食症会在同一个人身上出现吗？

神经性厌食症与贪食症会在一个人身上出现。

神经性厌食症患者会出现厌食，日进食量≤150g，严重者仅以少量的蔬菜或菜汤度日，在病程中失去食欲、无饥饿感，或拒绝、忽视饥饿感；严格控制食物的摄取，以尽量限制热量的摄入。患者还可能出现消瘦、消化道症状、营养不良和低代谢症状等。当患者经历消极情绪，如焦虑、抑郁或压力时，他们可能会通过暴饮暴食来缓解情绪，进而引发贪食症。

社会文化和媒体常常强调瘦身和节食的重要性，这可能促使患者产生对体重和外形的过度关注，即使体重指数在正常范围内，患者也可能主观地认为自己过于肥胖，需要减肥。这种怕胖心理可能促使贪食症患者采取极端的方法来阻止体重增加，如催吐、禁食等。严重者会引发神经性厌食症。

（付红媛　冯兴中）

2 神经性厌食症与贪食症是如何发生的？

2.1 神经性厌食症的发生有什么原因吗？

随着现代化进程加速，各行业面临转型期，社会资源重新整合，社会心理也在时时刻刻影响着我们。神经性厌食的影响因素与生物-心理-社会息息相关。

神经性厌食症的发生在不同人群中有着不同的原因。在儿童群体中，家长和老师的行为会成为影响孩子神经性厌食的重要因素。一般侧重于心理构建和行为引导方面，如饮食中的家庭氛围；孩子的餐前进食冷饮、零食过多；食物单一，饮食结构不合理；奖惩行为不当；家长对孩子期望过高，孩子压力过大；对新环境适应不良；校园暴力等问题，需要家长和学校足够重视从而引导孩子健康成长。女性对以瘦为美的极度追求、与异性的关系和情感障碍、职业要求会引发神经性厌食的情况。中青年人群社会压力增大、家庭关系紧张、对追求过度看重、对现在状态或者未来的焦虑恐惧等容易引发神经性厌食症。

其他因素：自身疾病的影响，如内分泌失调、激素轴功能紊乱、胃肠神经功能紊乱等，容易导致神经性厌食症发生；人格特征的影响，如在抑郁、焦虑、恐惧等消极情感影响下，神经性厌食症患病率更高；家族史遗传的影响，有家族史的患者更容易患病；社会文化的影响，由此产生的极端心理易引发神经性厌食症；社会心理与家庭环境关系诱导下的身心不健康发展等也影响神经性厌食症的发生。

（付红嫒）

2.2 为什么青少年容易罹患神经性厌食症？

本病在青春期女性中较多见。在社会审美中以瘦为美的观念影响着女性的追求，骨瘦如柴的极端追求就像美丽的陷阱；青春期生理的发育和复杂的情感，以及对社会的认知不完善，对自己的体重和形体更为在意；在与异性的关系和情感问题中，个性缺陷也不可忽略；感情创伤，失恋，对对方的个人喜好过度听信及自我心理建设不足等；原生家庭的心理投射，如家庭环境的阴暗、不良行为的诱导、家庭中抑郁症患者的影响、父母离异、受到虐待等，都可能影响青少年的健康成长，导致容易罹患神经性厌食症。

（付红嫒 冯兴中）

2.3 神经性厌食症会遗传吗？

神经性厌食症属于进食障碍的范畴，研究发现神经性厌食症的 1 级亲属患病风险增加 10 倍，患者的同胞中同病率为 6%～10%，高于普通人群，存在遗传和家族聚集性。但其并不是绝对的染色体遗传病，通常与父母的教养方式及家庭环境有关。神经性厌食症患者的性格特点多表现为完美主义、自我怀疑、伤害回避等敏感特质，且对疾病的认知力不足，即使处于低体重仍然不断要求体重减轻，从而出现限制饮食的诸多表现。父母的教养方式和家庭环境对神经性厌食症患者有重要影响，一般厌食症患者的父母对其倾注了过多的关注，因此患者易表现出更多的"以自我为中心"的特质，对疾病的自知力较差，因此坠入了病态追求低体重、出现厌食而不自知的深渊。

（袁宇莲）

2.4 刻意节食减重会导致神经性厌食症吗?

我们经常会听到有很多年轻女性为了保持身材而寻求减肥方法，刻意节食减重是其中的一种。节食也分程度，如果是严重节食，极低量碳水化合物摄入，出现身高160cm、体重却低于35kg的极度消瘦特征，长此以往，不仅会破坏胃酸分泌的正常节律，也会导致自主神经紊乱，缺乏饥饿感，对食物产生生理性厌恶。久而久之，胃容量减少，胃动力不足，食欲与食量严重降低，出现神经性厌食症。

（袁宇莲）

2.5 贪食症发生的原因有哪些?

神经性贪食症也属于进食障碍的一种，具有一定的遗传、心理及社会因素。与厌食症相比，贪食症患者的家庭关系更加混乱，可能受到更多的父母惩罚、打压与严厉教育，相对较为自卑，因此，在强烈的"打压"下容易出现对食欲的"放纵"与"失控"，从而影响进食行为，出现暴饮暴食甚至催吐的表现。值得关注的是，这部分患者的体形相对厌食症患者来说，处于肥胖标准，常年经受"减肥"的压力，往往在情绪得不到缓解之后选择"自暴自弃"。

（袁宇莲）

2.6 为什么神经性厌食症与贪食症女性患者更多见?

研究表明神经性厌食症与贪食症的人群出现较为明显的性别差异，以女性居多，约占 82%。一方面从生理角度来看，女性更容易具有敏感、自我怀疑、自尊心强、完美主义等特质，另一方面，社会与家庭往往对女性施加许多不自由的"枷锁"，对身材与外貌的要求更高，如追求身体纤瘦、低体脂率等要求，无形之中给女性带来了沉重的压力，长此以往，可能导致情绪失调进而失控，引起神经性厌食症与贪食症的一系列症状，如限制饮食、暴饮暴食、催吐、导泻等。

（袁宇莲）

2.7　神经性厌食症、贪食症与社会环境因素有关吗？

神经性厌食症、贪食症与社会环境因素密切相关。进食障碍者往往承受着家庭与社会带来的各种压力，同时也存在对社会赞许的渴求，如更希望在社交平台上得到公众的赞美，对公众的挑剔与指摘承受不足，社会风潮带来的审美趋向单一化，如一味要求身材纤细苗条，"白幼瘦"体态的风靡等，都会引发进食障碍者的精神压力与情绪失控，从而出现厌食或贪食的不良饮食习惯。在治疗方面，进食障碍患者需要家庭给予更多的温暖包容与情绪稳定的教养方式，减少拒绝、打压式教育与过度保护，家庭治疗优于单纯个体治疗。

（袁宇莲）

3　神经性厌食症与贪食症应如何诊断？

3.1　神经性厌食症如何诊断？

神经性厌食症临床主要表现为以下几点。

（1）心理和行为特征：患者在心理上"迷恋"低体重，抗拒体重增加。很多患者存在对自身体形的感知异常，如明显已经处于消瘦状态，仍觉得自己很胖。在行为上，刻意减少摄入量和增加消耗，表现为限制饮食，包括对食物总量和食物种类的限制；过度运动；催吐，进食大量食物后和进食量不多时均催吐，后期可无诱导下自然呕吐；导泻，包括口服各种缓泻剂、使用灌肠剂等方法；滥用药物，包括利尿剂、食欲抑制剂、各种减肥药等。

（2）一般精神症状：包括焦虑、抑郁、强迫、情绪不稳定、易激惹、失眠等。通常随着病程进展，体重下降越明显，上述问题越凸显。

（3）躯体症状：神经性厌食症的生理特征为显著的低体重，同时常伴随其他躯体症状，主要与营养不良相关，涉及外表及全身多个系统。①外表：消瘦、虚弱、苍白、毛发稀疏。②消化系统：腹胀、便秘最多见，也可见恶心、呕吐、腹泻等。③内分泌系统：女性闭经，第二性征消退，也可见甲状腺功能减退的症状如畏寒，或雄激素水平增高的症状如痤疮等。④心血管系统：如皮温低、肢端发绀，心率、血压下降。⑤血液系统：红细胞、白细胞、血小板均可能出现减少。⑥泌尿系统：表现为多尿、水肿。⑦骨骼系统：骨量减少和骨质疏松症导致骨痛和骨折风险增加。⑧生殖系统：子宫幼稚化、不孕不育等。

（袁宇莲）

3.2 贪食症如何诊断？

临床上贪食症主要表现为以下几方面。

（1）发作性不可抗拒的进食欲望和行为，一次可进食大量食物，每周至少发作 2 次且已至少持续 3 个月。

（2）过度关注体形和体重，有担心发胖的恐惧心理。

（3）常采取催吐、导泻、禁食、过度锻炼等不适当的补偿行为，以消除暴食引起的体重增加，也可与神经性厌食症交替出现。

（4）排除其他精神疾病和神经系统器质性病变所致的暴食、贪食行为（通常有器质性病变的患者，没有对身体外形及体重的不满，所以也无催吐、导泻等各种控制体重的不恰当行为）。

（袁宇莲）

3.3　神经性厌食症与贪食症有什么关系？

神经性厌食症和贪食症是两种进食障碍的互补极端。尽管它们在症状上相反，但在某些方面存在一些相似之处。

神经性厌食症是一种以极度追求瘦身和对肥胖的恐惧为特征的心理疾病。患者常常限制食物摄入，导致体重过低，并伴随对食物、体形和体重的扭曲认知。贪食症则是一种反复发作的暴食行为，患者在短时间内摄入大量食物，这种行为常常伴随内疚感和自我厌恶。尽管这两种疾病在表现上似乎相反，但它们在心理和生物学上存在一些共同的特征，这也许可以解释它们之间的关系。

研究表明，神经性厌食症和贪食症在神经系统的调节方面存在一些重叠。神经递质、神经激素和神经回路等因素都可能对这两种疾病的发展起重要作用。例如，多巴胺和 5-羟色胺等神经递质的异常水平与这两种疾病的发生有关。心理因素在神经性厌食症和贪食症的发展中起到重要作用。个体对食物、体重和形象的认知扭曲及对自我价值的评价等心理因素在两种疾病中都扮演着重要角色。这可能与社会文化的影响、自尊心和身体形象的问题等有关。此外，家庭环境和遗传因素也被认为对神经性厌食症和贪食症的发展起到了一定的作用。家庭中的负面情绪、家庭教养方式和家族史等因素与这两种疾病的发生相关。具体表现为厌食症患者的家庭对其有较强的关注与偏爱甚至控制欲，导致这部分患者对自身疾病的认知度不够，因此即使处于消瘦状态仍然极力追求减重；而贪食症患者更多感受到来自家庭的惩罚与严厉教育，家庭关系更加混乱，因此容易出现自暴自弃及对饮食和情绪的"失控感"。

总体来说，神经性厌食症和贪食症是两种进食障碍，它们在心理和生物学上有一些共通之处。然而，它们在症状、表现和患者特点上有很大的差异，需要通过综合评估和个体化治疗加以区分和处理。

（林宇涵）

4 神经性厌食症与贪食症患者如何治疗及自我管理？

4.1 如何预防神经性厌食症的发生？

神经性厌食症患者具有较为鲜明的性格特征与家庭环境，父母对其有较为明显的过度保护与控制干预，从而出现以自我为中心的性格特质，表现出过分的敌意与冷漠。因此，父母对孩子健康的教育方式、给予的家庭温暖、适度的关心、对体重与外貌正确的引导、对不良情绪的疏导等对预防青少年神经性厌食症有重要价值；同时应遵循正常一日三餐的饮食节律，合理安排学习和生活，使脑力劳动与适当的体质锻炼、体力劳动相结合，适当安排娱乐活动与休息，防止因过分劳累引起下丘脑功能的紊乱。避免高强度催吐与导泻，也是预防成年人神经性厌食症的重要方式。

（袁宇莲）

4.2 神经性厌食症如何治疗？

神经性厌食症不仅是一种精神和心理疾病，同时会伴随涉及多个系统的躯体症状，如严重营养不良、心力衰竭、肾衰竭、骨质疏松症、贫血、闭经等症状，治疗一般包括心理治疗、药物治疗和支持性护理等方面。

（1）心理治疗：在神经性厌食症的治疗中起着核心作用。认知行为疗法是最常用的心理治疗方法之一，它能帮助患者提高对该疾病的认知和应对能力。另外，家庭治疗和支持性心理治疗也可以帮助患者与家人建立健康的沟通和支持体系。

（2）药物治疗：在神经性厌食症的治疗中通常作为辅助手段使用。常用的药物包括抗抑郁药物、抗焦虑药物和抗精神病药物。这些药物可以帮助改善患者的情绪状态、控制焦虑和抑郁症状，并减轻进食障碍相关的症状。相关躯体症状则以对症治疗为主。

（3）支持性护理：神经性厌食症患者往往需要全面的支持和护理。医生、心理治疗师、营养师和家人的支持都是非常重要的。支持性护理包括定期的心理评估、营养教育、体重和饮食摄入监测、定期会诊等。

（4）除了上述治疗方法，神经性厌食症康复过程中还需要关注以下几方面。营养恢复：患者需要逐渐增加摄入营养的量，恢复身体的健康状态。营养师可以提供个性化的饮食计划，确保患者获得足够的营养。监测体重心率等指标：定期监测体重、心率、血压和骨密度等指标，有助于评估患者的身体状况并及时调整治疗计划。长期康复计划：神经性厌食症是一种长期的疾病，需要长时间的康复计划和支持。患者和家人应该与医生和治疗团队保持密切联系，定期复查和评估治疗效果。

需要强调的是，每个患者的治疗计划应该是个体化的，因为每个人的情况和需求都是不同的。早期识别、早期干预和综合治疗是提高神经性厌食症治疗成功率的关键。

（林宇涵　冯兴中）

4.3　神经性厌食症可以自愈吗？

神经性厌食症是一种严重的心理障碍，通常需要经过专业、长期的综合治疗与康复过程才能得以恢复。尽管个体的病情存在差异，但神经性厌食症通常无法自行康复。

本病具有复杂的生物、心理及社会成因，因此需要由专业的医疗团队提供全方位的支持和治疗。在治疗过程中，心理疗法、药物治疗及支持性护理等多方面手段的综合运用，旨在帮助患者恢复健康的饮食习惯，纠正不健康的思维模式，并提升其身心健康水平。

此外，患者的积极参与和配合在治疗中至关重要。患者应主动与医疗团队合作，遵循治疗方案，并参与治疗过程中的各项活动与课程。同时，患者家属及亲近者的支持与理解对于患者的康复也有积极的影响。

总体而言，神经性厌食症难以自愈，但通过专业的治疗和全面的康复计划，患者仍有望实现病情的改善与机体的恢复。早期识别、及时干预及持续的支持是提高治疗成功率的关键。

（林宇涵　冯兴中）

4.4　中医如何治疗神经性厌食症？

中医辅助治疗神经性厌食症，包括中药治疗、针灸疗法与药膳调理。

（1）中药治疗：可以根据患者的具体情况处方。常规治疗原则为健运中焦，疏肝理气，若病程日久伤及阴液，可酌加养阴之品。常用的中药方剂如参苓白术散、四逆散、柴胡疏肝散、生脉散、沙参麦冬汤、竹叶石膏汤、理脾汤、益气养阴汤等，可以调节脾胃功能，疏肝解郁，促进食欲恢复，并改善患者的体质。

（2）针灸疗法：针灸是中医的常见治疗方法之一。在治疗神经性厌食症时，针灸可以通过调节体内的气血运行和平衡身心之间的关系，改善食欲和消化功能。可选择足三里、内庭、公孙、阴陵泉等脾经与胃经穴位，或循肝经泻太冲等。

（3）药膳调理：中医强调饮食对整体健康的重要性。在治疗神经性厌食症时，中医会根据患者的体质和症状特点，制订个性化的饮食方案。例如，根据中医理论，有些患者可能存在脾胃虚弱，需要注意饮食的温和、易消化和营养丰富。中医饮食调理也强调适当的进食时间、节制饮食和避免暴饮暴食等。

（林宇涵）

4.5　神经性厌食症的心理治疗如何进行？

神经性厌食症的心理治疗是非常重要的，它可以帮助患者改变不健康的思维模式、饮食行为和身体形象认知，以促进康复。以下是一些常见的心理治疗方法在神经性厌食症中的应用。

（1）认知行为疗法：是一种广泛应用于神经性厌食症治疗的心理治疗方法。认知行为疗法的主要目标之一是帮助患者校正对体重、形象和食物的扭曲认知，以及改变饮食行为。

（2）家庭治疗：在神经性厌食症中也非常重要，它可以帮助患者与家人建立健康的沟通和支持体系。家庭治疗的目标是改善家庭关系，增强家庭支持，减少家庭中的紧张和冲突，并提供患者在康复过程中的支持和监督。

（3）支持性心理治疗：是一种关注情感支持和倾听的治疗方法。它提供一个安全的环境，让患者可以表达情绪、倾诉困扰，并得到理解和支持。支持性心理治疗可以帮助患者减轻焦虑、抑郁和自我厌恶等情绪问题，并增强他们的情感应对能力。

此外，其他的治疗方法如心理教育、身体形象治疗、催眠等也可能被应用于神经性厌食症的心理治疗中，具体选择取决于患者的需求和治疗团队的判断。重要的是，心理治疗必须由经验丰富的专业心理治疗师或临床心理学家来进行。他们会根据患者的具体情况制订个性化的治疗方案，并与患者建立良好的工作关系。

最后，治疗的成功也需要患者的积极参与和合作。患者需要与治疗团队密切合作，遵守治疗计划，参与相关的治疗活动，并积极应用治疗中学到的技巧和策略。

（林宇涵）

4.6 如何给予神经性厌食症患者合理的饮食指导？

给予神经性厌食症患者合理的饮食指导非常重要，因为这种疾病会导致患者对食物和体重产生扭曲的认知和行为，需要逐步引导他们恢复健康的饮食习惯。以下几种神经性厌食症患者合理饮食指导的方法。

（1）制订个性化的饮食计划：制订饮食计划需充分考虑个体差异，包括患者的年龄、性别、身高、体重、健康状况及日常活动水平等要素。在制订过程中，应注重营养的均衡性，确保饮食能提供足够的能量和营养素，从而维护患者的身体健康。

（2）鼓励适当的食物摄入：神经性厌食症患者通常会限制食物摄入量，导致身体缺乏必要的营养物质。因此，需要鼓励患者适当增加食物摄入量，增加营养物质的摄取。可以采用逐渐增加食物摄入量的方法，以帮助患者逐步适应正常饮食。

（3）避免高糖、高脂肪食品：高糖、高脂肪食品通常容易导致身体不适，因此需要尽量避免。应该鼓励患者选择新鲜水果、蔬菜、全谷类食品、高蛋白质食品等健康食品。

（4）注意饮食的时间和餐量：神经性厌食症患者通常会控制饮食时间和餐量，这可能会导致身体缺乏必要的营养物质。因此，需要鼓励患者遵循健康的饮食规律，包括每天三餐和适量的小吃。

（5）寻求专业营养师的建议：对于神经性厌食症患者，制订个性化的饮食计划是至关重要的，这有助于他们逐步恢复健康的饮食习惯。营养师可以根据患者的具体情况，为其量身定制合适的饮食方案，并持续监测患者的饮食和健康状况。如有需要，营养师还会对饮食计划进行相应的调整。

因此，为神经性厌食症患者提供合理的饮食指导，必须充分考虑患者的实际情况和需求。在制订个性化饮食计划的基础上，应鼓励患者采取适当的饮食行为。同时，与专业营养师的紧密合作也是不可或缺的。此外，还应尊重患者的意见和选择，理解他们的需求和感受，从而帮助他们逐步恢复健康的饮食习惯。

（林宇涵）

4.7　如何给予神经性贪食症患者正确的体重管理？

给予神经性贪食症患者正确的体重管理是非常重要的，因为这种疾病会导致患者对食物和体重产生扭曲的认知和行为，需要逐步引导他们建立积极健康的体重管理理念。以下是几种神经性贪食症患者正确体重管理的指导方法。

（1）与患者建立信任和合作的关系：体重管理需要基于患者与治疗团队之间的信任和合作关系。与患者建立积极的沟通和理解，尊重他们的感受和需求，帮助他们逐步接受和理解正确的体重管理理念。

（2）避免过度注重体重：神经性贪食症患者通常会过度关注体重，将其作为自我价值的标志。因此，需要帮助患者改变这种认知，逐步将体重视为健康的一部分，而不是评判自我价值的唯一标准。

（3）注重整体健康的观念：体重管理不仅仅是关注体重的变化，还需要注重整体健康的观念。鼓励患者关注饮食的质量、营养均衡、适度的运动和良好的生活习惯。帮助他们理解身体健康的重要性，而不仅仅是追求瘦身。

（4）制订适合个体的体重管理目标：制订体重管理目标需充分考虑患者的具体情况和需求，这包括年龄、性别、身高、体重、健康状况及日常活动水平等因素。为确保目标的合理性和可行性，建议患者寻求专业医生或营养师的协助，以便为个体量身定制适宜的健康体重范围及目标。以与专业人士的合作为基础，将有助于患者更有效地实现体重管理的目标，促进长期的健康与福祉。

（5）引导患者建立积极的饮食和运动习惯：帮助患者建立积极的饮食和运动习惯，而不是极端的节食或过度运动。鼓励患者选择营养丰富的食物，控制饮食，合理分配餐次和食物摄入量。同时，指导患者选择适合个体的运动方式和强度，以保持身体健康。

需要明确的是，正确的体重管理应该是基于个体的健康和需求，而不是简单追求瘦身或减重。专业的医生和治疗团队将根据患者的具体情况制订个性化的体重管理方案，并提供相应的支持和指导。

（林宇涵）

4.8　儿童出现厌食症要如何处理？

首先，平时调理是非常重要的。家长应该注意给孩子建立良好的饮食习惯，饮食规律、定时进餐，保证饮食卫生和营养全面。适当给孩子吃一些粗粮杂粮和水果蔬菜，节制零食和甜食，少喝饮料。改善进食环境，避免单一饮食引起孩子的挑食、偏食现象。加强体育锻炼也可以促进肠胃蠕动、促进消化，一定程度上增加孩子的食欲。

其次，对于胃动力不足造成的厌食，可以在医生指导下使用多潘立酮或者助消化剂进行改善。

最后，需要注意的是，孩子的饮食应该以清淡为主，避免高热量、油腻食物的摄入。同时，家长应该关注孩子的心理健康，避免过度压力和焦虑情绪的影响。

（王　正）

4.9　贪食症如何治疗？

贪食症的治疗需要综合考虑多种因素，包括心理治疗、药物治疗和改变生活方式等。

首先，心理治疗是贪食症治疗的重要方面。认知行为疗法是一种常用的心理治疗方法，可以帮助患者了解自己的情绪和思维模式，以及与食物的关系。通过改变对食物的认知和行为，可以减少贪食的冲动和频率，逐渐恢复正常的饮食习惯。

其次，药物治疗也是贪食症治疗的重要手段。抗抑郁药物和抗精神病药物等可以用于控制贪食症患者的情绪和冲动。但是，药物治疗需要在专业医师指导下进行，切勿自行用药。

再次，改变生活方式也是贪食症治疗的重要方面。建立规律的作息时间表，避免熬夜和过度劳累，保持充足的睡眠。合理安排饮食，避免暴饮暴食和过度饮酒等不良饮食习惯。增加体育锻炼和户外活动，有助于提高机体代谢水平，缓解情绪压力。

最后，寻求专业医生的帮助是贪食症治疗的关键。专业医生可以根据患者的具体情况制订个性化的治疗方案，提供专业的建议和指导。同时，专业医生还可以根据患者的需要提供心理咨询和支持，帮助患者更好地应对贪食症带来的困扰。

（王　正）

4.10　中医如何治疗贪食症？

中医治疗贪食症主要从以下几方面入手：

（1）饮食调理：中医认为贪食症与饮食不节有关，因此主张从饮食方面进行调理。患者应该遵循定时定量、少食多餐的饮食原则，避免暴饮暴食和过度饮酒。

同时，适当多吃一些健脾益气的食物，如山药、红枣、小米等，有助于改善脾胃功能。

（2）针灸治疗：针灸是一种有效的中医治疗方法，可以调节人体的气血和脏腑功能，从而改善贪食症的症状。常用的针灸穴位包括中脘、天枢、足三里等，以上穴位可以自己进行穴位按摩，起到健脾和胃、调节肠腑的作用。

（3）药物治疗：中医认为贪食症与肝郁脾虚、痰火扰心等有关，因此主张使用一些中药疏肝健脾、化痰清热。同时，也可以服用四君子丸、保和丸、沉香化滞丸等中成药进行治疗。

（4）心理调理：中医认为贪食症与情志不畅有关，因此主张进行心理调理。患者应该学会放松心情，保持心情平静，避免情绪波动和压力过大。

（王 正）

4.11　贪食症的心理治疗如何进行？

贪食症的心理治疗主要采取认知行为疗法，旨在帮助患者了解自己的情绪和思维模式，以及与食物的关系。通过寻找真正引发贪食的深层原因，切断冲动产生的源头，改变患者对贪食的认知，让患者了解贪食如何伤害身体，从而改变自己的行为，养成正常的饮食习惯，并减少对体重和体形的过度关注。

具体来说，心理治疗师应与患者建立信任关系，帮助患者认识到贪食行为的根源和影响，并教授应对贪食的技巧和策略。这些技巧和策略包括如何识别情绪和冲动，如何应对内心的压力和不满，如何建立积极的自我形象和自我价值感等。

在治疗过程中，心理治疗师还可以根据患者的具体情况提供个性化的建议和支持，如针对患者的情绪问题、家庭关系、职业发展等方面进行深入探讨和解决。

贪食症的心理治疗需要一个系统的、个性化的过程，患者需要在专业人士的指导下逐渐恢复自信和自我控制能力，克服贪食的困扰。

（王 正）

4.12 如何给予贪食症患者合理的饮食指导？

（1）控制进食时间：贪食症患者常常无法控制自己的进食时间，因此需要制订规律的饮食时间表，避免在非用餐时间进食。同时，避免在睡前或情绪波动时进食。

（2）均衡饮食：饮食应该以均衡为主，包括蛋白质、碳水化合物、脂肪、维生素等。可以多吃蔬菜、水果、全谷类、瘦肉、鱼类等食物，避免过多摄入高糖、高脂肪、高盐等食物。

（3）适量饮食：贪食症患者常常进食过多，因此需要控制饮食的摄入量。可以采用小碗小盘的方式控制食量，避免一次性摄入过多的食物。

（4）避免过度饮酒：贪食症患者常常喜欢饮酒，但过度饮酒会加重病情。因此，应该避免过度饮酒。

如果贪食症患者的饮食问题无法自行解决，可以寻求专业医生的帮助。医生可以根据患者的具体情况制订个性化的饮食计划和指导方案，帮助患者恢复健康的饮食习惯。

（王　正）

4.13 神经性厌食症与贪食症的预后如何？

神经性厌食症和贪食症的预后因个体差异而异，但通常存在一些共同的特点。

对于神经性厌食症患者来说，整体预后比贪食症要好，且对于滞留通常反应良好。然而，本病的死亡率高达20%，因此是一种致命的心理障碍。在随访过程中，随着时间的进展，符合诊断标准的比例会越来越少，而痊愈率也会逐渐提高。有研究提示，具有高功能和完美主义特点的患者预后比较好，而具有局限及过度控制特点的患者，慢性化的风险比较大，且预后较差。

需要注意的是，神经性厌食症和贪食症的预后不仅与症状的严重程度有关，还与个体的生理和心理特点、治疗方法、社会支持等因素有关。因此，对于这两种病症的患者来说，及时寻求专业医生的帮助并积极配合治疗是非常重要的。

（王 正）

5 神经性厌食症和贪食症与其他疾病有什么关系？

5.1 神经性厌食症与抑郁症食欲差有什么区别？

神经性厌食症和抑郁症食欲差之间存在明显的区别。

首先，神经性厌食症是一种精神疾病，其特征在于患者对食物和体形存在异常的态度和观念，常常采取极端的手段控制体重，即使体重已经低于正常水平。同时，神经性厌食症患者还存在对食物的异常兴趣，常常通过厌食和暴食来缓解情绪。而抑郁症则是一种情绪障碍，主要表现为持续的情绪低落、兴趣丧失和思考困难等。抑郁症患者的食欲减退主要是由于情绪的影响，而不是由于对食物和体形的极端态度。

其次，神经性厌食症和抑郁症食欲差的治疗方法也不同。神经性厌食症需要从心理治疗入手，帮助患者纠正对食物和体形的错误观念，恢复正常的饮食行为。而抑郁症则需要通过药物治疗和心理治疗缓解情绪来改善食欲。

总之，神经性厌食症和抑郁症食欲差虽然都表现为食欲减退，但病因、症状和治疗方式都有所不同。因此，需要根据患者的具体情况进行诊断和治疗。

（王 正）

5.2 贪食症与暴食症主要有哪些区别？

贪食症与暴食症主要有以下区别。

（1）病因：贪食症往往是由于患者心理受到刺激所导致的一种症状，而暴食症患者是长期暴饮暴食引起的。

（2）病情：贪食症是患者的精神方面发生异常表现，需要到专业的精神科医院就诊治疗，治疗时间也比较长。暴食症的症状比较简单，属于肠道方面引发的症状，服用药物就能很快康复。

（3）群体：所有年龄段都可能出现贪食症，但是暴食症发生的主要年龄一般在 20～30 岁。

（4）行为：贪食症患者表现为反复发作、不可控制、冲动性地暴食，且由于患者对自身体重和体形的过度评价，反复通过"清除"抵消暴食的影响，在暴食后常伴有罪恶感、抑郁或自我厌恶。体重基本在正常范围或轻微超重。暴食症患者亦表现为反复发作、不可控制、冲动性地暴食，但无防止体重增加的补偿性行为，多数会导致肥胖。

（王　正）

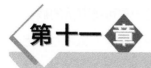

第十一章

骨质疏松症

1 如何认识骨质疏松症?

1.1 关于骨质疏松症,你了解多少?

每当季节变化的时候,总会有一些朋友感到腰酸背痛,有时候全身都疼,是怎么回事?如果出现过这些情况,那就该警惕了,很有可能是骨质疏松症。

骨质疏松症是一种代谢性疾病,亦是一种全身性骨骼疾病,以骨量减少、骨的微结构退化,骨强度减低,脆性增加导致骨折易感性增高为特征的骨骼疾病。正常人的骨骼是很坚硬的,用树枝来模拟人体的骨骼,健康的躯干骨就像又粗又硬的树枝,很难折断;有些骨骼富有弹性,如肋骨,即使受到了外界压力的冲击,它也能很好地保护心脏、肺脏及肝脏等器官,也不容易折断。但是,有一种人的骨骼就像干树枝一样,又轻又脆,轻松就能折断,这就是骨质疏松症,骨质疏松症的骨骼就像蜂窝煤一般,里面都是空空的,一碰就碎。因而骨质疏松症被称为"沉默的杀手",一旦发生,就让人措手不及。

(张建文)

1.2 骨质疏松症是可以防治的疾病吗?

伴随着社会老龄化的进程,骨质疏松症已然成为对中老年健康构成严重威胁的慢性疾病,且存在诊断率低、治疗率低、长期药物治疗依从性低的三低问题。

很多人认为骨质疏松症是一种正常的衰老现象，就跟人长白头发一样不可避免，实际上这种观点是错误的。骨质疏松症是一种病，而且是一种可防可治的病。

骨质疏松症并不是随年龄增长而不可避免的结果。曾有医学专家说过"老年性骨质疏松症是一种儿科疾病"，这句看似荒唐的话，其实蕴含着科学道理。尽管骨质疏松症大多是在年老时才出现的，但骨质疏松症的预防却要从儿童时期就开始，并且非常重要。如果把身体的骨量比作人体中的一座"骨矿岛"，那么在成年之前，这座岛的容积是不断自然增加的，也就是身体的骨量在不断增多。实际上，人体的骨量在35岁左右就到达顶峰不再增加了，之后开始逐渐丢失。而且随着年龄的增长和绝经后女性激素水平的变化，身体的骨量开始下降，到了50岁之后，骨量丢失会更加明显，就像牢固的木质框架被虫子侵蚀，开始出现大大小小的空洞。

因此，在中青年时期，尽量提高骨量峰值，养成健康生活方式，延缓或避免骨质疏松症的发生。50岁以后，每年检查一次骨密度，了解自身骨量。骨质疏松症虽然是一种静悄悄的疾病，但它是可防可治的。只要我们对它足够重视，就能够早发现早治疗，对于骨质疏松症，预防比治疗更关键！

（张建文）

1.3　中医如何认识骨质疏松症？

虽然中医学里没有骨质疏松症这个名词，但是从症状和病机来看可归属于"骨痿""骨痹""骨枯"等范畴，主要是由于肾精不足、骨失滋养导致的全身骨骼的慢性退行性疾病。

中医认为，骨质疏松症主要责之于虚和瘀两个方面。其中肾虚最关键，兼及肝脾，瘀即是血瘀。中医认为"肾"与"骨"密切相关，肾藏精，主骨而生髓。肾髓充足，则骨骼生化有源，坚固充实，强健有力。人上了年纪，先天肾气亏损，骨骼本来就容易出现问题。若肾精虚少，骨髓化源不足，骨骼失养，脆弱无力。肾衰骨髓枯筋痿，发为骨痿。《黄帝内经》云"五八，肾气衰，发堕齿槁"。古人"人过四十，肾气始衰"的认识，说明人过四十，骨骼失去肾精的滋养而逐渐退化、衰老。肾和肝两脏关系密切，"乙癸同源""母子相生"，肝肾交融，相互滋养，则肾精充沛，肝血充盛，筋骨健壮。"脾胃为后天之本、水谷精微之海"，众所周知钙之于骨的重要性，中医认为钙是属于食物转化而来的水谷精微，而水谷精微的吸收运化都得依靠脾，若脾胃虚弱，饮食衰少，或过食肥甘厚味则生湿困脾，这样水谷精微来源匮乏，筋骨失养，则必然使骨髓不充，骨质疏松症随之而来。

（张建文）

2　骨质疏松症是如何发生的？

2.1　骨质疏松症的发生原因是什么？

俗话说"少怕歪，老怕摔"。骨折是中老年人致瘫致死的重要原因之一，而这一切其实都是骨质疏松症引起的。有人问：我们经常形容年轻人是钢筋铁骨，而一旦上了岁数，就会出现骨质的问题，可以说钢筋铁骨变成了豆腐渣工程，那为什么会有这样的进展呢？

骨骼是身体的基石，也是需要新陈代谢的，在人的骨骼里，有成骨细胞和破骨细胞两种细胞，成骨细胞促进新骨的形成，破骨细胞则消化旧骨，呈现一种动态的平衡。儿童生长发育的时候，骨骼以成骨细胞为主，所以骨骼会变得越来越强壮，这样的状态维持到35岁左右，就开始要走下坡路。随着年龄的增长，破骨细胞功能大于成骨细胞功能时，骨量就会加速丢失，骨质也就变得日渐疏松；如果还加上其他的一些因素，如生活习惯不良、饮食不当、长期服用糖皮质激素等，就会造成骨质疏松症。

（张建文）

2.2　骨质疏松症的好发人群有哪些？

预防骨质疏松症就像"存钱"，"多存少取"才不会出现骨量"赤字"。

那么骨质疏松症的好发人群有哪些？①女性群体：女性比男性更容易得骨质疏松症，尤其是绝经后的女性。②老年人：有研究显示，60岁以上的老年人，有50%患有不同程度的骨质疏松症。③"重口味"人群：吃盐过多不只容易诱发高血压，也会导致骨质疏松症。④具有不良嗜好（如吸烟、饮酒、嗜咖啡）的人群。⑤过于消瘦的人群：体重指数低的人群缺少肌肉和脂肪保护骨骼，更容易患骨质疏松症。⑥母系亲属患有该疾病的人群：骨密度的高低75%取决于遗传，25%取决于其他因素。尤其是母亲、外婆等母系亲属患有骨质疏松症的，发病风险会更高。⑦长期服用药物的人群。

在以上高发人群行列，且步入老年期的人群，就需要做进一步的检查，确认是否患有骨质疏松症。除此之外，还有一个针对亚洲人的计算公式：[体重（kg）−年龄]×0.2取整数得出结果：大于−1表示风险低，−4～−1表示中风险，小于−4表示高风险。对于大部分人来说，保持良好的生活、饮食及运动习惯，可以有效预防骨质疏松症。

（高慧娟）

2.3　骨质疏松症是老年人特有的现象吗？

骨质疏松症是中老年人最常见的骨骼疾病，但骨质疏松症并非是老年人的"专利"，如果年轻时期忽视运动，常常挑食或节食，饮食结构不均衡，导致饮食中钙的摄入少，体瘦，又不拒绝不良嗜好，这样达不到理想的骨骼峰值量和质量，就会使骨质疏松症有机会侵犯年轻人，尤其是年轻的女性。

通常骨质疏松症可分为以下几类。①原发性骨质疏松症：如老年性骨质疏松症、绝经后骨质疏松症等。②继发性骨质疏松症：继发于许多其他疾病之后发生的骨质疏松症，如甲亢性骨质疏松症、糖尿病性骨质疏松症等。③特发性骨质疏松症：原因不明的青壮年骨质疏松症及妇女妊娠所致骨质疏松症等。除老年性骨质疏松症只发生于老年人外，其他类型的骨质疏松症可发生在各年龄层的人群中。

因此，骨质疏松症虽然是一种常见的老年疾病，但是其实年轻人也会得骨质疏松症。因此，骨质疏松症的预防要及早开始，使年轻时期获得理想的骨峰值。

（高慧娟）

2.4 为什么女性比男性更易发生骨质疏松症？

35岁以后，人体的骨量往往就开始走下坡路了。而女性往往比男性更容易患骨质疏松症，这是为什么呢？主要有以下几方面原因。①年龄因素：成年女性在35岁左右为骨密度高峰期，之后骨量便开始逐渐丢失，而男性峰值骨量高于女性，出现骨丢失的年龄迟于女性，没有绝经期，雄激素水平呈"渐进式"下降，而非"断崖式"，故老年男性骨丢失的量与速度都低于老年女性，老年男性骨质疏松症的程度轻于女性。②内分泌因素：雌激素是女性最重要的性激素，具有促进骨形成与抑制骨吸收的作用，对维持骨密度、提高骨量具有促进作用。45岁之后，多数女性将进入围绝经期，雌激素水平降低，骨量快速丢失，绝经后女性骨质疏松症的发生率为50%，老年性骨质疏松症患者中70%~80%为女性。③饮食因素及体重因素：不少女性为了保持身材选择节食减肥的方式，而骨骼健康需要多种营养物质，不仅包括我们熟知的钙元素，还包括适量的蛋白质、多种矿物质和维生素。体重指数过低，过于消瘦的女性，其骨密度往往低于体重正常或肥胖的女性，罹患骨质疏松症的概率增高。④环境因素：钙的吸收需要维生素D辅助，而接受阳光照射，通过紫外线促进皮肤合成维生素D是最好的方式，一些女性防晒过度，会影响皮肤吸收紫外线、活化维生素D，从而影响骨骼健康。⑤女性的特殊生理因素：妊娠及分娩期。女性在妊娠和分娩时需要消耗大量钙质，尤其是多次妊娠和分娩的女性。哺乳期：哺乳期垂体会分泌大量催乳素，使卵巢处于抑制状态，雌激素水平降低，导致骨量减少。

虽然女性更容易罹患骨质疏松症，但做好预防和控制仍然是可以缓解和避免的。建议 30 岁以上的女性,更需要有意识地去户外运动,同时强调膳食的平衡性,保持营养均衡,同时鱼肉蛋奶都要确保摄入,往"骨骼银行"多多储备。

(高慧娟)

2.5 儿童缺乏运动更易导致骨质疏松症吗?

大多数成年人骨质疏松症的"种子"其实在儿童时期就已种下,在今后的任何一个年龄阶段(青春期、妊娠期)都有发生骨质疏松症的可能。儿童因为缺乏主动锻炼,如久坐不动;缺乏足够的维生素 D 和钙的摄入等,都将无法确保在今后生活中免受骨质疏松症的困扰。因此预防骨质疏松症需要从儿童时期开始。

儿童青少年期是骨骼生长的关键时期,久居室内,缺乏运动,缺少阳光照射,可能会加速骨量的流失,造成或加重骨质疏松症的发生;坚持合理的运动将有助于儿童青少年骨骼的生长和发育。运动除了有助于"长个儿",对骨的贡献还表现为促进骨量的增加。也就是说,运动能让孩子的骨骼更强壮。但对于儿童青少年来说,不适当的体育运动会对骨发育产生不利影响,主要表现在生长板过早闭合(长不高)和两侧肢体生长发育不均衡(不匀称)等;而长期缺乏运动又容易导致过早出现骨质疏松症等问题,儿童骨质疏松症多为慢性且严重,相对于成人的骨质疏松症儿童将会面临更大的风险。

所以,运动促进儿童长高的前提一定是科学、适度和持之以恒。想要骨骼健康,最重要的就是坚持运动。

(张建文)

2.6 盐吃多了会更容易导致骨质疏松症吗?

"盐是百味之首",没有盐,再好的厨师也做不出美味的菜肴。但随着我们身边的美味越来越多,盐分过量带来的健康风险也越来越大。高血压患者为了保证心脑血管的健康,需要控制体内的盐分摄入。然而,过多的盐摄入不仅会引发高血压,还会增加患骨质疏松症的风险。有研究指出,少吃盐等于多补钙。盐的主要成分是氯化钠，钠和钙在机体中会随血液来到肾脏，经过肾脏被重新吸收回循环系统供机体利用，在重吸收的过程中，钙和钠是竞争关系，大量钠会制约钙的重吸收，而无法回到循环系统中的钙会随着尿液排出体外，钙的流失也就增多。当血液和细胞中的钙质供应不足时，骨骼就会释放钙质进行补充，结果引起骨密度下降，最终导致骨质疏松症。

科学证明，长期过量摄入盐会影响人体的钙质吸收，加速骨量流失，尤其是中老年人，很容易因为盐摄入过量而发生骨质疏松症。世界卫生组织建议，每人每日食盐摄入量应少于 5g，而《中国居民膳食指南（2016）》中明确说明：成人每日食盐摄入量不应超过 6g。随着人们生活水平的改善和营养保健意识的提高，很多人都非常注意控盐，然而一些隐性的高盐食物却让我们的日常盐摄入量超标，所以要小心隐性高盐食物，如：香肠、午餐肉、虾皮、酱牛肉、腊肉等。

（张建文）

2.7 长期喝碳酸饮料易导致骨质疏松症吗？

"不要经常喝可乐，喝多了骨头会变脆"，我们经常听到过这样的说法。首先要明确的是，像可乐、雪碧这样的碳酸饮料可以饮用，但要适量，或是用其他含磷较少的气泡水代替，确保每日摄入的磷含量不会影响钙的吸收。

磷是维持人体正常功能不可缺少的矿物质之一，作为构成骨骼的重要成分，磷和钙是一对"冤家"。当钙磷的比例是 2∶1 时，可以促进钙的吸收；而当人们过多地摄入含磷食物时，引起钙磷比例的失调，此时，磷就会将钙"赶出"人体，使得骨骼"基建"缺乏"原材料"钙，最终引发骨质疏松症。碳酸饮料中碳酸、磷及咖啡因等物质会引起人体内钙的代谢异常，使钙的吸收减少、尿钙排出增多，造成低血钙，影响钙质在骨骼的沉积。如果体内长期缺钙，就会导致骨骼内钙的缺乏，从而导致骨质疏松症。同时长期大量摄入碳酸饮料会导致糖的持续摄入。我们需要知道，糖脂代谢不分家，持续的高糖摄入会造成脂肪的积累，而脂肪细胞的增多会造成成骨细胞的减少，从而影响成骨的发育。人的骨骼在30～35岁会达到骨量峰值，如果青少年或年轻人经常喝碳酸饮料，会减少钙的吸收，影响峰值骨量，随着年龄增长就会提前出现骨质疏松症。

总之，过量摄入碳酸饮料会增加骨质疏松症甚至骨折的风险，有饮用碳酸饮料习惯的人群需注意补充足量的钙剂，青少年需特别注意。

（张建文）

2.8　吸烟、饮酒易导致骨质疏松症吗？

长期吸烟、饮酒，要小心骨质疏松症来袭。骨质疏松症的病因很多，常见的有老龄化、女性绝经、钙或维生素 D 缺乏、影响骨代谢的疾病与药物等，其中长期大量吸烟、饮酒等不健康的生活方式对于骨骼健康的影响越来越不容小觑。

烟草中含有多种有害成分，除尼古丁外，燃烧的香烟中还含有 4000 多种化学物质，包括烟碱、甲醛、一氧化碳、无机砷、镉和铅等。尼古丁不仅让人成瘾，还会减少肠道对钙的吸收；烟碱可抑制成骨细胞，刺激破骨细胞的活性；金属镉亦会降低女性性激素水平，导致绝经提前，加快骨量丢失，引发骨质疏松症。酒精的主要化学成分是乙醇，进入人体后，会抑制骨细胞的正常代谢，使骨形成减少；乙醇可与体内其他无机物或某些有机物发生化学反应，影响钙吸收，加快骨骼钙流失。过量或长期饮酒，还可引起性腺功能减退，性激素分泌减少，加快骨丢失，减少骨形成；还会使机体神经、肌肉协调性减弱，更容易导致跌倒的发生。

因此，远离骨质疏松症，需要改变吸烟、过量饮酒、高钠饮食、过多饮用含咖啡因饮料等不健康的生活方式，50 岁以上人群建议定期检测骨密度，尽早发现和干预，避免骨质疏松症"偷"走我们健康的人生。

（张建文）

2.9　糖尿病患者更易患骨质疏松症吗？

骨骼也怕"糖"，糖尿病患者须警惕骨质疏松症。人们普遍认为骨质疏松症多是缺钙引起的，但其实缺钙只是造成骨质疏松症的原因之一，或者说是中间环节。

缺钙的背后其实还有更复杂的原因，糖尿病就是不能忽视的重大风险。

首先，多饮、多尿是糖尿病的典型症状，尿糖的增多会使体内大量的钙、磷等矿物质流失，如果此时缺乏必要的钙剂补充，就会造成患者的"负钙平衡"，继而引发一系列的激素水平变化，最终导致骨质脱钙、骨质疏松症。其次，胰岛素是重要的骨生长调节因子，参与骨矿化效应，对钙吸收和骨矿化都发挥重要作用。由于糖尿病造成胰岛素相对或绝对的分泌不足，将导致成骨细胞对骨骼的新生与塑造作用出现障碍、破骨细胞对骨吸收作用增强，使得骨吸收速度远大于骨形成速度，最终加速骨质疏松症的形成。再次，如果糖尿病控制不佳，随着"糖龄"的增长，患者常伴有肝性营养不良和肾脏病变，致使活性维生素 D 减少，这会影响钙、磷等矿物质在肠道的吸收。同时糖尿病患者往往要长期联合服用多种药物，患者本身存在胰岛素敏感性下降或者胰岛素缺乏的情况，个别降糖药物加上糖尿病患者自身蛋白质代谢异常，使糖尿病患者骨基质的合成进一步减少，再加上糖尿病患者所摄入的钙、磷沉积不到骨骼当中，就会导致骨骼脆性增加、骨密度降低，骨质疏松症风险增加。

骨质疏松症在医学上被称为"无声的杀手"，因为人们无法感觉到骨质的慢慢流失，而大多数糖尿病患者往往只重视糖尿病本身的治疗，容易忽视防治其易引发的骨质疏松症，但事实上由骨折带来的严重后果往往要超过糖尿病本身。因此，预防糖尿病合并骨质疏松症十分重要。

（张建文）

2.10 骨质疏松症与骨质增生是什么关系？

骨质增生和骨质疏松症是两种常见的骨骼疾病，临床上常出现在中老年人群中，其发病率和病例数逐年增加。骨质增生主要是指骨组织的骨量增加，而骨质疏松症则是指骨组织的骨量减少。尽管这两种疾病看似矛盾，但在实际情况中往往会同时出现。骨质疏松症（osteoporosis）是一种以骨量低下、骨组织微结构损坏，导致骨脆性增加，易发生骨折为特征的全身性骨病。骨质疏松症与骨质增生，虽然是两种不同的疾病，但因为同样都是由缺钙引起的，都是老年退行性疾病，常被称为骨痛的"孪生兄弟"。中年以后人体处于负钙平衡状态，即丢失多于摄入，骨钙减少，但血钙和软组织的钙含量却增加的反常状态。骨质疏松症是骨量减少，骨组织微观结构破坏，导致骨脆性增加，容易发生骨折的全身代谢性骨骼疾病。骨质疏松症的骨质疏松症多孔，就好比被白蚁侵蚀的木材，内部疏松、到处是洞，随时都有骨折的风险。骨质增生是机体应对骨质疏松症的一种代偿反应，人体用这种代偿作用形成的新骨远不能补足大量丢失的旧骨。本该进入骨骼内部的钙，却沉积修补在某些受力最大的骨面上，如颈椎、腰椎、足跟等部位，就形成了骨质增生。

（刘　婕）

3　骨质疏松症是如何诊断的？

3.1　骨质疏松症的早期信号是什么？

骨质疏松症是一种骨骼疾病，其特点是骨组织的质量和密度下降，骨骼变得脆弱和易碎。早期骨质疏松症可能没有明显的症状，但以下信号可能是骨质疏松症的早期信号之一。①身高降低：骨质疏松症可能导致脊椎的压缩性骨折，这会引起身高的降低，这时患者可能会发现自己比以前矮了。②背部疼痛：脊椎骨折和压缩性骨折可能导致背部疼痛，尤其是在躺下或弯腰时更加明显。③易发生骨折：骨质疏松症使骨骼变得脆弱，即使是轻微的外伤或无明显原因都有可能发生骨折。④姿势改变：骨质疏松症可能导致脊椎骨体的塌陷，使患者的姿势发生改变，如前倾姿势。如果注意到自己出现了上述早期信号或担心患有骨质疏松症，建议咨询相关医生，医生可以通过骨密度检查和其他相关检查来确认诊断和制订治疗方案。

（谭　丽）

3.2　骨质疏松症如何分类？

骨质疏松症分为原发性和继发性两种类型。其中，原发性骨质疏松症是最常见的类型，主要发生在绝经后的女性和老年人。原发性骨质疏松症又分为骨量减少型和骨质破坏型两种，前者是骨骼的质量减少，骨密度下降，如绝经后骨质疏松症、老年性骨质疏松症；后者是骨骼的质量减少，并且骨组织的破坏增加，如溶骨性骨质疏松症，进而导致骨折风险增加。继发性骨质疏松症是由其他疾病或药物引起的，一些常见的原因包括长期使用激素药物、甲状腺功能亢进、酗酒、肾功能不全、骨髓瘤、营养不良等，如类固醇性骨质疏松症、酒精性骨质疏松症。

（谭　丽）

3.3　骨质疏松症为什么容易被多数人忽视？应多久复查一次骨密度？

一方面，骨质疏松症通常是一个渐进的过程，没有明显的症状。在早期阶段，人们可能不会感到明显的不适，因此容易忽视；另一方面，人们普遍将骨质疏松症视为正常的老化过程，而不是一种疾病。因此可能认为骨质疏松症不需要特别关注或治疗；另外，骨质疏松症主要影响老年人和绝经后的女性，而这些人群可能对自己是否患有该疾病缺乏意识。

对于复查骨密度的频率，具体的建议可能会因个体情况而异。一般来说，①对于没有明显骨质疏松症风险因素的女性，建议在绝经 5 年后进行首次骨密度检查；如果骨密度正常，可以每 5 年复查一次。②对于有明显骨质疏松症风险因素的人群，如长期使用激素药物、有家族史、过度饮酒等，建议每 3～6 个月进行一次骨密度检查。③对于已经被诊断为骨质疏松症的人群，通常建议在治疗开始后的 1～2 年进行复查。总之，复查骨密度的频率应该根据个体情况和医生的建议来确定。

（谭　丽）

3.4　骨质疏松症的辅助检查有哪些？

骨质疏松症的辅助检查包括骨密度检查、血液检查、尿液检查、骨骼影像学

检查。骨密度检查是诊断骨质疏松症最常用的方法，常见的骨密度检查包括双能
X 线吸收法（DXA）和计算机断层扫描（CT）；血液检查可以评估骨代谢和相关
指标，如血清钙、磷、碱性磷酸酶、甲状旁腺激素等；尿液中的一些标志物可以
反映骨质疏松症的程度和风险，如尿骨胶原交联氨基端肽酶（NTX）和尿肌酐；
骨骼影像学检查，如 X 线、骨密度 CT 和磁共振成像（MRI），可以评估骨骼结构
和骨质疏松症的程度。

（高慧娟）

3.5 如何解读骨质疏松症患者的骨密度报告？

骨密度是指骨骼中的矿物质含量和骨组织密度。正常情况下，骨骼中的骨细
胞会不断进行骨重建，也就是骨吸收和骨形成。然而，在骨质疏松症患者中，骨
吸收的速度超过了骨形成的速度，导致骨组织的丢失，这使得骨骼变得脆弱，容
易发生骨折。

骨密度报告中，通常用 T 值代表骨质疏松症患者与年轻成人相比的标准差，
Z 值代表与同龄人相比的标准差。T 值和 Z 值越低，表示骨密度越低，骨质疏松
症的程度越严重。正常骨密度的 T 值在–1 及以上；T 值在–2.5～–1 代表骨量减少，
即骨质疏松症前期；T 值在–2.5 及以下代表骨质疏松症，T 值在–2.5 及以下并伴
有骨折代表严重骨质疏松症。

（高慧娟）

4 骨质疏松症如何治疗？

4.1 如何警惕骨质疏松症？

警惕骨质疏松症的关键是了解风险因素和常见症状，以及采取预防和早期识
别的措施。可以从以下几个方面入手。①了解骨质疏松症的风险因素，可以帮助

识别自身的潜在风险。常见的风险因素包括年龄（尤其是女性在更年期后）、家族史、女性激素水平下降（如绝经）、低体重指数（BMI）、缺乏钙和维生素 D、长期使用某些药物（如激素类药物和抗癫痫药物）等。②采取健康的生活方式，可以有助于预防骨质疏松症。这包括保持适当的体重、均衡饮食、摄入足够的钙和维生素 D、参加适度的体力活动（如散步、跳舞、举重等）及避免吸烟和过量饮酒。③密切关注症状：骨质疏松症在早期通常没有明显的症状，但随着疾病进展，可能出现骨痛、骨折（尤其是脊椎骨折和髋部骨折）、身高降低、驼背等症状。如果出现这些症状，应及时就医进行评估。④定期进行骨密度检查：骨密度检查是诊断和评估骨质疏松症的重要工具。根据个人情况和医生的建议，定期进行骨密度检查可以帮助早期发现和监测骨质疏松症的变化。如果有骨质疏松症的风险或疑虑，建议咨询内分泌科医生，他们可以根据个体情况进行评估，并提供预防和治疗建议。

（谭 丽）

4.2 多晒太阳能防治骨质疏松症吗？

晒太阳可以帮助预防和治疗骨质疏松症，因为太阳光中的紫外线可以刺激皮肤合成维生素 D，而维生素 D 是身体吸收和利用钙的关键物质，而钙是维持骨骼健康所必需的。因此，晒太阳可以增加体内维生素 D 的水平，有助于增加钙的吸收和利用，从而有助于预防骨质疏松症的发生。然而，需要注意的是，晒太阳的时间和强度应该适度，以避免日晒引起的皮肤损伤和皮肤癌的风险。此外，每个人的体质和环境因素也会影响维生素 D 的合成能力。如果担心自己的维生素 D 水平不足，建议咨询营养师，他们可以评估个体情况后制订合理的营养餐。

（谭 丽）

4.3 骨质疏松症患者为什么要服用维生素 C？

维生素 C 在骨质疏松症的治疗中有三大重要作用：一方面，维生素 C 是合成胶原的必需营养素，胶原是构成骨骼组织的重要成分之一。维生素 C 的摄入可以促进胶原的合成，有助于增强骨骼的结构和强度。另一方面，骨质疏松症与氧化应激有关，氧化应激会导致骨骼组织损伤和骨质流失。维生素 C 是一种强效的抗氧化剂，可以帮助减少氧化应激对骨骼的损害。另外，维生素 C 可以提高钙的吸收率和利用效率，有助于维持骨骼健康。钙是骨骼的主要成分，对骨密度和骨强度的维持至关重要。需要注意的是，维生素 C 作为辅助治疗骨质疏松症的营养素，并不能单独替代其他药物治疗。

（谭　丽）

4.4　服用维生素 D 能预防骨质疏松症吗？

维生素 D 在预防和治疗骨质疏松症方面起着重要的作用，主要体现在以下三方面：第一，维生素 D 能够增加小肠对钙的吸收，使得更多的钙能够进入血液循环，从而提供足够的钙供应给骨骼。第二，维生素 D 能够调节钙的代谢和平衡，确保血液中的钙水平稳定。如果体内缺乏维生素 D，钙的吸收和利用将受到影响，可能导致骨骼中的钙流失。第三，维生素 D 能够促进骨细胞的分化和骨基质的形成，有助于增加骨密度和骨强度。然而，维生素 D 的作用需要与钙的摄入和吸收相结合。只有在足够的钙摄入情况下，维生素 D 才能发挥其最佳作用。因此，在预防和治疗骨质疏松症时，维生素 D 通常与钙一起使用。

（谭　丽）

4.5　容易引起骨质疏松症的药物有哪些？

有一些药物被认为可能增加骨质疏松症的风险。以下是一些常见的药物，可能与骨质疏松症相关：第一，糖皮质激素，长期使用糖皮质激素，如泼尼松和地塞米松，可能导致骨质疏松症。这些药物可能抑制骨细胞的形成和增殖，同时促进骨吸收，导致骨骼的流失。第二，抗癫痫药物，如苯妥英钠（phenytoin）和卡马西平（carbamazepine），被认为可能影响钙的吸收和骨代谢，增加骨质疏松症的风险。第三，质子泵抑制剂，是一类用于治疗胃酸反流和消化性溃疡的药物，如奥美拉唑和兰索拉唑，长期使用这些药物可能减少胃酸的分泌，影响钙的吸收，从而增加骨质疏松症的风险。第四，雌激素拮抗剂，如用于乳腺癌治疗的选择性雌激素受体调节剂和雌激素受体拮抗剂，可能对骨骼产生负面影响，增加骨质疏松症的风险。这些药物可能对骨质疏松症的风险有一定的影响，但并不意味着每个人使用这些药物都会发展成骨质疏松症。如果正在使用这些药物或担心与骨质疏松症相关的药物，最好咨询医生的建议。

（谭　丽）

4.6　治疗骨质疏松症的常见药物有哪些?

（1）骨健康基本补充剂：①钙剂。充足的钙摄入对获得理想峰值骨量、缓解骨丢失、改善骨矿化和维护骨骼健康有益。②维生素 D。充足的维生素 D 可增加肠钙吸收、促进骨骼矿化、保持肌力、改善平衡和降低跌倒风险等。

（2）抗骨质疏松症药物：有效的抗骨质疏松症药物治疗可以增加骨密度，提高骨质量，显著降低骨折的发生风险。①双膦酸盐类：阿仑膦酸钠、唑来膦酸、利塞膦酸钠、伊班膦酸钠和米诺膦酸。②核因子 κB 受体活化因子配体（RANKL）单克隆抗体：地舒单抗，影响破骨细胞形成、功能和存活，从而减少骨吸收、增加骨密度、改善皮质骨和松质骨的强度，降低骨折发生风险。③降钙素（calcitonin）：是一种钙调节激素，能抑制破骨细胞的生物活性、减少破骨细胞数量，减少骨量丢失并增加骨量。④绝经激素（雌激素）：大量循证医学证据表明绝经激素治疗能有效减少绝经后妇女骨量丢失，降低椎体、非椎体及髋部骨折的风险。⑤选择性雌激素受体调节剂：其不是雌激素，而是与雌激素受体结合后发挥类雌激素的作用，如雷洛昔芬，它抑制骨吸收，增加骨密度，降低椎体和非椎体骨折发生风险；而在乳腺和子宫，药物则发挥拮抗雌激素的作用，因而不刺激乳腺和子宫。⑥甲状旁腺激素类似物：能刺激成骨细胞活性，促进骨形成、增加骨密度、提高骨质量、降低椎体和非椎体骨折风险，如特立帕肽。⑦活性维生素 D 及其类似物：更适用于老年人、肾功能减退及 1α 羟化酶缺乏或减少的患者，具有增加骨密度、减少跌倒、降低骨折风险的作用。⑧维生素 K 类：四烯甲萘醌。⑨罗莫佐单抗（romosozumab）：是硬骨抑素单克隆抗体，通过抑制硬骨素（sclerostin，SO）的活性，拮抗其对骨代谢的负向调节作用，在促进骨形成的同时抑制骨吸收。

（3）中药：骨碎补总黄酮、淫羊藿总黄酮和人工虎骨粉；中药复方制剂主要有以补益为主的仙灵骨葆胶囊、左归丸；攻补兼施的芪骨胶囊、骨疏康胶囊。

（刘　婕）

4.7 骨质疏松症通过治疗能痊愈吗？

骨质疏松症分为原发性骨质疏松症和继发性骨质疏松症，其中原发性骨质疏松症是与年龄增长相关的一种常见骨骼系统疾病，35 岁之后骨量就会逐渐丢失。等到女性绝经后雌激素缺乏，骨量流失更快，导致绝经后骨质疏松症；老年人超过 70 岁容易患老年性骨质疏松症，因为原发性骨质疏松症造成的骨损伤无法逆转，所以不能完全治愈，但是可以通过综合治疗和积极管理减轻骨质疏松症的程度并减慢其发展速度。首先，要改变饮食结构，多吃含钙高的食物，适当摄入蛋白类的食物，多晒太阳，戒烟限酒，少饮咖啡和浓茶；其次，还要补充骨骼必需的营养物质，包括钙剂和维生素 D_3；另外，骨质疏松症严重者还要服用治疗骨质疏松症的药物。绝经期女性可以酌情考虑使用雌激素。继发性骨质疏松症其发病原因通常是其他疾病或因素导致的，包括甲状旁腺功能亢进症、慢性肾脏病等疾病或服用糖皮质激素等药物因素所诱发的骨质疏松症，治疗关键是正确处理原发病。

（刘　婕）

5 骨质疏松症患者如何自我管理？

5.1 女性患者如何预防骨质疏松症？

雌激素缺乏是原发性骨质疏松症重要的发病机制之一。雌激素水平降低会减弱对破骨细胞的抑制作用，破骨细胞的数量增加、凋亡减少、寿命延长，导致骨吸收功能增强。尽管成骨细胞介导的骨形成亦有增加，但不足以代偿过度骨吸收，骨重建活跃和失衡致使小梁骨变细或断裂，皮质骨孔隙度增加，导致骨强度下降。雌激素减少能降低骨骼对力学刺激的敏感性，使骨骼呈现类似于失用性骨丢失的病理变化。我国 50 岁以上女性骨质疏松症患病率为 20.7%，椎体骨折患病率约 15%，女性一生发生骨质疏松症性骨折的危险性（40%）高于乳腺癌、子宫内膜癌和卵巢癌的总和。针对女性尤其是老年绝经后女性，建议口服雷洛昔芬用于骨质疏松症防治，以降低椎体骨折风险。但雷洛昔芬与深静脉血栓和肺栓塞的风险增加相关，用药前应严格评估个体血栓形成风险，以明确是否用药。

（刘　婕）

5.2 老年人预防骨质疏松症的方法有哪些？

老年人为何更容易患骨质疏松症呢？一方面是由于增龄造成骨重建失衡，骨吸收与骨形成比值升高，导致进行性骨丢失。另一方面，增龄和雌激素缺乏使免疫系统持续低度活化，处于促炎症状态。老年人常见的维生素 D 缺乏及慢性负钙平衡，会导致继发性甲状旁腺功能亢进症。体力活动减少造成骨骼负荷减少，也会使骨吸收增加。此外，随增龄和生活方式相关疾病引起的氧化应激及糖基化增加，骨基质中的胶原分子发生非酶促交联，导致骨强度降低。那么如何预防老年性骨质疏松症呢？老年性骨质疏松症患者与成人骨质疏松症患者的治疗有哪些不同呢？对于老年性骨质疏松症患者或老年低骨量伴有骨折高风险的人群，建议补充钙剂和（或）维生素 D 作为基础措施之一，与抗骨质疏松症药物联合应用。对于老年性骨质疏松症患者推荐双膦酸盐类药物作为骨质疏松症治疗药物。由于老年患者基础疾病多，伴有慢性肾脏病（CKD）4 期（肌酐清除率<35ml/min）以上的老年性骨质疏松症患者，禁用双膦酸盐及甲状旁腺素类似物。

（刘　婕）

5.3　中医治疗骨质疏松症有哪些特色疗法？

中医治疗骨质疏松症有自己的优势，主要体现在针灸、口服中药及生活调摄上。根据骨质疏松症的发病机制和临床表现，中医学中相近的病症有"骨痿"或"骨痹"。骨痿是指没有明显的疼痛表现，或仅感觉腰背酸软无力（"腰背不举，骨枯而髓减"），虚证居多；骨痹症见腰背疼痛或全身骨痛，伴身重、四肢沉重难举，常有瘀血阻络、损及筋骨，故虚实夹杂为多。根据"虚则补之"的理论，中医学常按"肾主骨""肝主筋""脾主肌肉"而补之；依"不通则痛"或"不荣则痛"的理论，以补益肝肾、健脾益气、活血祛瘀为基本治法攻补兼施。中成药治疗骨质疏松症具有治病求本兼改善临床症状的作用，应在中医学理论指导下使用。除此之外，针灸等治疗可增强肌力、促进神经修复，改善肢体功能。联合治疗方式与治疗剂量需依据患者病情与自身耐受程度选择。生活调摄上平时注意摄入富含钙质饮食，避免过量饮用咖啡及碳酸饮料，加强体质锻炼，建议进行太极拳、五禽戏、八段锦等增强骨骼强度的运动，减少骨质流失。

（刘　婕）

5.4　骨质疏松症患者应该选择哪些运动方式？

运动疗法简单实用，不但可增强肌力与肌耐力，改善平衡、协调性与步行能力，而且可改善骨密度、维持骨结构，降低跌倒与脆性骨折的发生风险等。运动疗法需遵循个体化、循序渐进、长期坚持的原则。骨质疏松症患者推荐规律运动：增强骨骼强度的运动，包括有氧运动（散步、慢跑、太极拳、瑜伽、跳舞、打乒乓球、五禽戏、八段锦和普拉提等活动）；增强肌肉功能的运动，包括重量训练和其他抵抗性运动如抗阻运动（如举重、下蹲、俯卧撑和引体向上等）、冲击性运动

（如体操、跳绳）、振动运动（如全身振动训练）等。需要注意的是骨质疏松症性骨折早期应在保证骨折断端稳定性的前提下，加强骨折邻近关节被动运动（如关节屈伸等）及骨折周围肌肉的等长收缩训练等，以预防肺部感染、关节挛缩、肌肉萎缩及失用性骨质疏松症；后期应以主动运动、渐进性抗阻运动及平衡协调与核心肌力训练为主。

（刘　婕）

5.5　喝骨汤、吃钙片能治疗骨质疏松症吗？

人们常说的喝骨汤、吃钙片，能够有效防治骨质疏松症吗？答案是否定的。造成骨质疏松症的原因有很多，不同类型的骨质疏松症与骨科、内分泌科、妇产科等不同专科相关，而不仅仅与缺钙有关，需要全面分析、个体化合理对症下药。骨汤中溶解的钙非常有限，而且胆固醇含量很高，不仅不能起到治疗骨质疏松症的目的，反而会因过多摄入骨汤里面的油脂，导致高脂血症、动脉硬化，增加中老年人心血管疾病的发生风险。而且动物骨头是被骨化的钙盐，不是人体可以吸收利用的钙离子，所以骨汤里大部分的钙盐不能被人体有效吸收。那么单吃钙片能治疗骨质疏松症吗？钙的吸收主要在小肠上段，且需要运载工具才能促进小肠对钙的吸收，使钙沉积于骨骼中。人体钙磷代谢受甲状旁腺素、降钙素和活性维生素 D 调节，是一个非常复杂的过程，人体骨骼内有两个"冤家"细胞，成骨细胞和破骨细胞，一个促进骨形成，一个加速骨吸收。骨质疏松症患者骨骼中破骨细胞活性很强，骨的流失超过了骨的形成，钙就从尿中流失，需要通过抑制破骨细胞，减少骨丢失，才能治疗骨质疏松症。所以建议患者进行专科检查，针对性用药和补钙才能有效。

（刘　婕）

5.6　骨质疏松症的防治误区有哪些？

骨质疏松症的防治存在的误区有以下几点：①抗骨质疏松症药物服用几个月

即可停药。抗骨质疏松症药物疗程应个体化、长期化，所有治疗至少应坚持 1 年，在治疗前和停药前均须全面评估骨质疏松症性骨折的发生风险，并对患者进行骨折风险分层管理。②单纯服用药物就可以治疗骨质疏松症。除口服药物之外，还需要配合均衡膳食，加强营养，保证充足日照，直接暴露皮肤于阳光下接受足够紫外线照射。注意避免涂抹防晒霜，但需防止强烈阳光照射灼伤皮肤。戒烟、限酒、避免过量饮用咖啡及碳酸饮料。尽量避免或少用影响骨代谢的药物。采取避免跌倒的生活措施，如清除室内障碍物，使用防滑垫，安装扶手等。③补钙增加肾结石等疾病的风险。传统理论认为钙质摄取过多可造成结石症，因钙和草酸是结石的主要成分，90%的肾结石是草酸钙，故肾结石患者应减少钙的摄入。然而近年来，国内外学者研究表明：结石的形成是多种因素综合作用的结果，结石症并非摄入钙过多，而是体内钙代谢紊乱所致。因此适量的补钙不但不会诱发结石，反而还能在一定程度上预防结石。总之，合理适量的补钙对于大多数人来说是安全的，如有特殊情况，需及时就医，遵循医生的专业指导。

（刘　婕）

5.7　骨质疏松症有哪些危害？

随着我国人口老龄化，骨质疏松症性骨折所致的残疾及死亡严重威胁中老年人群健康，给社会和家庭带来了沉重负担。骨质疏松症性骨折的常见部位包括椎体、前臂远端、髋部、肱骨近端和骨盆等，其中椎体骨折最为常见。发生骨质疏松症性骨折的患者，发生再骨折风险较未骨折者明显增高。然而，骨质疏松症是一种可防、可治的疾病，为减少骨质疏松症所带来的严重危害，发生骨质疏松症性骨折后，应尽早开始抗骨质疏松症药物治疗，而且骨质疏松症是一种慢性疾病，需长期治疗才能持续降低骨折风险。为更好地做好骨质疏松症的防治工作，需要开展骨质疏松症危险因素及风险评估，需实施分级诊疗制度。相关指南推荐以"基层首诊、双向转诊、急慢分治、上下联动"作为骨质疏松症分级诊疗的基本模式，强调做好骨质疏松症治疗的慢性疾病模式管理，且需长期随访。骨质疏松症的主要防治目标包括维持骨量和骨质量，预防增龄性骨丢失；避免跌倒和骨折。骨质疏松症初级预防：指尚无骨质疏松症但具有骨质疏松症危险因素者，应防止或延缓其发展为骨质疏松症并避免发生第一次骨折。骨质疏松症二级预防和治疗：指已有骨质疏松症或已经发生过脆性骨折者，防治目的是避免发生骨折或再次骨折。医院逐步形成"再骨折防治"团队，管理骨折患者；开展跌倒风险评估；制订骨质疏松症治疗和随访方案、康复锻炼计划，以及开展再骨折防治的科普教育。

（刘　婕）

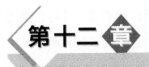

第十二章

肥　胖

1　如何认识肥胖？

1.1　什么是肥胖？

肥胖是指一定程度的明显超重与脂肪层过厚，是体内脂肪，尤其是甘油三酯积聚过多而导致的一种状态。它不是指单纯的体重增加，而是体内脂肪组织积蓄过剩的状态。由于食物摄入过多或机体代谢的改变而导致体内脂肪积聚过多造成体重过度增长并引起人体病理、生理改变。肥胖度是肥胖的评定标准，肥胖度=（实际体重–标准体重）÷标准体重×（±100%）。肥胖度在±10%之内，称为正常适中；肥胖度超过10%，称为超重；肥胖度超过20%～30%，称为轻度肥胖；肥胖度超过 30%～50%，称为中度肥胖；肥胖度超过50%，称为重度肥胖。肥胖度小于–10%，称为偏瘦；肥胖度小于–20%以上，称为消瘦。

临床上将肥胖分为单纯性肥胖与病理性肥胖两种类型。单纯性肥胖患者全身脂肪分布比较均匀，没有内分泌紊乱现象，也无代谢障碍性疾病，其家族往往有肥胖病史。病理性肥胖，主要是指因某种疾病引起的肥胖，如库欣综合征、甲状腺功能减退性肥胖、肝炎后肥胖等，单纯性肥胖出现较严重的并发症，也意味着肥胖成为病理性。

（王春溥）

1.2　中医是如何认识肥胖的?

肥胖是一种多因素共同作用的复杂疾病,中医认为肥胖的发生与体内阴阳失衡、脏腑功能紊乱有关。根据中医理论,肥胖可以分为湿热型、痰湿型、气滞型和脾胃虚弱型等不同的证型,具体如下:

(1)湿热型肥胖:主要表现为体胖肥重、容易出汗、口苦口干、尿黄便秘等。此型肥胖与湿热内蕴有关,体内湿气过重,阻滞了体内的气血流通,容易导致体重增加。治疗时应以清热利湿为主要原则,通过清热解毒、利湿通淋的中药调理,可以有效降低体重。

(2)痰湿型肥胖:主要表现为体重过重、容易疲倦乏力、胸闷嗳气、舌苔薄腻等。此型肥胖与体内的痰湿积聚有关,体内湿气过盛,严重影响了脏腑功能。治疗时应以祛痰利湿为主要原则,通过化痰、消湿的中药调理,可以改善体内的湿气状况,减轻体重。

(3)气滞型肥胖:主要表现为体胖腹胀、容易情绪不稳、大便干燥等。此型肥胖与气血运行不畅有关,体内的气滞导致了体重增加。治疗时应以理气活血为主要原则,通过活血化瘀、理气通络的中药调理,可以改善体内的气滞情况,有助于减肥。

(4)脾胃虚弱型肥胖:主要表现为体重过重、容易疲倦乏力、食欲不振、大便溏泄等。此型肥胖与脾胃功能虚弱有关,体内的脾胃功能不佳,消化吸收能力下降,导致体重增加。治疗时应以健脾益气为主要原则,通过补脾益气的中药调理,可以增强脾胃功能,提高消化吸收能力,从而减轻体重。

综上所述,中医对肥胖的分类是基于体内阴阳失衡、脏腑功能紊乱的理论,根据不同的体质和症状表现进行辨证施治。中医的治疗原则是根据不同的证型进行针对性调理,通过草药的使用来调整体内阴阳平衡,恢复脏腑功能的正常运行。中医调理肥胖还需要配合健康的饮食和适量的运动,才能达到更好的疗效。

(王春澍)

1.3 肥胖的人一定湿气重吗？

从中医的角度来看，肥胖往往与脾、肾、肝等脏腑的功能失调有关。很多肥胖者由于容易出现水肿的状况，因此认为自己的肥胖是湿气过重所致。肥胖可能是湿气重所致，也可能与湿气无关。湿气重的人往往脾肾功能较差，容易聚湿成痰，同时又影响水液代谢，进而导致体形臃肿。湿气重的人阳气往往也比较虚衰，畏寒，饮食方面喜肥甘厚腻的食物，更容易囤积脂肪。湿气重的人往往神疲乏力、懒于运动，情绪上也比较抑郁，影响脾胃的运化，导致体重进一步增加。

肥胖和湿气会互相影响，湿气重可以导致肥胖，肥胖又可以反过来加重湿气，形成恶性循环。肥胖的人因为体形臃肿，不爱运动，长此以往导致自身的阳气虚衰，脾肾功能越来越差，湿气就越来越重。肥胖的人在饮食上往往也偏好油脂、糖分过高的食物，这些食物会阻碍脾胃运化，进而加重湿气。如果肥胖与湿气重有关，就不能只关注减肥，必须同时祛湿。湿气往往与脾虚、肾虚和肺气不宣有关，湿气重所致的肥胖往往与脾虚有关。因此想要改善这种状况，就必须多摄入一些健脾祛湿的食物，同时利用艾灸、理疗、运动等方法改善脾胃功能，从而达到绿色减肥的目的。

（王春溥）

1.4 为什么肥胖的人容易颈部发黑？

皮肤颜色发黑的原因有很多，通常与日晒、遗传、激素水平失调等因素有关。若单从肥胖角度分析，大多考虑为以下几个方面。①黑棘皮病：肥胖人群通常会伴有胰岛素抵抗，即胰岛素不能有效促进周围组织摄取和利用葡萄糖，导致血糖升高。长期的高血糖状态会刺激胰岛素分泌，形成高胰岛素血症，进而促进皮肤过度角化，导致皮肤颜色变深，出现黑棘皮病的症状。②色素沉淀：肥胖人群皮下脂肪较厚，活动时关节处皮肤容易相互摩擦，或长时间处于日光照射环境等原因，容易导致色素沉着。颈部是人体容易暴露的部位，且肥胖人群的颈部皮下脂肪较厚，容易与肩部发生摩擦，长此以往就会表现为颈部发黑。③皮肤污垢堆积：肥胖人群基础代谢率较高，出汗较多，加之皮下脂肪增厚，形成褶皱，褶皱处易堆积污垢，与汗液混合在一起，若长期不注意个人卫生，皮肤清洁不及时，则表现为皮肤颜色发黑。颈部是皮肤皱褶易形成的地方，因此也容易表现为皮肤颜色发黑。

（孟　醒）

1.5　体重指数是什么？如何用于肥胖评估？

体重是反映和衡量一个人健康状况的重要标志之一，过胖和过瘦都不利于健康，身高体重不协调也不会给人以美感。体重的变化会直接反映身体长期的热量平衡状态。因为每个人的骨骼大小存在差异，单纯的标准体重不一定适合自己，要找到适合自己的最佳体重，可以利用体重指数来判断。目前常用的体重指数（BMI）计算方法是以体重（千克，kg）除以身高（米，m）的平方，即 BMI=体重/身高的平方（kg/m^2）。研究表明，大多数个体的体重指数与身体脂肪的百分含量有明显的相关性，能较好地反映机体的肥胖程度。

国际上通常用世界卫生组织（WHO）制订的体重指数界限值对肥胖程度进行分析，即体重指数在 $25.0\sim29.9kg/m^2$ 为超重，体重指数 $\geqslant30kg/m^2$ 为肥胖。国际生命科学学会中国办事处组织了由多学科专家组成的"中国肥胖问题工作组"，对我国 21 个省市、地区 24 万人的体重指数、腰围、血压、血糖、血脂等相关数据进行汇总分析，并据此提出了中国人的体重指数标准，即体重指数 $24kg/m^2$ 为中国成人超重的界限，体重指数 $28kg/m^2$ 为肥胖的界限；男性腰围 $\geqslant85cm$，女性腰围 $\geqslant80cm$ 为腹部脂肪蓄积的界限。

（王春溥）

1.6　外周性肥胖与向心性肥胖有哪些区别？

根据脂肪分布的不同，肥胖还可以分为外周性肥胖（也称均匀性肥胖、全身性肥胖等）和向心性肥胖（也称内脏性肥胖、腹型肥胖等），也是比较常见的一种肥胖分类。通常可以通过肉眼观察或是利用人体成分检测仪器来判断是哪种类型的肥胖。如果脂肪均匀分布于四肢及皮下，或者下半身（臀部及大腿）脂肪较多（常见于"梨形身材"），称为外周性肥胖。而脂肪主要集中在躯干部、腹内，或仪器检测出内脏脂肪超标而四肢较细的苹果型身材，则称为向心性肥胖。苹果型身材常见于男性，因而也被称为男性型肥胖，但近期的研究也发现，在我国老年人群中，女性的向心性肥胖发生率超过男性。由于脂肪分布的差异，脂肪集中于腹部和内脏的向心性肥胖的危害，远大于脂肪分布于四肢或下半身的外周性肥胖。研究发现，向心性肥胖人群发生并发症的危险性较高，发生动脉硬化、脑卒中、高血压、冠心病、糖尿病、高脂血症等并发症的危险性是全身匀称性肥胖者的 2～3 倍，同时内脏脂肪的积聚还可能导致脂肪肝、脂肪心、脂肪肾、脂肪胰等，最终使得这些内脏器官的功能出现异常。

另外，向心性肥胖也与一些妇科肿瘤的发生密切相关。例如，有研究指出，腰臀比（更能代表向心性肥胖的特征）的升高会使绝经前女性患乳腺癌的风险增加 79%，使绝经后女性患乳腺癌的风险增加 50%。也有研究指出，由于向心性肥胖者体内性激素结合球蛋白浓度下降，游离雌激素水平升高，且常伴有胰岛素抵抗和全身炎症反应，因而较外周性肥胖者患子宫内膜癌的风险增加。相较于向心性肥胖，外周性肥胖者由于脂肪主要集中在大腿及臀部的皮下，因而患以上疾病的概率也大大降低。

（王春㵘）

1.7 肥胖的人一定不健康吗？

很多人会觉得，肥胖就代表身体不健康，但有一些肥胖者并不认同这一观点，因为他们的身体各项指标都是正常的。那么那一部分身体各项指标都正常的肥胖人群，是否真的健康呢？

什么样的人可以算作看似肥胖的健康者？对于这个说法，目前医学上还没有达成共识。但是有一项研究给出了容易理解的定义，也就是身体代谢情况正常，但是体重超标，这类人就属于"代谢健康"的肥胖者。机体中有很多物质需要经过代谢后排出体外，如尿酸、血脂、血糖。"代谢健康"就是身体的代谢系统功能一切正常。因此，尽管体重超标，但是身体并未存在代谢异常的情况，都属于代谢健康的人。

进行这项研究的学者发现，身体如果存在代谢异常的情况，不管体重是否超标，死亡率都会升高，而代谢健康的肥胖者，并未出现死亡率升高的情况。但是得出这一结论并不表示看似肥胖的健康者就一定健康。因为随时间推移，代谢健康的肥胖者可能会出现体重增加、身体衰老、长期缺乏运动的情况。此时代谢健康的情况可能会变成代谢不健康，其死亡率也有可能升高。《欧洲预防心脏病学杂志》发表的一项研究指出，体重正常者如果不运动，"三高"的患病率并没有经常运动的肥胖者高。并且，对于不运动的人来说，不管进行什么运动都有可能降低"三高"发生风险。

通过上述两项研究可以得知，"肥胖但健康"其实并不存在。此类人群应当尽早减轻体重，降低"三高"发生风险。

（王春溥）

2 肥胖是如何发生的？

2.1 导致病理性体重增加的原因有哪些？

病理性肥胖是指由明确病因导致的继发性体重增加，可能与下丘脑、垂体功能异常，库欣综合征，甲状腺功能减退症等疾病有关，还需辨别伴肥胖的遗传性疾病如普拉德-威利（Prader-Willi）综合征、阿尔斯特伦（Alstrom）综合征和弗勒赫利希（Frohlich）综合征。

导致病理性体重增加的常见原因有以下几种。①库欣综合征：因肾上腺皮质功能亢进，皮质醇分泌过多，表现为面部、颈部和身体肥大，但四肢则脂肪不多。②胰源性：胰岛素分泌过多，代谢率降低，脂肪分解减少而合成增加，表现为全身肥胖。③性功能降低原因：脑性肥胖病，伴有性功能丧失，或性欲减退，表现为乳房、下腹部、生殖器附近肥胖。④垂体性：脑垂体病变导致腺垂体分泌过多生长激素，表现为全身骨和软组织、内脏组织增生和肥大。⑤甲状腺功能减退：因甲状腺功能减退，表现为肥胖和黏液性水肿。⑥药源性：由药物的副作用引起，如应用肾上腺皮质激素类药物（如地塞米松等）治疗过敏性疾病、类风湿疾病、哮喘等，服药一段时间后出现的肥胖。

事实上，生理性肥胖与病理性肥胖是可以相互转化的，生理性肥胖进一步加重会产生病理性改变，成为病理性肥胖；病理性肥胖经过治疗，也可转为生理性肥胖，逐渐恢复到正常的体质状态。

（王春溥）

2.2 肥胖的主要原因是什么？

单纯性肥胖占肥胖者的95%以上，一般所谓的"中年性肥胖"也属于单纯性肥胖，但是中年性肥胖者中，有时也隐藏有症候性肥胖，因此不可忽视。一般人的日常饮食，经常摄取含有脂肪等高热量的食物，一旦摄取过量的脂肪，就会造成能量过剩，而促进脂肪的累积。同时摄取过量的"酒精"，也会造成能量过剩。这点是很多人容易忽视的。现今社会，食物种类繁多，各式各样的美食层出不穷，再加上"大吃一顿"几乎成为一种普遍的娱乐，很多人都有着"能吃就是福"的观念。为了解除心情上的烦恼、情绪上的不稳定，不少人也是用"吃"进行发泄。这都是引起饮食过量而导致肥胖的原因。

当机体的能量出入不平衡时就易形成肥胖。日常生活中，随着交通工具的发达，工作的机械化，家务量的减轻等，人体消耗热量的机会很少，而摄取的能量并未减少，从而容易形成肥胖。肥胖导致日常的活动越趋缓慢，再次造成热量的消耗减少，形成恶性循环，助长肥胖的发生。

（王春溥）

2.3 睡眠不足会引起肥胖吗？

美国斯克里普斯转化研究所和加州大学圣迭戈分校的科学家们开展的一项研

究，分析了超过 12 万名用户的匿名数据。长达 2 年的睡眠监测数据显示，相比非肥胖者，肥胖成年人的睡眠时间比较少，而且睡眠时间更不规律。此外，研究结果还提示，保持稳定的睡眠模式可能和久睡眠时长一样重要。从分析结果来看，高体重指数组的用户，每晚睡眠时间的长短更不固定。睡眠时间每增加 1 小时，可以降低 21% 的高热量摄入率。一般来说每天睡眠不足 7 小时的人群是比较容易发胖的，这与体内的新陈代谢相关，睡眠时间越少，越会激发食欲，使产生饱胀感的激素分泌减少而导致发胖，同时降低脂肪代谢的速率。这也就是为什么一熬夜就想吃夜宵。这一类人群需要保证良好的睡眠和饮食的营养均衡，还要保证每天锻炼身体，才有利于身体机能恢复到正常。可能会有很多人发出疑问，连续熬夜不是会更消耗人体的精力，怎么会导致肥胖呢？熬夜确实会消耗精力，也确实会降低体重，但减少的都是身体比较宝贵的肌肉，脂肪并未被消耗，加上熬夜使食欲相关激素分泌受到影响，发胖后更难以减重。

此外，睡眠时间不足会导致糖耐量受损，增加患糖尿病的风险。糖耐量下降表明人体对血糖浓度的调节能力下降，餐后血糖升高幅度比正常人高，恢复到正常血糖水平的时间更长，而血糖波动是影响肥胖的重要因素之一。

（王春溽）

2.4　肥胖与遗传有关吗？

从医学角度来说，遗传对肥胖有一定的作用，如果父母均天生肥胖，其子女的肥胖概率也会相对高一些，但并非绝对。临床医学上并没有证明父母的肥胖一定会遗传给子女。父母中有一人肥胖，则子女有 40% 的肥胖概率，如果父母双方均肥胖，子女肥胖的概率升高至 70%～80%。遗传对脂肪分布也有一定的作用。一般来说，遗传因素对女性的作用比男性大。人体带有肥胖的基因，当基因遗传给下一代时，子女也就带有同样的肥胖基因。根据肥胖基因的研究，人的肥胖基因有 4 对，可以分为上半身肥胖基因和下半身肥胖基因，不同的人可能有不同的肥胖表现，且很难减重成功，与携带这样的肥胖基因所相关。

遗传在肥胖的发病中是一个易发因素，但并不是决定性因素。肥胖的形成还与人们的生活方式、饮食偏好、心理因素等息息相关，具有非常复杂的病因。父母的体质遗传给子女时，并不是由一个遗传因子决定的，而是由多个的遗传因子来决定子女的体质，所以称为多因子遗传，如 2 型糖尿病、肥胖，就属于这类遗传。真正因为"多因子遗传"发生肥胖的例子并不多见，"遗传"了父母"错误的饮食习惯"而导致肥胖的例子，则屡见不鲜。

如果父母双方都天生肥胖，要想尽量避免子女肥胖，父母在妊娠前就应该减少脂肪的摄入，均衡营养和膳食，并且加强锻炼，将脂肪和体重控制在正常范围内。在妊娠的过程中也应当适当控制体重，避免胎儿增长过快。在孩子处于新生儿期时，也要控制每天热量和糖分的摄入。随着孩子的成长，养成良好的饮食习惯，从小让其多活动，提高基础新陈代谢的能力。

（王春澍）

3 肥胖如何诊断？

3.1 肥胖应如何诊断？

肥胖已经不是单纯影响外形的问题，而是一种慢性疾病。对肥胖的诊断，通过间接体脂测定法和直接体脂测定法可以对体内脂肪量进行评估，同时了解肥胖的程度；其次，应分析肥胖的病因，排除由内分泌疾病等引起的继发性肥胖；最后，评估因肥胖而带来的健康危险因素（如糖尿病、高血压、脂质代谢紊乱等）。具体分为三种诊断标准：①体重指数：BMI≥28kg/m²为肥胖；②腰围：临床上经常用腰围来判断患者是中心型肥胖（腹型肥胖）还是周围型肥胖（皮下脂肪型肥胖）；③体脂率：生物电阻抗法可以通过脂肪和肌肉等组织导电性不同来测量人体脂肪含量，也称为体脂率，男性体脂率＞25%、女性体脂率＞30%为肥胖。

（孟　醒）

3.2　如何询问肥胖患者病史？

仔细的病史询问和体格检查对肥胖的诊断及鉴别诊断非常重要，具体包含以下五个方面。

（1）起病年龄、进展速度等。

（2）既往史：是否有继发性肥胖相关疾病病史等。

（3）药物应用史：抗精神病类药物、激素类药物如皮质激素或避孕药、胰岛素和磺脲类降糖药物、某些降压药 α 和 β 受体阻滞剂等。

（4）生活方式：进食量、进食行为、体力活动、吸烟和饮酒等情况。

（5）家族史：一级亲属是否有肥胖史。

（孟　醒）

3.3　确诊肥胖后还需要做什么？

肥胖的诊断确定后需结合病史、体征及实验室检查等排除继发性肥胖。

（1）皮质醇增多症：主要临床表现有向心性肥胖、满月脸、多血质外貌、紫纹、痤疮、糖代谢异常、高血压、骨质疏松症等。需要测定血尿皮质醇，根据血尿皮质醇水平、皮质醇节律及小剂量地塞米松抑制试验结果等加以鉴别。

（2）甲状腺功能减退症：可能由于代谢率低下，脂肪动员相对较少，且伴有黏液性水肿而导致肥胖。可表现为怕冷、水肿、乏力、嗜睡、记忆力下降、体重增加、大便秘结等症状，需测定甲状腺功能以助鉴别。

（3）下丘脑或垂体疾病：可出现一系列内分泌功能异常的临床表现，宜进行垂体及靶腺激素测定和必要的内分泌功能试验，检查视野、视力，必要时需作头颅（鞍区）MRI 检查。

（4）胰岛相关疾病：由于胰岛素分泌过多，脂肪合成过度。如 2 型糖尿病早期、胰岛素瘤、功能性自发性低血糖症。临床表现为交感神经兴奋症状和（或）神经缺糖症状，交感神经兴奋症状包括饥饿感、心悸、出汗、头晕、乏力、手抖，神经缺糖症状包括精神行为异常、抽搐、意识改变。应进一步完善血糖、胰岛素、

C 肽、延长口服葡萄糖耐量试验（OGTT），必要时行 72h 饥饿试验，胰腺薄层 CT 扫描等检查。

（5）性腺功能减退症：可有性功能减退、月经稀发/闭经、不育、男性乳房发育等。部分肥胖女性合并有多囊卵巢综合征，表现为月经稀发/闭经、多发痤疮（尤其是下颌和胸背部痤疮）、多毛、卵巢多囊样改变等。建议检查垂体促性腺激素和性激素、妇科 B 超、睾丸 B 超等。

其他类型少见的肥胖，可结合其临床特点分析判断。

（孟　醒）

3.4　儿童肥胖与成人肥胖有何不同？

儿童肥胖与成人肥胖均表现为体重增加、体脂量增多等，但二者在发病原因、预后和治疗等方面存在些许不同。①影响因素：成人肥胖大多与生活方式、饮食习惯、运动频率、精神压力等因素有关，而儿童肥胖除此之外还可能与遗传、激素分泌紊乱等因素有关。②造成危害：儿童肥胖可能会对后续的生长发育造成影响，包括性发育障碍、身材矮小、骨骼发育不良、关节压迫和心理障碍等，而成人肥胖则更加可能增加患糖尿病、高血压、心血管疾病的风险。③干预及预后：儿童肥胖的干预通常包括调整饮食结构、增加运动量、平衡激素分泌等方式；成人肥胖除采取上述方式进行干预外，更可能涉及药物治疗，若体重长期得不到有效控制，还需考虑手术治疗，如吸脂术或部分胃切除术。儿童肥胖如果得到及时有效的干预，有可能逆转或控制病情，而成人肥胖则可能需要更长时间的治疗和干预。

（孟　醒）

3.5　减肥需要关注哪些指标？

通常情况下人们在减肥时只关注体重的变化，而忽略其他更为关键的指标，因此减肥也常被称为减重。但这往往是不全面的，我们可以从以下几个方面综合评估减肥效果。①体重：是衡量减肥效果的重要指标之一。在减肥过程中，通过控制饮食和增加运动量来降低体重，能够有效减少脂肪并提高健康水平。②体脂率：指身体脂肪占体重的比例。相比于体重，体脂率能够更准确地反映身体肥胖程度。如果体脂率过高，即使体重正常，也可能会对健康造成不良影响。③体重指数（BMI）：通过身高和体重的比值来衡量身体肥胖程度。通过 BMI 评估肥胖等级和风险是临床上较为简便且广泛应用的方法。④腰臀比：是腰围和臀围的比值，可以反映身体脂肪分布情况。⑤身体健康状况：除了上述几个方面外，还需要关注血压、血糖、血脂等体检指标。减肥不仅仅是为了外表的改变，更重要的是为了身体健康。

（孟　醒）

4　肥胖如何治疗？

4.1　肥胖患者的减重目标如何设定？

肥胖患者的减重目标的设定应该基于个人的健康状况和减重意愿，同时需要制订一个合理的减重计划并坚持执行。在减重过程中，定期评估进展并及时调整计划是实现减重目标的关键。一般来说，BMI 的达标是关注的重点。根据世界卫生组织的标准，BMI 为 18.5～24.9kg/m^2 被认为是正常范围，我们需要根据自己的身高和性别，选择一个合适的 BMI 目标范围。但也没必要一步到位，最好选择一个可以快速达成的短期目标，循序渐进，这也有助于减重的长期坚持。此外，要做到逐步减重，不要使体重短期内下降太快。每周减重 0.5～1kg 是比较合适的，这也是一个健康和可持续的减重速度。过快的减重可能会导致肌肉流失、营养不良、免疫力下降、焦虑抑郁等负面影响，后期还容易发生体重反弹，女性还有可能导致月经失调。因此，减重目标需要根据自身情况合理制订，多设定简单易达成的短期目标，减重的过程也要一步一个脚印，切忌贪多、浮躁。

（孟　醒）

4.2 哺乳期如何减重？

妊娠期妇女生产后往往面临体重增加、身材走样的苦恼，迫切希望尽快恢复妊娠前体形。然而哺乳需要额外的营养和能量，哺乳期妇女为了不影响乳汁的产量和质量不敢盲目减重，因此制订一个合理的减重计划是十分必要的，以下几点可供参考。①合理饮食。在哺乳期，为了保证乳汁的分泌和质量，哺乳期妇女要保持均衡饮食，包括足够的蛋白质、维生素、矿物质和水。但为了减重，哺乳期妇女需要控制热量的摄入，但也不能削减太多。可以选择更多的蔬菜、水果、全谷类食品和健康的脂质（如坚果、橄榄油等），尝试少食多餐的饮食方式，同时减少加工食品和高热量食品的摄入。②增加运动量。在医生的指导下可以适当增加运动量，如散步、瑜伽、慢跑等低强度有氧运动。不建议过于剧烈的运动，因为可能导致内分泌紊乱，进而影响母乳的产量和质量。③多饮水。在哺乳期饮用足够的水对于保持身体健康和增加母乳产量非常重要，并且饮水可以增加饱腹感，减少不必要的热量摄入。④逐步减重。在哺乳期减重要慢慢进行，建议每周减重不超过0.5kg。过快减重可能会导致营养不良并影响乳汁分泌。

（孟　醒）

4.3 是否有药物可以帮助控制肥胖？

药物控制肥胖应当在医生的指导下进行，并且需要综合饮食控制和运动。以下是一些常见的可以起到一定减重效果的药物。①脂肪酶抑制剂：代表药物是奥利司他。它是一种强效的特异性胃肠道脂肪酶抑制剂，能够通过抑制脂肪酶的活性来减少人体对食物中脂肪的吸收。但奥利司他可能会引起胃肠道不良反应，多表现为排气增多、大便紧急感、脂肪（油）性大便、脂肪泻、大便次数增多和大便失禁等。②双胍类降糖药：代表药物是二甲双胍。它可以促进肌肉、脂肪等外周组织对葡萄糖的吸收和利用，同时作用于胃肠道，抑制胃肠道对葡萄糖的吸收。许多糖尿病患者服药后会出现不同程度食欲减退症状，从而减少能量摄入，使体重减轻。但是，二甲双胍的说明书中并没有肥胖这个适应证，而且长期使用可能会导致乳酸性酸中毒、肾功能异常等情况，目前不推荐用于减重。③胰高血糖素样肽-1（GLP-1）受体激动剂：代表药物是利拉鲁肽、司美格鲁肽。这类药物主要通过与 GLP-1 受体结合，增加胰岛素的分泌，促进葡萄糖的利用，降低血糖水平，减少脂肪的合成和储存。此外，它还可以影响神经中枢，影响食欲，促进饱腹感，从而减少能量摄入，达到减重的效果。同样，GLP-1 受体激动剂目前在临床上也没有肥胖的适应证，并且使用利拉鲁肽还可能会引起胃肠道不适、恶心、腹泻等不良反应，不推荐用于单纯减重。④酵素：指通过服用酵素制品，如酵素果、酵素软胶囊等促进体内脂肪代谢，从而达到减肥的效果。但目前市面上的部分减肥药物会添加泻药成分，服用后可能导致腹泻，长期服用还可能影响身体健康。因此，在使用酵素时需要选择正规的产品，并且注意使用方法和剂量。

最后提醒大家，药物治疗肥胖需要在医生的指导下进行，因为这些药物可能会有一定的不良反应。此外，药物治疗应当在饮食控制和运动的基础上进行，仅靠药物减重并不适合所有的肥胖人群。若使用药物减重，一定要遵循医嘱，定期复诊，以监测药物的疗效和安全性。

（孟　醒）

4.4　什么情况下可以选择手术减重?

减肥手术包括缩胃手术、胃旁路手术、胃袖状切除术、胃束带手术等，是针对严重肥胖患者的治疗方法，同时也存在一定手术风险，一般情况下不会选择此类方式，但如果存在以下情况则可以考虑通过手术减重。①严重肥胖并影响生活和健康：若患者 BMI>40kg/m^2，对日常生活和工作造成较大影响，或 BMI>35kg/m^2 且伴有严重疾病，如糖尿病、高血压、心血管疾病等，可以考虑手术减重。②经非手术减重方法无效：即使长期坚持控制饮食和运动锻炼，体重仍难以达到预期目标，或者即使体重有所下降但难以维持。③因心理问题无法保守减重：患者有严重的心理问题，如进食障碍、抑郁症等，无法通过一般的控制饮食、运动或药物治疗等方式达到减重目的，则需要通过手术减重。

需要注意的是，手术减重是一种创伤性的治疗方法，且术后仍需要患者进行长期的饮食管理和运动锻炼以保持体重。在选择手术减重前，患者应该详细咨询专科医生，充分了解手术风险后再进行决策。

（孟　醒）

4.5　中医治疗如何辅助减重？

中医治疗可以作为减重的辅助方法，它注重整体调理和个体化治疗，包括中药调理、针灸、推拿按摩等多种方法。以下是一些中医治疗辅助减重的方式。①中药调理：在中医理论的指导下，应用中药调理机体的气血阴阳平衡，以帮助改善新陈代谢、促进消化、调节内分泌等，从而达到辅助减重的目的。②针灸疗法：针灸可以刺激特定穴位，调理体内的气血运行，促进新陈代谢，降低食欲，从而达到减重的效果。穴位埋线是针灸减重的特殊方法，它是通过在特定穴位上埋入可吸收缝线，以对相应的穴位起到持续的刺激，同样可以达到抑制食欲、促进代谢的效果，并且其刺激时间较长，理论上效果更优，因此应用更加广泛。③推拿按摩：可以通过刺激经络和穴位，促进血液循环，调节脏腑功能，一定程度上起到祛湿泄浊的作用，有助于加快新陈代谢，帮助减肥。④运动指导：中医强调适当运动，可以促进血液循环和新陈代谢，帮助减少脂肪堆积，太极拳、八段锦、五禽戏等都是不错的运动方式。

通过中医方法减重是一个较为缓慢的过程，需要患者长期配合，并且在专业中医医师的指导下进行治疗。此外，中医治疗也需要结合健康饮食和适量运动等综合措施，才能达到更好的减重效果。

（孟　醒）

4.6　贴脐减重疗法有副作用吗？

贴脐减重疗法是一种中医传统减重疗法，通常是将一些中药药膏贴在脐部，以促进新陈代谢和调理脏腑。虽然一些人认为贴脐减重疗法可以帮助减轻体重，但在临床使用过程中也可能存在一些潜在的风险和副作用。①过敏反应：对药膏中的成分过敏可能会导致皮肤发红、瘙痒或者其他不适，严重者还可能诱发喘憋或危及生命。但这类风险也不是贴脐治疗特有的，使用任何药物都可能会引发过敏反应。同时，贴脐不可避免地要使用胶布，有些对胶布过敏的患者也可能发生上述不良反应。②感染：由于中药贴膏无法做到灭菌，若脐部皮肤有破损，接触药膏后则可能会诱发感染。③未知的药物相互作用：如果正在服用其他药物，贴脐减重疗法中的药物成分可能会与其他药物发生相互作用，导致不良反应，这是难以预见的。

目前贴脐减重疗法的功效和安全性并未经过充分的科学研究和临床验证，因此需谨慎使用。建议使用前咨询专业的医生意见，尽量避免可能的风险和副作用。

（孟　醒）

5　肥胖患者如何自我管理？

5.1　肥胖的危害有哪些？

肥胖是多种疾病的基础，常出现血脂、血糖、血压紊乱，可能引起血脂异常、脂肪肝、高血压、冠心病、糖耐量异常或糖尿病等，进而引起代谢综合征。肥胖还可伴随或者并发胆囊疾病、高尿酸血症和痛风、静脉血栓、阻塞性睡眠呼吸暂停综合征、骨关节病、生育功能受损（女性出现多囊卵巢综合征、男性出现精子活动度减低等），使某些肿瘤（女性乳腺癌、子宫内膜癌，男性前列腺癌、结肠癌、直肠癌等）发病率增高，且麻醉或手术风险增加，严重肥胖患者还可能出现自卑、抑郁等精神问题，社会适应不良。

（孙思怡）

5.2　轻断食的减重方法靠谱吗？

目前对于轻断食的减重方法是否有效、健康，还未有长期大样本研究。轻断食可在一定程度上起到减重的作用，但应把握度。虽然轻断食基本能保持正常的基础代谢率，但减肥期间因饮食减少，可导致胃酸分泌增加，出现周期性胃肠功能障碍。而且，长期轻断食可能导致营养摄入不足，出现贫血、低灌注，女性出现月经不调等症状。需要注意的是，短期体重减少主要丢失水及蛋白质，所以任何时候需要保证饮水量。建议减重者在专业人士的指导下制订合理的减重食谱，切勿节食或暴饮暴食。

（孙思怡）

5.3 减重饮食一定要少油或无油吗？

减重过程中应该减少油脂的摄入，但不是谈油脂色变，一点不摄入。科学的减重主要是增加脂肪的消耗，减少脂肪的囤积，从而达到减重的目的。但适当地摄入脂肪是必要的，因为脂质是人体主要供能的三大物质之一，营养占比小于 30%，且身体内的激素、胆固醇等都需要从油脂中获取，长期不摄入油脂可能导致脂溶性维生素缺乏、激素紊乱、营养不良、代谢障碍等，且单纯控制油脂摄入不一定能减重，因为人体主要是糖类供能，当大量摄入碳水化合物后，未分解的糖类会转化为脂肪储存起来。减重期间可以尽量选择优质脂肪，远离反式脂肪。

（孙思怡）

5.4 减重时代餐能否替代主食？

代餐减重的原理就是减少能量的摄入，同时吸水产生饱腹感。但饮食的主要目的是营养均衡，目前市面上代餐产品良莠不齐，代餐产品不可能包含所有营养物质，长期食用代餐，很容易因营养单一出现营养不良。只吃蔬菜不吃主食也是一样的，容易导致能量供应不足，营养失衡。而且短时间体重减轻，减少的大部分是水分而不是脂肪，长期还可能导致肌肉水分流失，体脂增加，并且可能出现女性月经不调、乏力、便秘等情况。所有代餐均不能替代正餐，也不能只吃蔬菜不吃主食。减重需要营养均衡，切不可相信"不用运动、不用挨饿、轻松减重"这类宣传。

（孙思怡）

5.5　高蛋白低碳水化合物饮食是否可行?

人体三大供能营养物质：糖类（碳水化合物）、脂类、蛋白质。长期高蛋白低碳水化合物饮食，可能出现能量供应不足，分解脂肪来供能，酮体为脂肪的代谢产物，当机体酮体的含量达到一定浓度时，会出现恶心、呕吐、昏迷等症状。且长时间低碳水化合物饮食会提高低密度脂蛋白胆固醇的水平，低密度脂蛋白胆固醇会增加患冠心病的风险，是动脉粥样硬化的危险因素。长期能量供应不足，也容易造成机体营养不良，严重的还会引发相关疾病，如贫血、感染、未成年人发育迟缓等。

（孙思怡）

6　日常生活中肥胖应如何预防与调护?

6.1　不同年龄段对体重的要求有什么不同?

不同年龄标准体重所用公式不同，1～12 岁可根据公式：年龄（岁）×2+8 计算标准体重，且不分男女。12 岁之后需要用成人的计算公式估算标准体重，且与身高关系密切，即男性标准体重（kg）=[身高（cm）−100]×0.9；女性标准体重（kg）=[身高（cm）−100]×0.85。成人也可应用 BMI，即 BMI（kg/m^2）= 体重（kg）/身高（m）的平方。这是目前国际上通用的能够衡量人体胖瘦程度及是否健康的一个标准，一般情况下，BMI 的正常范围为 18.5～23.9kg/m^2，24.0～27.9kg/m^{2}为超重，≥28kg/m^{2}为肥胖。

（孙思怡）

6.2 肥胖患者如何控制体重避免体重反弹？

不要采取一些不科学的方式减重，如催吐、节食、应用泻药、短时间过度运动等，体重波动大不利于身体健康，减重不能长期坚持就容易反弹。如何长期坚持减重或保持体重，主要在于找到一种适合自己的能够长期坚持、科学合理的饮食、运动方法，保障生活作息规律，睡眠充足，同时还需要学会调整情绪，控制不良情绪，疏导压力，积极寻求身边人的支持。控制体重有益于身体健康，是一项长期的投入，不仅仅是一个短期的目标，且过程并不轻松，需要我们时时警惕。

（孙思怡）

6.3 中医在日常生活中如何指导减重？

在日常生活中，中医减重可考虑练功和饮食调整。练功可选用传统功法，如八段锦、五禽戏、太极拳、易筋经等，既可强身健体，又可轻身延年。练功过程中注意保暖，预防感冒；在练功前需放松，避免拉伤。饮食方面，所谓药食同源，对于不同证型的肥胖可选用不同的饮食，如痰湿型可食茯苓、玉米、陈皮等，湿热型可食薏苡仁、玉米须等，气滞型可玫瑰花、蜡梅、凌霄花等泡茶，脾胃虚弱者可食山药、米粥等。但这些手段均需配合健康的饮食习惯和生活习惯，长期坚持，方能取得较好的疗效。

（孙思怡）

6.4 如何预防肥胖？

首先，需要从思想上改变。需要充分了解肥胖的危害，提高对肥胖危害的认识，且明白这是一项需要长期坚持的事情，做好打持久战的心理准备。其次，养成健康的饮食习惯。合理饮食，避免高盐高糖、糖油混合物、油煎食品、方便食品、快餐及巧克力等零食，减少饮料的饮用，避免暴饮暴食，适当增加膳食纤维，适当饮水。最后，保持一个良好的生活作息，避免熬夜，尤其是年轻人，警惕报复性熬夜。保持心情舒畅，避免久坐久卧，适当运动，如慢跑、爬山、游泳等。

（孙思怡）

6.5　如何应对肥胖带来的心理影响？

首先，调整心态，积极开始。积极鼓励肥胖患者正确看待肥胖，并正视这个问题，不要害怕，慢慢开始，只有开始才能有收获，不然容易陷入自怨自艾的无限困境中。其次，健康饮食，选择合适的运动。尽量减少高油高脂饮食，不暴饮暴食，荤素搭配，适当增加膳食纤维、非吸收食物及无热量液体来增加饱腹感，根据体力劳动来控制热量。选择适合当下体重的锻炼方式，目标为 1 年内减轻7%～10%，争取 BMI 和腰围正常化。最后，做好长期准备，"冰冻三尺非一日之寒"，减重也不是一朝一夕之功，不能过于苛求完美，精确每日运动量、饮食量，而且应该始终相信，保持体形只是生活的一个方面，应该以积极的心态去面对生活。

（孙思怡）

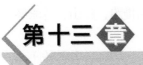

第十三章

消　瘦

1　如何认识消瘦？

1.1　怎样才是消瘦？

现代社会，以瘦为美的观念逐渐成为主流，很多人为了让自己看起来更美，盲目地节食、减肥，认为只要足够瘦就会越来越漂亮，而过度瘦最终往往会带来各种健康问题。那怎样算消瘦？怎样算健康的"瘦"呢？

消瘦是指由于各种原因造成体重低于正常低限的一种状态。关于消瘦的定义目前国内外多采用体重指数（BMI）判定。BMI =体重（kg）/身高（m）的平方，成人标准 BMI 为 18.5～23.9kg/m²。一般认为 BMI<18.5kg/m² 即可定义为消瘦。在很多情况下，此种消瘦并非健康的瘦，可能是疾病的预兆。对于在 6～12 个月内体重下降≥5%的人，特别是老年人，更需要引起注意，因为不明原因的体重下降有可能是身体发出的预警信号。

（王　威）

1.2　消瘦一定是病吗？

不一定。消瘦可分为生理性消瘦和病理性消瘦。由于挑食、营养不良、过度疲劳、精神刺激、过度减肥、妊娠、哺乳、生活不规律等引起的消瘦多数为生理性消瘦，经休息或调整生活方式后基本可以恢复至正常的体重水平。

一些病理性因素也会导致消瘦，当出现以下情况时需要警惕相关疾病发生的可能：①体重减轻的同时，出现多饮、多食、多尿、烦热等情况，应警惕糖尿病发生的可能；②体重短时间内明显下降，同时出现乏力、食欲差、咳嗽、腹泻等症状，应警惕恶性肿瘤发生的可能；③身体消瘦的同时出现低热、盗汗、咳嗽、痰中带血等情况，应警惕结核病发生的可能；④体重下降的同时出现烦躁、心慌、怕热等症状，应警惕甲亢等发生的可能；⑤体重减轻的同时出现腹痛、腹泻、血便等情况，应警惕炎症性肠病发生的可能。以上为几类典型的与消瘦相关的疾病，大家在生活中应注意加以鉴别，如出现类似的情况或短期内出现不明原因的消瘦，应及时到医院就诊，以防疾病进展。

此外，还有一类体质性消瘦，与遗传有一定的关系，即生来就消瘦，但无任何疾病征象，不影响正常的学习、工作和生活。

（王 威）

1.3 消瘦就一定有贫血吗？

消瘦不等于贫血。贫血是指血中血红蛋白、红细胞或血细胞比容等低于正常值的情况，临床表现一般为疲乏、无力、皮肤、黏膜和甲床苍白，消瘦与贫血并没有直接的相关性，贫血患者不一定会出现消瘦，同样消瘦的人群也不一定存在贫血。但是，很多情况下，消瘦与贫血常常是同时出现的，如由消耗性疾病（如结核、恶性肿瘤、严重的肝脏疾病、慢性腹泻）导致的贫血，很多会出现消瘦的情况。如果有严重贫血也可以引起消瘦，但大多数的贫血并不会引起消瘦。此外，一些老年消瘦也经常伴有贫血的表现，如果出现乏力、消瘦、皮肤、黏膜和甲床苍白、头晕等症状，需要及时到医院就诊，通过进一步的检查明确贫血的程度和病因，并进行针对性的治疗。

（王 威）

1.4 中医如何认识消瘦？

中医历史悠久，很早就对消瘦进行了系统的观察和总结，并形成了一套完整的诊疗理念。中医认为正常的形体状态表现为骨骼健壮、胸廓宽厚、肌肉充实、皮肤润泽、筋强力壮，是形气充盛的体现。而消瘦是指肌肉瘦削、筋弱无力、骨骼显露，甚至骨瘦如柴的一种状态。在《黄帝内经》中有"风消""脱肉"等记载，此外，在其他医籍中又有"脱形""羸瘦"等名称。

中医认为脾为先天之本，脾主四肢，在体合肉，就是全身的肌肉有赖于脾胃运化的水谷精微的营养滋润，因此，如果脾胃亏损，水谷精微的生成和输布出现障碍，就会出现肌肉失养，筋骨瘦削，导致消瘦的发生。金元四大家的李杲所著的《脾胃论》，从中医的角度解释消瘦："脾胃俱旺，则能食而肥；脾胃俱虚，则不能食而瘦。"消瘦是中医药治疗的优势病种，临床常表现为脾胃亏虚、气血两虚等证候，通过补脾益胃、益气养血等汤药内服配合药膳、气功、针灸等治法，调和脏腑，平衡阴阳，可有效改善消瘦的身体状态。

（王　威）

2　消瘦是如何发生的？

2.1　消瘦的发生原因是什么？

俗话说"人是铁，饭是钢"，自然界所有生命体的生长发育过程都需要能量代谢的参与，人亦是需要通过一日三餐来获取营养物质，为各种生命活动提供能量。当能量的吸收和消耗处于动态平衡时，体重就维持在相对稳定不变的正常状态。而当机体的能量代谢异常，各种原因导致营养物质摄入不足，营养物质消化、吸收、利用障碍及营养物质消耗增加，出现"入不敷出"的情况时，就会导致消瘦，表现为体重下降和体形改变。例如，口腔溃疡、食管息肉等疾病会导致吞咽困难，进食减少，糖类、脂肪、蛋白质等摄入不足，进而消瘦；慢性胃炎、胃切除、胆囊炎等易致胃液、胆汁及多种消化酶的合成与分泌异常，影响食物的消化与吸收，从而导致消瘦；糖尿病患者体内胰岛素缺乏，吸收的糖无法被体内细胞利用，也会导致消瘦；甲亢、肿瘤等疾病导致机体代谢增高乃至亢进，营养物质消耗过快，出现消瘦。

（陈元昊）

2.2　哪些不良生活习惯会导致消瘦？

消瘦的发生常常与挑食、减肥、饮食不规律、熬夜、过度疲劳等不良生活习惯密切相关。对于儿童而言，睡眠不足及挑食是儿童出现营养不良，发生消瘦的重要原因。人体睡眠时会分泌生长激素，且睡眠时人的新陈代谢水平最低，消耗较小，利于儿童的生长发育。因此充足的睡眠是儿童发育的重要保障，睡眠不足就会影响到儿童的身高、体重、臀围、腰围。营养搭配均衡为儿童健康成长的前提，特别是儿童时期为生长关键时期，科学的营养搭配可促使神经及心理体格全面发育。由于家长的溺爱，许多儿童存在挑食的不良习惯，导致儿童蛋白质、微量元素等摄入不足，营养摄入不均衡而影响发育，出现消瘦。对于成人而言，减肥、饮食不规律、熬夜、过度劳累则是重要影响因素。为了过度追求身材，人们往往会通过自主控制饮食摄入、增加运动时长、服用具有通便作用的药物等减重，这很容易导致厌食症、营养不良，进而导致单纯性消瘦。同时熬夜、饮食不规律、过度劳累等容易影响患者的脾胃功能，导致被动的进食减少或吸收能力下降，而出现消瘦。

（陈元昊）

2.3　肿瘤患者为什么会消瘦？

肿瘤患者出现消瘦常见于肿瘤恶病质，除了表现为体重不受控制的进行性下降外，还可见贫血、厌食、疲劳、乏力等症状，且通过常规营养支持难以恢复。肿瘤相关性消瘦不仅源于肿瘤本身，还与肿瘤治疗（如放疗、化疗）密切相关。其发生机制目前多认为与厌食症、全身系统性炎症、肌肉代谢和脂肪代谢异常相关。继发性厌食症是肿瘤患者较为常见的症状，患者的食物摄入量减少，糖类、蛋白质、脂类等营养物质摄入不足，难以达到机体合成肌肉和脂肪所需的基本水平，同时由于肿瘤患者体内的炎症反应及异常高代谢，肌肉蛋白质分解增加、脂肪组织降解加快，消耗量高于正常人，最终导致患者骨骼肌萎缩与脂肪严重损耗，体内脂肪储存量减少，体重下降，出现消瘦，进而加速疾病恶化，影响患者生活质量，导致发病率和死亡率增高。

（陈元昊）

2.4 糖尿病性消瘦的原因是什么？

糖尿病性消瘦的原因有以下几点。①血糖控制不佳。正常情况下，葡萄糖是人体最主要的能量来源。糖尿病患者由于胰岛素分泌不足和（或）胰岛素抵抗，葡萄糖不能被机体充分地吸收利用，机体只能通过分解储存的脂肪和蛋白质提供能量，致使脂肪和蛋白质消耗过多而出现消瘦。同时由于食物转化的葡萄糖不能被机体利用消耗而随尿液大量流失，人体会误认为身体处于"缺糖状态"，而表现为饥饿感，使患者进食增加，但反而越来越瘦。②饮食控制不良。有些糖尿病患者在饮食控制方面走极端，矫枉过正，天天忍饥挨饿或一日三餐素食，造成热量摄入严重不足，营养严重缺乏，导致身体消瘦。③运动量过大。有些糖尿病患者在运动量增加后，没有相应增加进食量，反而严格控制饮食，热量消耗明显大于热量摄入，时间久了导致体重明显下降。④糖尿病并发症。出现"胃轻瘫"或"功能性腹泻"时，患者往往有纳差、早饱、腹胀、呕吐、慢性腹泻等症状，长此以往，也会因为营养不良而消瘦。⑤糖尿病合并有甲状腺功能亢进、恶性肿瘤等高代谢疾病，两者并存势必导致患者体重进一步下降。

（陈元昊）

2.5 甲状腺功能亢进性消瘦的发病机制是什么？

甲状腺功能亢进简称"甲亢"，是机体甲状腺激素分泌过多的一种疾病，典型表现为食欲亢进、易饥饿、体重减轻、怕热、多汗、心慌、手抖、失眠、大便次数增多等。我们可以把"甲状腺激素"看作人体的一种兴奋剂，当甲状腺激素分泌过多时，神经、消化、循环系统功能亢进，胃肠道蠕动加强，虽然进食增多，但食物在胃肠道内停留时间过短，营养物质吸收不足，而且此时机体新陈代谢会加快，心率、肌肉代谢速度都比平时高很多，能量消耗增多，平时不能利用的肌肉中的蛋白质亦被消耗利用，体内蛋白质分解增多，导致肌肉量下降，短时间内体重迅速减轻，身体乏力。

（陈元昊）

2.6　消化系统疾病会导致消瘦吗？

消化系统疾病如胃肠炎症、胃肠道肿瘤、慢性胰腺炎、肝胆疾病等均可能导致消瘦，其特点是伴有长期的消化道症状如胃痛、恶心呕吐、厌食、腹泻、腹胀，逐渐消瘦。消化系统疾病导致消瘦的原因多与营养物质的消化、吸收、利用异常有关。例如，头颈部、食管及胃恶性肿瘤患者，肠梗阻患者，胃肠道旁路手术患者及因手术造成瘘管的患者容易发生消瘦主要与营养物质运输受阻有关；慢性胰腺炎、胰腺切除、囊性纤维化继发的胰管梗阻则会导致胰腺外分泌功能丧失，管腔内消化吸收不良；慢性胆囊炎、胆囊癌、肝硬化、肝癌则导致管腔内胆盐缺乏及消化不良，也会导致蛋白质合成减少而继发消瘦。

（陈元昊）

2.7　消瘦与情绪不佳有关吗？

情绪不佳也可能导致消瘦，多发生于多思多虑、心事纷扰难禁、爱钻牛角尖等人群，常伴有神疲乏力、畏寒发热、腹胀、嗳气、吞酸、恶心呕吐、失眠多梦、心悸心慌、胸闷气短、健忘、不定疼痛等症状。此外，部分青少年及年轻人有身材焦虑时，为了获得身材吸引力，通过节食减肥而进展为神经性厌食症亦会导致消瘦，表现为过分限制饮食、体重明显减轻，并伴有肥胖恐惧及体像障碍，严重者危及生命。

（陈元昊）

2.8 哪些体质类型的人容易消瘦?

中医学认为体质是一种客观存在的生命现象,是个体生命过程中,在先天遗传和后天获得的基础上,表现出的形态结构、生理功能及心理状态等方面综合的、相对稳定的特质,这种特质决定着我们更容易发生哪一种类型的疾病及生病后疾病容易往哪方面发展。了解体质类型有利于指导疾病的预防、治疗和康复。那么哪些体质类型的人更容易发生消瘦呢?

(1)对于儿童来说,以气血两虚质和痰湿质多见,且以虚性体质为主,这与消瘦儿童缺乏运动、生活饮食不规律密切相关。中医认为,脾胃为气血生化之源,脾胃虚弱,食欲下降,饮食摄入不足,致生化乏源,气血亏虚,营养不足;且脾虚易生痰湿,痰湿困脾,进一步影响脾胃的运化,精微物质的吸收不佳,而发生消瘦。

(2)对于成人来说,以阴虚质、气郁质最为多见。阴虚质常见于糖尿病、甲亢患者,患者长期熬夜、过度劳累,阴液亏虚日渐严重,虚火旺盛,身体消耗气血津液的速度快于正常人体,身体的代谢也更加迅速,所需的水谷精微增加,身体消耗太多而吸收营养不足则出现消瘦。气郁质则多见于长期思虑或过度操劳,长期心结不解、心事重重、担心担忧、精神压抑或思想负担较重的患者。中医认为,忧愁、惆怅、生气等情绪容易伤肝,肝气郁结则会影响脾胃运化而导致消瘦;思虑容易伤心脾,心主血行血,脾生血统血,思虑伤及心脾,气血暗耗亦会消瘦。

(陈元昊)

2.9 心肾与消瘦有什么关系?

中医理论认为,消瘦与心肾两脏密切相关,主要体现在以下几方面。①心肾不交,导致肾阴不能上济心阴,心火亢盛,心火引动肾中相火妄动,形成阴虚火旺之势,身体的代谢加快,消耗气血津液的速度快于常人,身体消耗太多而日渐消瘦憔悴,同时伴有失眠梦多、盗汗、口干舌燥、耳鸣、腰酸腰痛、夜尿多、精神恍惚、易受惊吓等表现。②心肾两虚，中医认为心主血，肾藏精，精血是构成人之形体最基础的物质，若思虑伤心脾或者惊恐伤肾，精血就会暗耗，人的体重也会下降，表现为消瘦。③小儿食积相关性消瘦也与心有关。若小儿饥饱无度，过食肥甘厚腻的食物，致食积内停，脾胃受损，进而心脾积热，会出现面黄肌瘦、毛发枯黄、饮食异常、大便不调、口舌生疮、面色潮红等症状。

（陈元昊）

2.10　为什么说"瘦人多火"？

与"肥人多痰"一样，"瘦人多火"是对人体体质状态的一种描述。所谓的"瘦人"是指形体消瘦，体形不够丰满之人。"瘦人多火"分为"虚火"和"实火"。实火之人，多为胃火旺盛，喜食羊肉、辣椒、葱、姜、蒜、肥甘厚腻等辛辣、容易引起上火的刺激食物，火热耗伤津液，津液不足，筋肉肌肤失去津液的濡养，自然就会瘦；虚火之人喜欢熬夜或房劳过度，导致肝肾阴液亏耗，阴亏不能制阳，阳气就要外张，导致虚火进一步伤津耗液，表现为多食不胖、消瘦、烦躁失眠、眼睛干涩、小便发黄等。此外，"瘦人多火"只说出了瘦人体质的一部分特征，另一部分特征是瘦人往往存在血虚、阴虚的情况，表现为头晕、眼花、耳鸣、失眠、心悸、肢体麻木、面色萎黄或白皙、指甲或唇色淡白等，如果是阴虚合并火旺则有五心烦热、咽燥口干、急躁易怒、盗汗等症状。但是与"胖人多痰"观念的理解一样，"瘦人多火"亦是对体质的一种类似统计学的描述，是指一种生理、病理、治疗上的潜在基础和疾病转归的潜在可能，但并非绝对，也就是说形体消瘦也不一定多火，并不需要泻火，一定要在专业的中医师指导下调理体质。

（陈元昊）

3 消瘦如何诊断？

3.1 出现消瘦症状后需要马上就医吗？

如果出现消瘦的情况，不要惊慌，可以先通过以下几步明确是否需要就医。

第一步：判断消瘦的程度。一般认为 BMI<18.5kg/m^2 为消瘦的判定标准，BMI 17~18.4kg/m^2 为轻度消瘦，BMI 16~16.9kg/m^2 为中度消瘦，BMI<16kg/m^2 为重度消瘦。BMI 处于指数边缘且无其他相关不适症状，或短期内体重波动并不明显者，可先通过调整饮食和生活方式观察有无好转。

第二步：回顾消瘦有无生理性相关因素。判断近期有无过度节食、偏食、过度疲劳、情绪波动明显或服用减肥药、泻药、降糖药的情况，自身有无神经性厌食症、抑郁症、体质性消瘦等情况。如无以上因素，应警惕病理性消瘦的可能。

第三步：判断有无继发性消瘦的因素。观察自身除消瘦外有无甲亢（怕热、多汗、心悸、手震颤）、糖尿病（多饮、多食、多尿）、结核病（咳嗽、咳痰、咯血、潮热、盗汗）、艾滋病（免疫力下降、发热）、消化系统疾病（腹痛、腹泻、恶心、腹胀）等相关症状，短时间内出现体重骤降同时伴随继发性消瘦的上述常见症状时，需及时就诊进行进一步检查。

（王　威）

3.2 消瘦需要做哪些检查？

一般而言，消瘦的病因众多，因此消瘦的诊断主要通过医生详细全面地询问患者病史和体格检查对消瘦患者进行综合评估，了解患者的能量代谢、伴随症状、情绪及认知状态、家族史等情况，然后根据需要选择合适的检查以进一步明确诊断。如怀疑甲亢者，应完善甲状腺功能检测、甲状腺超声等明确甲状腺形态和功能有无异常；怀疑糖尿病者，可完善血糖、糖化血红蛋白、糖耐量试验等检查以明确有无血糖异常；如怀疑肿瘤相关者，应尽快完善 CT、MRI、肿瘤标志物甚至PET/CT 等以明确病情；如怀疑胃肠炎性疾病者应完善血常规、电子胃肠镜、炎性指标等检查以明确诊断。总之，消瘦涉及疾病众多，应在临床医生指导下结合病史、体格检查和辅助检查等进行综合判断以明确诊断。

（王 威）

3.3 如何区分不同类型的消瘦？

从医学角度来讲，消瘦分为以下两大类，即单纯性消瘦和继发性消瘦，两者表现各异，较容易鉴别。

（1）单纯性消瘦：可分为体质性消瘦和外源性消瘦。其中前者是指一类生来即消瘦，并且具有一定遗传性，此类人群一般生活和工作正常，且无任何疾病征象，常无须处理。而外源性消瘦是指受饮食、生活习惯等各方面因素影响导致的消瘦，这种消瘦经过休息、补充营养、调整作息等方式后体重可很快恢复到原来的水平。

（2）继发性消瘦：指由于各类疾病或服用某些药物导致的消瘦，此类消瘦常常合并相关原发疾病的临床症状，经休息调整后体重不易恢复，需要至医院就诊，明确病因后进行治疗。

（王 威）

3.4 不同年龄段消瘦人群有何特点？

消瘦常见于青少年和老年人，不同年龄段的消瘦人群呈现出不同的临床特点。

（1）青少年消瘦：青少年时期身体生长发育快，加上学习负担重，活动量大，对能量和营养素的需求均高于成年人，仅以成年人的营养需求供给是远远不够的。此外，还有一些青少年以减肥为目的节食，或受家庭的不良教育、环境的不良刺激等影响形成偏食的坏习惯，很容易导致体内新陈代谢紊乱，抵抗力下降，最终发展为厌食症，摄食减少，从而表现为消瘦、乏力等。

（2）老年消瘦：老年人因为器官功能退化、新陈代谢减慢，常常出现消瘦的现象，一项横断面研究表明某社区老年人消瘦人群比例达 7.7%。但与青少年消瘦不同，老年人群消瘦常常不是由简单的老年体质所致，而是多种基础疾病的继发表现，同时与老年抑郁症或焦虑症等心理问题也有很大的关系，需要引起警惕，应定期到医院检查随诊，以防疾病进展。

（王　威）

3.5　为什么消瘦型女性易出现月经失调？

众所周知，女性正常的月经受到体内性腺轴（下丘脑-垂体-卵巢轴）的调节。卵巢合成及分泌的性激素包括雌激素、孕激素和少量的雄激素，这些都属于甾体激素，卵巢组织在合成这些甾体激素时需要胆固醇，也就是女性体内有足够的脂肪组织才能合成足够的性激素以维持正常月经，当脂肪组织增加到体重的22%时，才能维持正常规律的月经。

对于体形消瘦的女性而言，其体内脂肪含量较低，导致激素合成障碍，从而发生月经紊乱，严重者常表现为严重的消瘦、闭经。此外，中枢神经对体重降低非常敏感，持续消瘦能使下丘脑分泌的促性腺激素释放激素（GnRH）水平下降，引发月经失调甚至闭经。

从中医上来讲，《妇人大全良方》指出"妇人以血为基本"，阴血的形成滋养有赖于脾胃运化水谷精微的滋养。瘦人后天水谷摄入不足，脾胃失养，无以化生水谷精微，精血无源，冲任不足，血海空虚，无血下注胞宫，容易导致月经量少、月经延后，甚则闭经。

（王　威）

4　消瘦如何治疗？

4.1　当前治疗消瘦有哪些方法？

对于消瘦的治疗，需要结合患者的相关风险因素、病史、体格检查和检验检查的结果进行个体化和针对性的治疗，如患者继发性消瘦病因明确，需针对病因进行治疗，如存在严重心理疾病者，须到精神心理专科进行治疗，除外以上情况者，可在医生指导下采取以下治疗方法：

（1）非药物治疗：包括生活方式的调整（如戒烟限酒、合理膳食、适度运动等）、精神心理因素的调整、营养支持指导（在医生指导下优化膳食结构，选用高热量饮食，食用营养补充品）、作息调节等。

（2）药物治疗：对于无明显器质性原因的消瘦患者暂无有效的药物治疗。相关治疗消瘦的药物（如合成孕激素醋酸甲地孕酮、奥曲肽等）尚处于临床研究阶段，一般不推荐使用。

另外，中医治疗消瘦强调辨证论治，整体调节。虚则补之，以滋气血生化之源；实则祛邪以安正，形体自充。临床施治应综合体质等因素进行辨证施药，协调气机升降，恢复机体正常的气化功能。例如，针对气血两虚者，施以人参养荣汤；脾胃虚弱者，施以参苓白术散；肺肾阴虚者，给予百合固金汤……除汤药外，还可以采用参归鸽肉汤、糯米阿胶粥等食疗的方式补益气血。此外，还可以选择太极拳、八段锦、点穴推腹等方式来强身塑形。

（王　威）

4.2　精神压力大导致消瘦该怎么办?

精神压力大，除表现为精神紧张、烦躁悲伤、沮丧抑郁、忧思不宁外，还常伴有食欲减退、失眠、心慌等症状，中医有"神伤思虑则肉脱，意伤忧愁则肢废"的描述，也是导致消瘦的一种病因。压力大导致消瘦可从以下几方面进行调节：

（1）寻找原因，缓解心理压力：常见的精神压力一般来自工作、家庭及生活，缓解精神压力除通过自身调节外，严重者建议进行心理咨询、心理辅导甚至药物治疗，还可通过中医治疗疏肝理气解郁。

（2）合理饮食：改变不良的饮食习惯，进食规律，定时定量，提倡食物多样化，粗细搭配，保证足够的蛋白质摄入，多进食富含维生素的蔬菜水果，可适量增加甜食、脂肪含量高的食物，保证热量摄入。

（3）适量运动：运动可增强胃肠道的消化功能，提高机体抵抗力。可选择跑步、游泳等运动，还可与家人朋友一起骑行、爬山，以缓解焦虑紧张的情绪。

（4）调整作息：勿熬夜，保证足够的睡眠，可使头脑清醒，减轻疲乏感，一定程度上可以缓解焦虑、急躁，保持乐观的心态既能增进食欲，又能增强胃肠道的消化吸收功能。

（张　健）

4.3　儿童挑食消瘦怎么办？

儿童期生长发育时，对营养的需求明显高于成年期，充足的营养是儿童智力和体格正常发育的基本保障。如果儿童长期挑食，营养不均衡，会诱发消瘦、贫血等营养不良问题，抑制儿童的生长发育，导致免疫力下降，增加感染疾病的风险。据文献报道，每年大约有 500 万儿童死于营养不良相关疾病。儿童挑食，可从以下几方面加以改善。①改变儿童不良的生活习惯：主要与家庭的饮食环境及儿童的进食习惯有关，应避免儿童在进食时看电视、玩玩具；避免进餐时间过长；避免以零食代替主餐。②粗细搭配多样化：人体需要多种营养物质，因此食物品种需多样化，尤其是一些粗粮，富含维生素和矿物质。一般建议每日的饮食包含"谷肉果蔬蛋"。③烹调多样化：科学的烹调方法可使食物色香味俱全，制作可爱造型的食物可能会增加儿童的进食意愿。④合理的运动：运动消耗能量，还能增强胃肠道消化功能，增进食欲。⑤社区、学校等机构需加强饮食行为健康知识宣教。

（张　健）

4.4　中医如何治疗单纯性消瘦？

单纯性消瘦属于非病理性消瘦，包括体质性消瘦和外源性消瘦。体质性消瘦多表现为天生体形瘦、多食不胖，有一定的遗传倾向，此种消瘦不需要治疗。外源性消瘦即由于饮食、生活习惯、心理等因素导致脾胃受损，运化受纳功能障碍，营养精微不能滋养四肢百骸而出现形体消瘦，同时伴有乏力、食欲缺乏、食少、面色萎黄等一系列症状，严重影响患者的正常生活。中医认为，饮食不节、思虑过度、劳倦内伤、素体阴虚是导致单纯性消瘦的主要病因，上述病因可致脾胃功能受损，气血化生不足而出现消瘦。中医治疗单纯性消瘦需根据病因辨证施治，脾胃虚弱者表现为纳少、面黄、气短乏力、大便稀薄，可予参苓白术散类药物健脾益气；阴虚内热者表现为多食易饥、口渴、食少、消瘦、手足心热、大便干燥如羊屎、舌有裂纹，可予健脾和胃、养阴生津类药物；如出现食少消瘦、畏寒、泄泻、滑精等阳虚症状，可予健脾益气的同时，温补肾阳；若由于情绪抑郁、思虑过度导致食欲不振、食少消瘦、乏力，甚至出现睡眠障碍，可在健脾和胃的同时给予疏肝理气类药物。另外，也可选择食疗、针灸、推拿等治疗方法，因其操作简单、疗效可靠，患者也易于接受。

（张　健）

4.5　脾气虚导致的消瘦中医如何调理？

中医认为，脾主运化，是说脾脏具有运化水谷精微、调节水液代谢的作用，且脾主四肢，在体合肉，故人体的胖瘦与脾密切相关。脾气虚时，脾运化水谷功能减弱，无法正常输布精微，患者可见食欲不振，食少，面色萎黄无华，倦怠无力，失眠，少气懒言等，日久导致水谷精微无以化生，不能充养肢体肌肉而出现形体消瘦。另外，脾与胃互为表里，负责受纳运化水谷，脾胃俱旺，则能食而肥。脾胃俱虚，则不能食而瘦。因此中医治疗脾气虚导致的消瘦，以健脾益气、和胃助运为主，可选择参苓白术散等，逐渐恢复脾胃的受纳运化功能。另外，脾为后天之本，肾为先天之本，脾的运化功能也靠肾阳的温煦作用，当脾气虚患者出现肾阳虚衰不能温煦脾土时，还会进一步导致脾阳虚，出现泄泻、畏寒等症状，日久出现消瘦的临床表现，因此健脾益气的同时，还需温补肾阳。脾气虚的患者还要注意饮食调理，以清淡为主，避免生硬、油腻、辛辣刺激类食物。

（张　健）

5 消瘦患者如何自我管理？

5.1 如何科学监测体重？

体重的增加或降低对于健康至关重要。单纯应用体重计测量体重，并不能真正反映健康状态，医学上一般采用 BMI 评估胖瘦的程度及是否健康。我国常用的 BMI 标准：BMI＜18.5kg/m² 为消瘦，18.5～23.9kg/m² 为正常体重，24.0～27.9kg/m² 为超重，若 BMI≥28.0kg/m² 则为肥胖。另外，BMI 17～18.4kg/m² 为轻度消瘦，BMI 16～16.9kg/m² 为中度消瘦，BMI＜16kg/m² 为重度消瘦。除正常体重外，其余体重类型均需积极干预，寻找消瘦或肥胖的原因，以保证身体处于健康体重范围。

（张　健）

5.2 消瘦患者如何健康饮食？

（1）改掉不良的饮食习惯：避免进食不规律、偏食、挑食，避免进食时间过长，尤其儿童进餐时避免看电视、玩耍等。

（2）粗细搭配、食物多样化：人体的健康状态需要多种营养素的平衡，精制谷物及高度加工的食物营养流失较多，并不能满足身体需要，因此饮食需粗细搭配、种类多样化，以保证足够的矿物质、微量元素及维生素摄入。

（3）保证足够的优质蛋白质及热量：消瘦患者需要足够的优质蛋白质及热量维持体重增加，包括优质的肉类食物及奶蛋等。

（4）合理安排作息：起居饮食定时，保证充足睡眠，养成良好生活习惯。

（5）加强运动：运动可促进食欲，增强胃肠道消化功能，增强体质，提高免疫力。

（6）保持心情愉快：愉快的心情可促进食欲，增强胃肠道消化功能，促进营养物质的吸收。

（张　健）

5.3　对消瘦人群有何运动建议？

"七分靠吃，三分靠练"，消瘦患者除了健康的饮食外，运动必不可少。合理的运动可促进食欲，增强胃肠道的消化功能，促进营养物质的吸收，提高抵抗力，还能提高机体代谢率，促进肌肉合成，增强肌肉力量；但消瘦者由于肌肉脂肪少，新陈代谢快，故不宜进行长时间及高强度的运动，可选择低强度的有氧运动，如慢跑、游泳、骑行，依据自身情况，逐渐增加运动量及运动强度。另外可每周进行 2～3 次的增重抗阻运动，以增加肌肉的力量，如深蹲、引体向上等。如果是老年消瘦患者，建议选择慢走、太极拳、八段锦等运动，运动过程中需避免跌倒；若消瘦者是久坐的上班族、学生，可于工作、学习的间隙活动筋骨，增加活动量。建议消瘦者运动时携带一些食物，以及时补充营养，避免饥饿。

（张　健）

5.4　消瘦有哪些危害？

（1）对全身的影响：儿童体重下降，消瘦明显，则生长发育速度减慢，甚至生长停止，出现身材矮小，影响儿童智力和体格的正常发育；成年人太过消瘦，皮下脂肪丧失，皮肤松弛，肌肉功能减退，四肢怕冷，骨质疏松症和骨折的风险增加。

（2）精神改变：太过消瘦者易出现精神萎靡、反应迟钝、焦虑、抑郁、失眠。

（3）消化功能紊乱：长期进食少，胃的容受性下降，味觉减退，还可出现饥饿泻或顽固性便秘、食欲差等。

（4）免疫功能低下：消瘦者易并发各种感染性疾病，尤其是呼吸道疾病，由于全身反应差，临床常不出现相关症状，如感染时不发热、血白细胞计数不升高，易延误诊治。

（张　健）

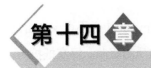

第十四章

库欣综合征

1 如何认识库欣综合征？

1.1 库欣综合征是什么？

当机体的肾上腺皮质激素分泌过多时，会引起一种名为库欣综合征的疾病。医学中"综合征"这个概念可以简单理解为由一个病因引起机体多个系统器官功能紊乱的一系列症状。库欣综合征就是这样的情况。肾上腺皮质激素是人体一种重要的激素，它对机体的代谢、免疫功能和应激反应都有影响。当肾上腺皮质激素分泌过多时，会导致一系列症状，包括肥胖、皮肤色素沉着、骨质疏松症、高血压等。诊断库欣综合征通常需要依据患者的临床表现、实验室检查和影像学检查。治疗通常包括手术切除肿瘤、药物治疗及放疗等，治疗方案应依据个体情况而定。如果不及时治疗，库欣综合征可能会对患者的健康造成严重影响。

（令国兴）

1.2 库欣综合征有哪些类型？

库欣综合征根据发病原因及发病部位，一般分三种类型，分别为促肾上腺皮质激素（ACTH）依赖性库欣综合征、ACTH 非依赖性库欣综合征、其他类型的库欣综合征。其中 ACTH 依赖性库欣综合征一般可以分为垂体性库欣综合征（由垂体分泌过量的 ACTH 所致，约占库欣综合征的 70%，病因一般为垂体肿瘤）、异位促肾上腺皮质激素释放激素（CRH）综合征、异位 ACTH 综合征。ACTH 非依赖性库欣综合征指肾上腺皮质肿瘤或增生导致自主分泌过量糖皮质激素，一般是肾上腺皮质腺瘤、腺癌。其他类型的库欣综合征有外源性库欣综合征、儿童库欣综合征等。完全理解这些分类需要内分泌系统相关的解剖和生理知识，作为非医学专业的大众，如果怀疑自己出现了库欣综合征的相关症状，请及时去医院就诊，请专科医生帮助诊断和归类。

（令国兴）

1.3 什么是亚临床库欣综合征？

亚临床库欣综合征标准定义是指生化检查证明存在下丘脑-垂体-肾上腺轴轻度异常造成的肾上腺皮质激素增多，但没有特异的、典型的库欣综合征临床表现，如满月脸、向心性肥胖和皮肤紫纹等，其中最重要的是缺乏分解代谢增强的特征，如中央肌无力、脂肪组织再分配、皮肤脆弱和少见的感染。其实就是机体发生了库欣综合征应有的器质性改变，但是患者自身并没有表现出任何与库欣综合征有关的症状。所以定期体检十分重要，有助于发现这种隐匿性的疾病。目前关于亚临床库欣综合征的病因尚不明确，可能与肥胖、代谢异常、心血管疾病等相关。主要是针对患者的具体症状进行治疗，如减重、调节血压、改善代谢异常等。

（令国兴）

1.4 什么是假性库欣综合征？

假性库欣综合征可以理解为一种和亚临床库欣综合征相反的情况，指的是患者存在库欣综合征表现（如肥胖、满月脸、水牛背、皮肤出现紫纹、糖代谢异常等），但是在进行皮质醇分泌节律测定时，检查结果正常，并且皮质醇的抑制试验也是阴性的。这种假性库欣综合征的发生并不是由皮质醇激素增多引起的。引起假性库欣综合征的原因众多，包括肥胖、抑郁、酗酒等。对于怀疑假性库欣综合征的患者，需要进行全面的体格检查、内分泌检测等，以排除其他潜在的原因。治疗假性库欣综合征的重点在于针对病因进行治疗，如减轻精神压力、控制肥胖、戒酒等。

（令国兴）

1.5 中医如何认识库欣综合征？

中医学虽无"库欣综合征"这一概念，但在临床实践过程中发现中医药对外源性糖皮质激素长期应用引起的医源性库欣综合征具有一定的防治作用。中医对疾病的认识来自于其临床现象，长期应用外源性糖皮质激素的患者大多会出现气阴两虚、湿热瘀血内阻的证型，表现为疲乏倦怠、身热多汗、咽干口燥、舌红暗苔黄腻、脉数等，正因为糖皮质激素会导致这样的表现，所以在中医视角中属于热性的药物，久用有生热耗气伤阴之弊。另外，对于肿瘤导致的糖皮质激素异常分泌，中医治疗可减轻肿瘤患者症状，并一定程度上抑制肿瘤病情的进展。

（令国兴）

2 库欣综合征是如何发生的？

2.1 库欣综合征的病因是什么？

库欣综合征的病因众多，其中最常见的是垂体 ACTH 分泌过多，导致肾上腺皮质增生和皮质醇分泌过多，被称为库欣病。非 ACTH 依赖性库欣综合征一般是由肾上腺相关因素导致的，而其他类型的库欣综合征是由其他一些不常见的病因导致的肾上腺皮质激素分泌增多。其中库欣综合征发病的最常见原因是垂体或者肾上腺皮质处的肿瘤导致肾上腺皮质激素分泌增多。因为肿瘤的异常增生也会导致其相应部位的功能亢进。所以库欣综合征不容小觑，虽然是内分泌疾病，但与肿瘤密不可分。

（令国兴）

2.2 库欣综合征一定与肿瘤有关吗？

虽然前文说库欣综合征与肿瘤密不可分，但是引起库欣综合征的原因不止一种。肿瘤是引起库欣综合征最常见的原因，最常见的情况是垂体腺瘤产生过多的 ACTH，导致库欣综合征。此外，还有一些病因与肿瘤无关。例如，医源性库欣综合征是由长期服用较大量糖皮质激素引起的。因此，不能简单地说库欣综合征一定与肿瘤有关。对于库欣综合征的诊断，需要综合考虑患者的病史、临床表现、实验室检查和影像学检查等方面，以确定病因。

（令国兴）

2.3 库欣综合征是否具有遗传性？

库欣综合征是否具有遗传性目前没有统一确切的定论，但是临床研究表明一般是不会遗传的。因为库欣综合征主要是由肿瘤导致的肾上腺皮质分泌过多或者长期服用糖皮质激素类药物造成的，受到遗传影响的概率很低，尤其是比较常见的外源性库欣综合征，是不会遗传的。所以如果患有库欣综合征或父母患有库欣综合征，对于是否会遗传给下一代这个问题不需要太过焦虑，焦虑对身体的影响可能远大于库欣综合征遗传的影响。

（令国兴）

3 如何诊断库欣综合征？

3.1 临床上库欣综合征有哪些早期诊断信号和线索？

库欣综合征的表现多样，熟知其各种症状表现有助于早期发现与诊断。皮肤方面有诸如瘀斑、紫红色条纹、皮肤变薄、皮下脂肪减少、皮肤色素沉着；代谢方面，如进行性向心性肥胖，四肢相对消瘦，满月脸、水牛背等，这是库欣综合征最具特异性的体征之一；库欣综合征儿童几乎都有全身性肥胖和生长迟缓；骨骼肌肉系统出现近端肌萎缩和无力、骨质疏松症；精神心理方面，一部分表现为失眠、抑郁、焦虑，一部分表现为欣快、躁狂；生殖系统方面，库欣综合征女性患者表现为月经失调、闭经等。这些症状表现都有助于库欣综合征的早期诊断和发现。

（令国兴）

3.2 库欣综合征患者需要接受哪些检查和监测？如何诊断？

库欣综合征的诊断包括定性诊断及病因诊断。定性诊断即明确高皮质醇血症的诊断，如果患者临床表现为向心性肥胖、紫纹、糖尿病、高血压等，应首先建立初步诊断，继而行筛选检查：24 小时尿游离皮质醇；小剂量地塞米松抑制试验；血皮质醇昼夜节律测定；午夜唾液皮质醇水平测定。这 4 项筛选检查方法中，前 3 项是较为传统的检查方法。库欣综合征的病因诊断方法包括生化检测和影像学检查。生化检测方法包括血浆 ACTH 测定、大剂量地塞米松抑制试验、CRH 刺激试验、去氨加压素刺激试验、双侧选择性岩下窦采血测定 ACTH 等；影像学检查包括 CT、MRI 及核素显像。

（令国兴）

4 库欣综合征如何治疗？

4.1 库欣综合征有哪些常规治疗？

一般来说，首选手术切除治疗。对于明确垂体腺瘤的库欣病患者，应首选经蝶入路行腺瘤切除术。对于肾上腺腺瘤引起的库欣综合征，亦可通过手术摘除治疗。药物治疗可以降低血清生长激素水平，控制病情的发展，缓解症状，提高患者的生活质量。药物包括神经调节剂（如赛庚啶、溴隐亭、生长抑素受体类似物），皮质醇合成抑制剂（如美替拉酮、氨鲁米特等）、米托坦、酮康唑、米非司酮；此外，对于 ACTH 依赖性库欣综合征患者，当不能手术或手术失败时，可进行垂体放疗。

（孙超凡）

4.2 库欣综合征在哪些情况下可以保守治疗？

库欣综合征是一种复杂的疾病，其治疗方式取决于不同的病因和病情。通常情况下，保守治疗主要适用于由药物引起的病例，如长期使用糖皮质激素、医源性皮质醇增多等，可以通过停用糖皮质激素、调整治疗方案等措施来去除病因。而对于一些由于其他健康问题不能接受手术的患者，以及一些年龄较大、伴有其他严重疾病或手术风险较高的患者，保守治疗也会被优先考虑。此外，对于一些症状不太严重（如垂体瘤较小且生长缓慢，没有压迫周围组织和出现明显的神经功能障碍）或者已经得到有效控制的患者，可以通过药物治疗来维持症状的稳定。在确定保守治疗方案时，医生会根据患者的具体情况制订个性化的治疗计划。需要强调的是，即使选择了保守治疗，患者仍需要定期复查和监测，确保病情得到有效控制，避免病情恶化。

（孙超凡）

4.3 库欣综合征在哪些情况下可以手术治疗？

对于垂体或肾上腺腺瘤明显，特别是肿瘤较大且导致过度分泌的患者，手术治疗可能是必要的；患者经过一段时间的药物治疗后症状仍未得到有效控制，手术切除可能是更好的选择；年轻患者或健康状况适宜的患者，手术可以更彻底地去除肿瘤，从而降低疾病复发的风险；患者如果同时伴有其他垂体功能异常或垂体瘤引起视神经受压等情况，手术治疗可能是更好的选择；在考虑手术治疗时，医生会根据具体情况评估手术的风险和受益，进而制订个性化的治疗方案。

（孙超凡）

4.4 中医在治疗库欣综合征中扮演什么角色？

中医在治疗库欣综合征中主要起辅助治疗的作用。中医治疗本病的主要目标是调整患者的整体健康状况，平衡体内阴阳，从而减轻患者症状及提高生活质量。治疗方面，主要针对长期应用超生理剂量的糖皮质激素引起的库欣综合征较为有效。中医学认为激素具有阳热之性，久用可耗气伤阴。而长期使用大剂量激素还可影响气血津液运行，导致湿热黏滞，瘀血内阻。因此，此类患者中医辨证多属阴虚阳亢，湿热内蕴，脉络瘀滞证。治以滋阴潜阳，清热化湿，佐以活血化瘀。临床上常用知柏地黄汤加减，组方：知母、黄柏、生地黄、牡丹皮、丹参、玄参、龟甲、茯苓、泽泻等；中医还可根据患者的体质特点和病情表现，通过饮食及药物调理等达到阴阳平衡、气血调和的目的。此外，一些外治法，如耳穴压丸等对库欣综合征也有一定的辅助治疗作用，临床上常选取肾、脑垂体、肾上腺、内分泌、丘脑等耳穴进行治疗，可以通过调节机体垂体-肾上腺皮质系统，促使其功能趋于正常。

（孙超凡）

5 库欣综合征患者如何自我管理？

5.1 库欣综合征患者在日常生活中应注意些什么？

患者应养成良好的生活习惯，作息时间规律，避免过度劳累。此外，患者还应注意情绪调节，保持心情愉快，减轻心理压力；日常重视饮食调理，以低钠、高钾、高蛋白及低热量饮食为主，注意营养搭配，合理膳食。此外，患者若有糖代谢障碍、蛋白质代谢障碍，还应注意合理搭配营养，补充维生素等；患者易发生各类感染，因此日常生活中应注意减少感染机会，及时接种疫苗以预防感染；注意本病导致的各种并发症，如糖尿病、高血压、低钾血症、感染、血脂异常、骨质疏松症等，及时进行检查和治疗；患者在服药过程中应遵医嘱足量、足疗程用药，不可私自停药或增减药量，避免疾病进展或产生不良影响。同时要注意酮康唑、米非司酮、激素等药物的不良反应，如有不适立即就诊；防止外伤、骨折等导致病情诱发或加重的因素；保持皮肤、衣着等的清洁卫生，避免感染。长期卧床者，还要注意勤翻身，防止压疮形成。

（孙超凡）

5.2　库欣综合征患者需要终身服药吗？

对于大多数库欣综合征患者来说，可能需要终身服药。因为库欣综合征是一种慢性疾病，需要长期治疗来控制症状并维持身体健康。通常对于双侧肾上腺大部切除或全部切除的患者，需要长期或终身激素替代治疗。而对于一些病情较轻的患者，在接受一段时间的药物治疗后，可以逐渐减少药物剂量或停药，但是需要在专科医生的指导下进行，以确保患者的病情得到控制并避免复发。总之，库欣综合征患者需要根据医生的建议进行治疗方案的调整和管理。

（孙超凡）

5.3　库欣综合征预后如何？

库欣综合征的预后可因多种因素而异，包括病因、病情严重程度、患者的年龄及整体状况和是否及时治疗等。①病因：如果库欣综合征是由肿瘤引起的，预后取决于肿瘤的类型、大小和恶性程度。良性肿瘤预后通常较好，而恶性肿瘤预后较差。对于良性肾上腺肿瘤引起的库欣综合征，手术切除肿瘤预后较好，但需要定期进行检查。对于恶性肿瘤（如肾上腺皮质癌）引起的库欣综合征，需要根据病情选择不同的治疗方法，如药物治疗、放疗、手术治疗等，同时关注患者的身体状况和营养状况。②治疗：及时进行适当的治疗对改善预后非常重要。一般早期经积极有效治疗后，病情可在数个月后逐渐好转。如病程已久，机体已出现不可逆的损害，则较难恢复，预后不佳。③年龄和整体健康状况：年轻且身体健康的患者因更能够承受治疗的副作用通常预后较好。④并发症：库欣综合征可出现一系列并发症，如高血压、糖尿病、骨质疏松症等，并发症的存在也会对预后产生一定影响。

（孙超凡）

5.4 库欣综合征可能有哪些并发症？

库欣综合征可能出现的并发症有以下几种。①心血管疾病，患者易并发高血压和低钾血症，日久易发心力衰竭、扩张型心肌病等心血管疾病；②骨质疏松症，患者容易出现骨质疏松症，甚至骨折等；③感染，过量的皮质醇会抑制免疫系统的功能，增加感染风险，以肺部感染多见；④血栓栓塞，库欣综合征中的高凝状态可导致血栓栓塞事件的风险增加；⑤糖尿病：患者可出现胰岛素抵抗，继而引发糖尿病；⑥心理和精神障碍，库欣综合征患者常伴有情绪不稳定、抑郁、焦虑等心理和精神障碍；⑦不孕。

（孙超凡）

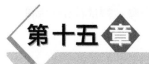

第十五章

原发性醛固酮增多症

1 如何认识原发性醛固酮增多症？

1.1 原发性醛固酮增多症的定义是什么？

醛固酮是由肾上腺皮质球状带分泌的激素，通过作用于肾脏的远曲小管和集合管增加水和钠的重吸收。醛固酮与肾素、血管紧张素共同构成肾素-血管紧张素-醛固酮系统，该系统是重要的内分泌系统，当血压降低或者血钠降低时，肾素首先接到信号促进血管紧张素生成，接着血管紧张素收缩血管同时促进醛固酮生成，最后醛固酮保钠保水，它们共同作用来维持机体的血容量、血压、水盐平衡。

原发性醛固酮增多症简称原醛症，顾名思义就是体内的醛固酮过量产生，不同于肾上腺外因素对肾上腺皮质球状带的刺激引起的继发性醛固酮增多症，原发性醛固酮增多症是肾上腺皮质自主分泌过量的醛固酮，导致体内水钠潴留、排钾增多、肾素-血管紧张素系统活性受到抑制，主要临床表现为高血压伴低钾血症。

（艾菲拉·艾克帕尔）

1.2 中医如何认识原发性醛固酮增多症？

原发性醛固酮增多症属于中医"肝风""眩晕""痿证"等范畴，以头晕、乏力为主要表现。中医认为原醛症病位主要在肝，与脾、肾密切相关，以阴虚为本，阳亢为标，病理基础为肝肾不足，脾气亏虚，时有兼夹痰、湿、血瘀、气虚，其主要病机为上实下虚。

中医治疗原发性醛固酮增多症需通过望闻问切四诊合参，辨证论治，同时结合针刺疗法、艾灸疗法、推拿按摩综合治疗。

（艾菲拉·艾克帕尔）

1.3 原发性醛固酮增多症是如何产生的？

原发性醛固酮增多症的产生是由于肾上腺皮质自主分泌过量的醛固酮，也就是说本来肾上腺皮质球状带分泌醛固酮是需要听从指挥的，如在血压低、血钠低时分泌醛固酮，现在它不听指挥，不管是否需要，都"发疯"似的分泌醛固酮，导致醛固酮越来越多。引起肾上腺皮质"发疯"的原因主要包括原发性肾上腺皮质增生、分泌醛固酮的肾上腺皮质癌、醛固酮瘤、特发性醛固酮增多症、家族性醛固酮增多症、异位醛固酮分泌瘤或癌。

（艾菲拉·艾克帕尔）

2 原发性醛固酮增多症如何诊断？

2.1 哪些人群需要筛查是否得了原发性醛固酮增多症？

原发性醛固酮增多症最典型的表现是高血压、低钾血症，但近年来发现，只有9%~37%的原发性醛固酮增多症患者存在低钾血症，所以低钾血症已不能作为筛查原发性醛固酮增多症的良好指标。

目前指南建议对以下八类患者进行原发性醛固酮增多症的筛查：①持续性高血压（血压>150/100mmHg）患者；②使用包括利尿剂在内的3种常规降压药仍然无法控制血压（血压>140/90mmHg）的患者；③使用≥4种降压药才能控制血压（血压<140/90mmHg）的患者及新诊断的高血压患者；④高血压合并自发性或利尿剂所致的低钾血症患者；⑤高血压合并肾上腺意外瘤患者；⑥早发性高血压

家族史或早发（<40岁）脑血管意外家族史的高血压患者；⑦原发性醛固酮增多症患者中存在高血压的一级亲属；⑧高血压合并阻塞性呼吸睡眠暂停的患者。

如果符合上述筛查标准，一定要去医院内分泌科完善专科检查以明确诊断，如果没有达到筛查标准，但有血压高、易乏力、血糖异常等表现也需要去完善专科检查以防漏诊误诊，延误病情。

（艾菲拉·艾克帕尔）

2.2　如何判断自己是否得了原发性醛固酮增多症？

原发性醛固酮增多症的筛查需要先检测患者血液中的肾素和醛固酮水平，再根据二者的比值进一步完善原醛症确诊试验。由于降压药物会影响血液中的肾素和醛固酮水平，所以如果是未接受降压治疗的高血压患者，可以直接检测血浆醛固酮与肾素比值；但如果正在接受降压治疗，需要停用有关药物2～4周后检测血浆醛固酮与肾素比值；如果无法停用降压药物，可换用对血浆醛固酮与肾素比值检测影响较小的降压药物，同样于2～4周后再检测血浆醛固酮与肾素比值，若该比值为阳性则需要完善原醛症确诊试验（静脉生理盐水滴注试验或卡托普利试验），若该试验仍为阳性则可确诊原发性醛固酮增多症，需要进一步完善相关检查以明确分型、定侧诊断（肾上腺CT、双侧肾上腺静脉采血检测），并进行针对性治疗。需要注意的是筛查流程必须在专科医生的指导下完成，尤其是停药、更换药物需要由专科医生评估后，严格遵医嘱执行，不可自行判断。

（艾菲拉·艾克帕尔）

2.3　如何判断自己属于哪种类型的原发性醛固酮增多症？

原发性醛固酮增多症根据病因不同分为六种类型，即醛固酮腺瘤、特发性醛固酮增多症、原发性肾上腺皮质增生、家族性醛固酮增多症、分泌醛固酮的肾上腺皮质癌及异位醛固酮分泌瘤，在确诊原醛症后，专科医生会开具相关检查并结合生化指标、影像学表现及双侧肾上腺静脉采血结果进行综合分析完成分型和定侧诊断。

一般来讲上述六种类型的原醛症患者都会表现为不同程度的高血压、低钾血症，需要借助薄层肾上腺 CT 及双侧肾上腺静脉采血检测区分由于双侧肾上腺静脉采血存在一定的技术难度，近期也有研究报道采用体位试验、18-羟皮质酮检测、^{11}C-美托咪酯-PET/CT、地塞米松联合促肾上腺皮质激素兴奋试验、Küpers 评分体系及相关模型等无创的替代方法进行原发性醛固酮增多症分型，如果怀疑是家族性醛固酮增多症，则需要完善基因筛查。

（艾菲拉·艾克帕尔）

2.4 原发性醛固酮增多症患者为什么会出现血压、血糖升高？

原发性醛固酮增多症患者由于肾上腺皮质自主分泌过量的醛固酮，导致身体对钠、水的重吸收增多，引起血容量增多，导致血压升高，同时高醛固酮会抑制肾素-血管紧张素系统活性，使醛固酮的过量分泌得不到制约。不同于原发性高血压，原醛症患者血管弹性没有问题，所以常规扩张血管、利尿等降压药无法控制血压，多表现为顽固性高血压，需要针对醛固酮增多的原因进行治疗。原醛症患者失钾可抑制胰岛素的释放，引起胰岛 B 细胞释放胰岛素减少，或降低胰岛素的敏感性，引起胰岛素抵抗，故有半数患者可能会出现糖耐量减低，出现空腹血糖或餐后血糖升高，不过一般情况下不会引起继发性糖尿病。所以，原醛症患者平时除了监测血压外，还需要定期监测血糖，若出现血糖异常，也不要过度紧张，切不可过早给自己戴上"糖尿病"的帽子，经过治疗血糖是极可能会恢复正常的。

（艾菲拉·艾克帕尔 李奥杰）

2.5 原发性醛固酮增多症患者为什么会出现乏力？

原发性醛固酮增多症患者远端肾小管重吸收 Na^+增加，而过度分泌和排泄 K^+，引起人体血钠升高、血钾降低及尿钾升高。血钾有维持神经肌肉应激性和正常功能的作用，如果人体内血钾偏低，会使神经肌肉兴奋性降低而出现肌无力或周期性瘫痪，可能会引起手足乏力、疲劳等，严重时引起四肢无力、呼吸困难，甚至危及生命。如果症状不明显，缺钾不严重，可以先从饮食中补钾，进食含钾丰富的食物，如香蕉、橘子、土豆、萝卜、豆类食物等，再到医院专科就诊。

（李奥杰）

3　原发性醛固酮增多症如何治疗？

3.1　原发性醛固酮增多症的治疗方法有哪些？

原醛症的治疗方案取决于疾病发生的病因和患者对药物的反应，治疗上以控制血压、纠正低钾血症、减少高血压对心、脑、肾等靶器官的损害为治疗目标，主要治疗方法包括药物治疗及手术治疗。单侧肾上腺病变患者，一般采用腹腔镜行单侧肾上腺切除术；如果患者无法手术或者患者拒绝手术治疗，以及双侧肾上腺病变，一般予以盐皮质激素受体拮抗剂治疗；特发性醛固酮增多症首选药物治疗，其中螺内酯为一线用药，依普利酮为二线用药；糖皮质激素可抑制性醛固酮增多症也首选药物治疗，一般建议首选小剂量糖皮质激素治疗；对于分泌醛固酮的肾上腺皮质癌，则应尽早手术切除原发肿瘤，有转移灶的还应及早清除转移灶，做到"除恶务尽"，避免"死灰复燃"。

（李奥杰）

3.2　原发性醛固酮增多症的治疗药物有哪些？

原发性醛固酮增多症的治疗药物有醛固酮拮抗剂（如螺内酯）、糖皮质激素（如地塞米松、泼尼松）、阿米洛利和氨苯蝶啶、钙通道阻滞剂（如硝苯地平、氨氯地平）、血管紧张素转换酶抑制剂（如卡托普利、依那普利）、赛庚啶、地塞米松、阻断醛固酮合成药（如酮康唑）等。原发性醛固酮增多症如果能及早诊治，大多患者可以获得良效，不过对于首选药物治疗的患者，一定要经过内分泌专科医生的综合评估选择用药，且用药期间不可擅自停服或换药，规律监测血压，定期监测血钾和肾功能。

（李奥杰）

3.3 原发性醛固酮增多症应何时选择手术治疗？

醛固酮瘤及原发性肾上腺皮质增生患者首选腹腔镜下单侧肾上腺切除术，选择腹腔镜下手术是因为腹腔镜技术与开腹手术相比可以减少术后并发症，并且可缩短住院日；单侧肾上腺切除术则是因为通过目前检查可判断单侧肾上腺醛固酮高分泌，但是不能定位是肾上腺的哪一部分发生病变，如果只是肾上腺部分切除，会有残留病灶的风险。另外，肾上腺皮质癌则应尽早切除原发肿瘤；已有局部转移的患者，除尽可能切除原发病灶以外，还应切除转移灶。对于有手术指征且没有手术禁忌证的患者，建议尽早手术治疗，如果"当断不断"，则会"反受其乱"。

（李奥杰）

3.4 中医如何治疗原发性醛固酮增多症？

中医学虽无原醛症的概念，但是却因患者有头痛、眩晕、肌肉麻痹、震颤、肢软腰痛等临床表现，将其归属于"眩晕""肝风""痿痹"等范畴，主要病变在肝，而病根于肾。治疗上需辨明标本虚实，中西医结合各取所长，辨病与辨证相结合，根据患者具体病情拟定个性化治疗方案。如对于醛固酮瘤患者，手术治疗后可发挥中医特色优势，从患者的整体情况出发考虑，抓住病机，辨证论治，纠正人体阴阳平衡，减轻患者的症状，提高患者生活质量，还可针药并施，内服外治相结合，予以针灸、耳穴压丸、推拿按摩、穴位注射等治疗，同时进行生活调摄。

（李奥杰）

4　原发性醛固酮增多症患者如何自我管理？

4.1　原发性醛固酮增多症患者日常生活中应该注意什么？

原发性醛固酮增多症患者日常生活中应注意保持情绪调畅，避免过度紧张劳累，加强体育锻炼，如练习八段锦、太极拳、五禽戏，扶助人体正气，增强机体免疫功能和对疾病的抵抗力，所谓"正气存内，邪不可干"，同时避免剧烈体力活动及高空作业。在饮食上，应进食含钾量丰富的食物，如莲子、花生米、蘑菇、紫菜、海带、豆类食物、香蕉、橘子等，同时适当限制食盐摄入，补充蛋白质和维生素。但是值得注意的是，对于手术治疗的患者，因为对侧肾上腺抑制未被解除，在手术后前几周应增加钠盐的摄入。

（李奥杰）

4.2　原发性醛固酮增多症患者应该定期检测哪些指标？

对于药物治疗的患者，治疗期间不能擅自停药或换药，并且需要定期复查血钾、肾功能，注意监测血压，关注服用药物后有无不良反应，定期评估与高血压相关的心、脑、肾等靶器官损害的情况，若病情变化应该及时就医。对于手术治疗的患者，手术后应定期监测血压，复查电解质、肾功能、糖脂代谢、肾上腺皮质功能、骨代谢等，术后半年评估血压、血钾、肾素、醛固酮等，每年复查肾上腺 CT、尿蛋白、心脏超声、颈动脉超声等。

（李奥杰）

4.3　原发性醛固酮增多症患者什么情况下需要紧急就诊？

原发性醛固酮增多症患者存在高血压急症风险，可能出现短时间内血压急剧升高，超过 180/120mmHg，还可能引发靶器官损害的情况，出现心脑血管急性并发症或肾脏损害，如果生活中出现头晕头胀、剧烈头痛、恶心、呕吐、视物模糊、烦躁、肢体活动不利、饮水呛咳、胸痛、心悸、呼吸困难等不适，需要谨慎对待，及时医院急诊。另外，长期血压控制不佳还可能引起冠状动脉瘤/主动脉夹层动脉瘤，如果突然出现前胸后背剧痛、呼吸困难、咳嗽等，是非常凶险的，要及时急诊就诊，紧急治疗。原发性醛固酮增多症患者还会出现低钾血症，可能导致四肢瘫痪、心律失常、呼吸肌麻痹、精神异常、心搏骤停等，如果出现乏力、四肢瘫痪、心慌、呼吸困难、倦怠、嗜睡、神志改变等症状，也应格外警惕，紧急就诊。

（李奥杰）

4.4 原发性醛固酮增多症患者的预后如何？

原发性醛固酮增多症患者如果能及早诊治，大多数预后良好。原发性醛固酮增多症引起的高血压属于继发性高血压，可以被完全治愈，早期治疗效果较好，一般不会遗留高血压并发症。糖皮质激素可抑制性醛固酮增多症使用糖皮质激素治疗效果明显，醛固酮瘤手术切除效果较好。但如果没有治疗或者治疗不及时，可能会出现急性心脑血管事件、心力衰竭、肾功能不全等高血压并发症，有时甚至会出现主动脉瘤和动脉瘤破裂出血，危及生命。另外，原醛症患者多血钾偏低，如果不及时纠正，长期的低钾血症可能导致生长发育迟缓及心肾功能障碍。如果怀疑患有原发性醛固酮增多症，一定要及时到医院诊断，根据具体病情选择最合适的治疗方案，减少疾病对人体的损害。

（李奥杰）

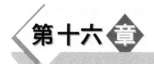

原发性肾上腺皮质功能减退症

1 如何认识原发性肾上腺皮质功能减退症？

1.1 肾上腺皮质激素有哪些，分别有什么作用？

肾上腺皮质激素是维持生命的重要激素，按其生理作用特点可分为盐皮质激素和糖皮质激素，前者主要调节机体水、盐代谢和维持电解质平衡；后者主要与糖、脂肪、蛋白质代谢和生长发育等有关。盐皮质激素基本无临床使用价值，而糖皮质激素在临床上具有极为重要的价值。临床常用激素类药物有氢化可的松、醋酸地塞米松、地塞米松磷酸钠和曲安奈德等。肾上腺皮质由外到内分三带：球状带、束状带、网状带，分别分泌盐皮质激素、糖皮质激素、性激素。

（付红媛）

1.2 什么是原发性肾上腺皮质功能减退症？

原发性肾上腺皮质功能减退症又称 Addison 病，是一种由肾上腺皮质功能低下引起的全身性疾病。这种病症可能表现为皮肤及黏膜色素沉着、全身乏力等症状，血压也可能会降低。患者通常还会出现胃肠道症状，如食欲减退、恶心呕吐、便秘等，心血管系统也可能受累，如出现直立性低血压、低血糖、眩晕等症状。此外，还可能出现低血钠、低血氯及高血钾等症状。

原发性肾上腺皮质功能减退症可能由自身免疫损伤或抗利尿激素缺乏或肾上腺激素受体缺陷等原因引起。这种病症在女性中更为常见，尤其是育龄期妇女。

如果出现上述症状，需要及时就诊，在医生的指导下进行治疗。常见的治疗方式包括使用糖皮质激素，如氢化可的松、地塞米松等。此外，患者在日常生活中也应注意饮食调理，适量食用富含优质蛋白质的食物，如牛奶、鸡蛋、瘦肉等，并增加摄入富含维生素的食物，如新鲜的水果和蔬菜。

（付红嫒）

1.3 中医如何认识原发性肾上腺皮质功能减退症？

肾上腺皮质功能减退的症状表现与中医学中的虚劳病类似，辨证多属于肾阳虚证、肾气虚证、脾肾阳虚证、心气虚证。

在病因病机中，一是由于先后天失和，喂养及其营养不良等因素造成体质虚弱，易受外邪侵袭，气血虚弱，脏腑功能低弱。二是忧思抑郁，劳伤过度，房劳伤肾等造成心神失养，肾气虚弱。三是饮食不节，饥饱失常或嗜酒过度造成脾胃不和，日久消瘦纳差，痰瘀互结，气虚阳弱。四是久病气耗血虚，或重病气虚邪盛，或外伤受创造成不可逆损伤，正气亏损难复等都使精血耗伤，因损致虚，因虚致瘀，逐渐发展成痼疾。总之，本病的主要病机为脏腑功能减退、气虚阳弱日久而成。病理过程中各种病因直接或者间接引发肾精气血的亏损，继而五脏六腑精气血津液的消耗，导致正气不复，慢性迁延。

中医可选择中药、针灸、饮食调节等治疗方式。

（付红嫒）

2 原发性肾上腺皮质功能减退症是如何发生的？

2.1 原发性肾上腺皮质功能减退症发生的原因有哪些？

原发性肾上腺皮质功能减退症产生的根本原因是双侧肾上腺皮质萎缩。引起肾上腺皮质萎缩的常见原因如下。

（1）感染：最常见的是肾上腺结核，可以先出现其他部位，如肠道的结核病灶，肾上腺感染后，呈现出肉芽肿或干酪样坏死病，继而出现纤维化病变。

（2）自身免疫性肾上腺炎：表现为双侧肾上腺皮质被毁，出现纤维化，伴有淋巴细胞、浆细胞的浸润，大部分患者血中可以检查出肾上腺的自身抗体，半数患者伴有其他器官的特异性表现。

（3）其他疾病引起：如恶性肿瘤转移、淋巴瘤、白血病浸润等。

以上原因破坏肾上腺组织，导致肾上腺皮质激素分泌不足，特别是糖皮质激素分泌不足，从而导致肾上腺皮质功能减退。

（付红媛）

2.2 原发性肾上腺皮质功能减退症会遗传吗？

本病患者以中青年为多，大多年龄在 20～50 岁，患病率无性别差异，但是原因不明者以女性较多，儿童较少见。原发性肾上腺皮质功能减退症会有遗传倾向。新生儿或者儿童期间发病的多与遗传因素有关，且有相关研究发现患儿在青春期发育过程中有不同程度的发育不良，但是无明显家族遗传的青春期发育前儿童发病与基因突变有关。

目前认为原发性肾上腺皮质功能减退症主要病因为自身免疫损害、肾上腺组织被毁或发育不良、糖皮质激素合成酶缺陷或糖皮质激素抵抗。在发达国家，自身免疫为首要病因。在我国，肾上腺结核仍为原发性肾上腺皮质功能减退症的主要病因之一，其多由血行播散所致，常伴有肾上腺外结核，如胸腹腔结核和泌尿系结核等。

（付红媛）

2.3 原发性肾上腺皮质功能减退症影响生育吗？

本病对生育可能会有影响：可导致男性性欲减退，睾酮合成障碍，精子生成障碍，畸精率、弱精率升高，影响生育；导致女性肾上腺皮质激素水平低，容易引起月经周期节律失调，卵巢功能下降，导致排卵障碍甚至不孕的情况，而且肾上腺皮质激素水平低容易导致低血压、低血糖，衰弱无力，精神状态不佳，食欲减退，甚至营养不良；对于妊娠期妇女，容易导致胎儿营养不良、畸胎流产等情况。另外，相关研究发现患病儿童在青春发育期会有不同程度的性功能减退现象。

（付红媛）

3 原发性肾上腺皮质功能减退症如何诊断？

3.1 原发性肾上腺皮质功能减退症有哪些临床表现？

当出现肾上腺皮质功能减退时，有时肾上腺皮质试验已显示功能偏低，但患者无明显临床症状，只在应激状态中出现症状，这种情况称为隐匿性肾上腺皮质功能减退症。

色素沉着是原发性肾上腺皮质功能减退症的突出体征，可见于躯体暴露及非暴露部位，浅者呈棕黑色、棕褐色、古铜色，深者色如焦炭。患者通常会有乏力的症状，表现为早晨轻、晚上重，轻者可以勉强坚持工作，重者则需卧床休息。此外，患者还可能出现循环系统症状，如头昏眼花、血压降低、心音低钝等。原发性肾上腺皮质功能减退症可能还有其他症状，如消化系统症状（如食欲缺乏、恶心、腹胀、腹痛等）、心血管系统症状（如直立性低血压、低血糖、眩晕、昏厥等），以及低血钠、低血氯及高血钾等。严重时出现脱水、休克、昏迷等威胁生命的情况。

（付红媛）

3.2 原发性肾上腺皮质功能减退症常见的并发症有哪些？

原发性肾上腺皮质功能减退症常见的并发症如下。

（1）糖尿病：肾上腺皮质功能减退可能导致体内激素分泌异常，包括胰岛素分泌不足，从而影响血糖的代谢，导致糖尿病。

（2）低钠血症：Na^+水平 $125\sim130mmol/L$ 时，表现为胃肠道症状，如恶心、呕吐等，当 Na^+ 水平降至 $125mmol/L$ 以下时，易发生脑水肿，表现为头痛、嗜睡、肌肉痛性痉挛等。

（3）恶性贫血：多表现为乏力、头昏、失眠、注意力不集中等，最突出的表现为面色苍白。

其他常见的如性腺功能不足、免疫力低下、感染、代谢紊乱等疾病。

（付红媛）

3.3　原发性肾上腺皮质功能减退症会引起高血压吗？

大部分原发性肾上腺皮质功能减退症患者会出现低血压状态，一般不会引起高血压。但是有小部分患者在应激状态下，肾上腺皮质激素水平短暂性增高，会引起暂时性高血压。还有一些患者出现高血压状态与长期用药有关，如口服能提升肾上腺皮质功能的药物，用药过程中不注意用量及相关事项就可能会导致血压急速上升，严重时还可能会引起其他并发症，如低血钾、肌无力等。故治疗原发性肾上腺皮质功能减退症，需要定期复查监测指标，由临床专业医师调整用药。

（付红媛）

3.4　原发性肾上腺皮质功能减退症色素沉着的特点是什么？

色素沉着分为两类，一类是皮肤色素沉着，多分布在皮肤暴露或者摩擦处，以及乳晕或者瘢痕处；一类是黏膜色素沉着，多分布在口腔黏膜，如牙龈、舌侧或颊黏膜等。因为激素分泌受下丘脑-垂体-肾上腺轴的调节，当肾上腺分泌的激素减少时，相应的上游激素就会反馈性增多，刺激下游激素分泌增加，如同战争时期不同级别的指挥部，当前线作战的士兵数量减少时，上级指挥部会发出增援信号，如果后备力量出现缺损，即使增援信号很强，前线士兵数量还是无法得到补充，由此出现过强的增援信号会对其他指挥部造成不同程度干扰，对应在人体就会出现不同的躯体症状。肾上腺皮质激素的上源激素是垂体分泌的促肾上腺皮质激素和促黑激素，后者会增加黑色素的生成和扩散，从而在皮肤和黏膜出现色素沉着。

（袁宇莲）

3.5 原发性与继发性肾上腺皮质功能减退症有什么区别？

肾上腺皮质功能减退症的本质是皮质醇减少症，可以分为急性和慢性、原发性和继发性。

原发性肾上腺皮质功能减退症指的是病灶在肾上腺本身的疾病，如肾上腺结核、真菌感染、巨细胞病毒感染、自身免疫性肾上腺炎、严重脑膜炎球菌感染、恶性肿瘤转移、败血症、艾滋病等引起肾上腺功能减退等。

继发性肾上腺皮质功能减退症是指下丘脑-垂体激素释放异常诱发的肾上腺功能减退，下丘脑-垂体激素释放异常的原因包括下丘脑-垂体的肿瘤、外源性糖皮质激素摄入过多引起的下丘脑或垂体功能的抑制、长期口服避孕药或免疫抑制剂等。大多数继发性肾上腺皮质功能不足是由垂体破坏所致，因而蝶鞍 CT 或 MRI 有助于排除肿瘤和萎缩，原发性肾上腺疾病患者血浆促肾上腺激素水平增高（≥50pg/ml），垂体衰竭或单一促肾上腺激素缺乏患者促肾上腺激素水平低。

（袁宇莲）

4 原发性肾上腺皮质功能减退症患者如何治疗及自我管理？

4.1 如何早期预防原发性肾上腺皮质功能减退症？

原发性肾上腺皮质功能减退症的根本原因是多种因素导致的双侧肾上腺皮质萎缩，使肾上腺皮质激素分泌不足，特别是糖皮质激素分泌不足，从而导致肾上腺皮质功能减退。目前已知的常见病因有感染，最常见的是肾上腺结核；自身免疫性肾上腺炎；其他疾病，如恶性肿瘤转移、淋巴瘤、白血病细胞浸润等。

因此，一方面需要预防感染，提高免疫抵抗力，降低真菌感染、病毒感染等的发生率；另一方面要注意日常生活中对糖皮质激素的使用，很多人滴含激素的眼药水，或者涂抹含激素的软膏，长期大量使用也可能会经皮或黏膜吸收，从而引起继发的肾上腺皮质功能减退，所以要注意合理使用激素，合理减量和制订合理的疗程。

（袁宇莲）

4.2　原发性肾上腺皮质功能减退症患者有哪些需要注意的事项？

（1）合理安排饮食：肾上腺皮质功能减退患者平时的盐分摄入要充足，每日保持 8～10g，如果有大量腹泻、出汗症状，食盐的摄入量还要增加，具体的饮食方法可以遵循医生的建议。

（2）正确运动锻炼：患者如果发生肾上腺危象，须绝对卧床休息。如果病情处在稳定状态，可以选择瑜伽、慢跑、散步等方式锻炼身体，但要避免剧烈运动。

（3）观察病情变化：患者平时要经常称体重，观察是否有恶心、呕吐、头晕、食欲缺乏等现象，还需要监测血糖及血压，以便及时发现低血糖或低血压。

（4）定期复查：肾上腺皮质功能减退患者每年至少复查一次，主要检测电解质、血压及体重。如果是自身免疫性肾上腺功能减退症，还需要做甲状腺抗体检测、甲状腺功能检测，每 3～5 年进行一次骨密度测定。另外，不同病因的患者，每次复查需要做的检查项目不同，肾上腺结核患者开始进行抗结核治疗后，每 3～6 个月复查一次肾上腺 CT 及红细胞沉降率（简称血沉），而肺癌肾上腺转移患者手术后，每 3～12 个月需要进行一次胸部 CT 检查。

（袁宇莲）

4.3 原发性肾上腺皮质功能减退症必须激素治疗吗?

原发性肾上腺皮质功能减退症最常见的原因是感染导致肾上腺出现上皮样肉芽肿或干酪样坏死,进而出现纤维化或钙化,这种病变往往是不可逆的,因此出现了肾上腺皮质激素分泌不足,所以基础治疗是激素治疗,包括自身免疫性肾上腺炎,因为免疫因素导致肾上腺组织的破坏,也是以激素治疗为主。通俗意义上的激素多指糖皮质激素,而肾上腺皮质激素也包含盐皮质激素,盐皮质激素是控制水钠潴留的,这部分功能可以通过补充钠盐替代。

(袁宇莲)

4.4 激素治疗原发性肾上腺皮质功能减退症需要终身服药吗?

如果是肾上腺不可逆的永久损坏,如肾上腺坏死、肾上腺切除等情况,那么理论上需要患者终身服用激素治疗,通过外源性激素补充机体必备的肾上腺皮质激素。肾上腺皮质功能不全的患者需要长期的糖皮质激素替代治疗,在患者病情稳定后,寻找导致肾上腺皮质功能障碍的原因,以便进行针对性的治疗。内分泌科的治疗多数为替代治疗,如对于原发性肾上腺皮质功能减退症的患者,给予糖皮质激素的长期替代治疗,同时根据不同的症状体征等进行适合的对症处理。而有一部分患者的发病也与过度使用激素有关,因此选择合适的激素替代治疗方案非常重要。

(袁宇莲)

4.5 中医如何治疗原发性肾上腺皮质功能减退症?

原发性肾上腺皮质功能减退症会有不同的症状表现,但究其根源在肾,中医的肾不仅包含肾脏这个器官,还包含肾上腺这种激素分泌的腺体,以及与生殖有关的生命活动。中医治疗本病以补益肾气,兼活血散瘀为基本治则,五脏虚损者,或益肾养心或温补脾肾,或滋养肝肾,随证治之。当出现危象时,需中西医结合抢救。为加快药物吸收和改善肾血流，增加肾上腺皮质血供氧供，以改善其萎缩或破坏程度，可于方药中加入适度活血化瘀药物，以提高疗效。

　　当肾上腺皮质功能减退时，患者出现虚弱、疲劳、厌食、腹泻等功能减退症状，属于中医虚证范畴，虚劳主要是由先天性或后天性营养缺乏引起，其治疗主要以补气、养血、养阴、温阳为主，辨证施治。

（袁宇莲）

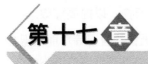

第十七章

嗜铬细胞瘤

1 如何认识嗜铬细胞瘤?

1.1 什么是嗜铬细胞瘤?

嗜铬细胞瘤起源于肾上腺髓质、交感神经节或其他部分的嗜铬组织,持续或间断地释放大量儿茶酚胺,这种物质对心血管系统影响最为明显,可导致其他多个器官的功能及代谢紊乱,引起阵发性恶性高血压伴随的头痛、心悸、汗出等症状,称为"嗜铬细胞瘤三联征"。本病多发于 20～50 岁人群,患者多黑瘦,约有10%的恶性可能。血压可表现为阵发性收缩压 200～300mmHg 的极高压,舒张压也可高达 130～180mmHg,或持续性高血压,或高血压与低血压交替出现,进而出现休克等。儿茶酚胺对心肌损伤明显,严重者可出现心肌病伴心律失常,若出现心肌坏死,可进一步诱发心力衰竭。

（袁宇莲）

1.2 嗜铬细胞瘤如何分类?

嗜铬细胞瘤是一种罕见的神经内分泌肿瘤,通常发生在肾上腺或其他部位的嗜铬细胞组织中。根据肿瘤的发生部位和性质,嗜铬细胞瘤可以分为不同种类。

（1）肾上腺髓质细胞瘤:最常见的嗜铬细胞瘤类型,发生在肾上腺髓质组织中。

（2）胰腺嗜铬细胞瘤:发生在胰腺的嗜铬细胞瘤,属于胰岛细胞肿瘤的一种。

（3）颈部和胸部嗜铬细胞瘤：发生在颈部和胸部的嗜铬细胞瘤，如颈动脉体瘤。

（4）腹部和盆腔嗜铬细胞瘤：发生在腹部和盆腔的嗜铬细胞瘤，如肾上腺外的腹部嗜铬细胞瘤。

（5）多发性内分泌肿瘤 2A 型（MEN2A）和 2B 型（MEN2B）：均与嗜铬细胞瘤有关，患者可能同时患有甲状腺髓样癌和甲状旁腺肿瘤。

（林宇涵）

1.3　嗜铬细胞瘤都是恶性肿瘤吗？

嗜铬细胞瘤并非都是恶性肿瘤，也可以是良性的。

嗜铬细胞瘤是一种起源于肾上腺的肿瘤，可以分泌儿茶酚胺，引起阵发性高血压、心悸、出汗、头痛等症状。良性嗜铬细胞瘤和恶性嗜铬细胞瘤在组织学特点、肿瘤大小、DNA 倍体等方面存在差异。良性嗜铬细胞瘤多无侵袭性生长，无远处转移，而恶性嗜铬细胞瘤则可能侵犯脉管、淋巴结，甚至转移到肺、骨等远处器官。

大多数嗜铬细胞瘤是良性的，即它们是慢性生长的肿瘤，通常不会扩散到身体其他部位。然而，也有一部分嗜铬细胞瘤是恶性的，即它们具有侵袭性并有可能向身体其他部位扩散，这种情况下患者的预后通常较差。

嗜铬细胞瘤的性质通常需要通过组织活检和影像学检查等手段来确定。一旦确诊，医生会根据肿瘤的性质和患者的情况制订相应的治疗方案。

（林宇涵　冯兴中）

1.4　中医如何认识嗜铬细胞瘤？

中医对嗜铬细胞瘤的认识主要是从症状和病因入手。

首先，中医认为嗜铬细胞瘤的主要症状为高血压、头痛、心悸、胸闷等，这些症状与中医的"眩晕""胸痹"等病症相似。

其次，中医认为嗜铬细胞瘤的病因与肝肾不足、阴虚火旺等因素有关。肾藏精，为先天之本，内藏元阴元阳，为阴阳之宅，水火之府。肾精宜蛰藏而不宜泄露，若禀赋羸弱，劳倦过度，或久病失养，或房劳不节，皆可导致肾精虚耗，肾阴亏损，表现为腰背酸软，疲乏消瘦，潮热多汗，五心烦热，心悸心慌，甚至头痛，视物模糊，焦虑不安等。而一旦受精神刺激，或体位改变的影响，或肿瘤受到挤压、触摸，症状可骤然加重，面色苍白，全身多汗，四肢厥冷。

最后，中医还认为嗜铬细胞瘤可能与情志内伤、饮食不节、禀赋不足等因素有关。例如，长期精神刺激、情绪波动、压力过大等情志因素可能导致肝气郁结，气滞血瘀，从而引发嗜铬细胞瘤；饮食不节、过度劳累等也可能导致脾胃损伤，气血不足，从而引发嗜铬细胞瘤；禀赋不足、遗传因素等也可能与嗜铬细胞瘤的发生有关。

综上所述，中医认为嗜铬细胞瘤可能与肝肾不足、阴虚火旺等因素有关，同时也可能与情志内伤、饮食不节、禀赋不足等因素有关。在治疗方面，中医可以采用辨证施治的方法，根据患者的具体情况进行个体化的治疗。

（林宇涵　冯兴中）

2　嗜铬细胞瘤是如何发生的？

2.1　嗜铬细胞瘤的高发人群有哪些？

嗜铬细胞瘤是一种相对罕见的肿瘤，它可以影响任何年龄的人群，但某些人群可能更容易患上这种疾病。高发人群可能包括以下几类。

（1）有家族史：嗜铬细胞瘤有时与遗传基因突变相关，因此家族中有嗜铬细胞瘤或相关遗传疾病的人群可能更容易患病。

（2）30～50岁人群：嗜铬细胞瘤在成年人中较为常见，尤其是30～50岁人群。

（3）存在其他疾病的患者：某些遗传性疾病（如多发性内分泌肿瘤和神经纤维瘤病）患者患嗜铬细胞瘤的风险会增加。

在实际情况中，嗜铬细胞瘤的发病机制还存在许多未知因素，因此以上只是一般性的高发人群，并不代表所有患者都属于这些人群。若怀疑患有嗜铬细胞瘤，建议寻求专科医生的帮助进行诊断和治疗。

（林宇涵）

2.2　为什么青年群体容易罹患嗜铬细胞瘤？

嗜铬细胞瘤在青年群体中相对较为常见的原因尚不完全清楚，但目前有以下一些可能的解释。

（1）遗传因素：一些遗传性疾病，如多发性内分泌肿瘤和神经纤维瘤病，与嗜铬细胞瘤的发病有关。这些遗传性疾病往往在青年时期就会表现出来，因此青年群体可能更容易受到影响。

（2）生长发育期：嗜铬细胞瘤可能与体内激素水平的变化有关，而青少年正处于生长发育期，体内激素水平波动较大，这可能与嗜铬细胞瘤的发病有关。

（3）遗传突变：一些遗传突变可能导致青年群体更容易患嗜铬细胞瘤，这些突变可能在青年时期就开始对机体产生影响。

（林宇涵）

2.3　嗜铬细胞瘤会遗传吗？

嗜铬细胞瘤可能会具有遗传性。有些嗜铬细胞瘤是由遗传突变引起的，这些遗传突变可能会通过家族遗传的方式传递给后代。遗传性嗜铬细胞瘤通常与多发性内分泌肿瘤和神经纤维瘤病等遗传性疾病相关。

多发性内分泌肿瘤是一组罕见的遗传性疾病，包括多种亚型，患者可能会患有多种内分泌腺瘤，包括甲状腺腺瘤、副甲状腺腺瘤和嗜铬细胞瘤等。另外，神经纤维瘤病患者也有较高的嗜铬细胞瘤发病风险。

如果家族中有嗜铬细胞瘤或相关遗传性疾病史，家族成员可能面临更高的患病风险。在这种情况下，家族成员可能需要接受遗传咨询和相关遗传基因检测，以评估个体患病风险，并采取相应的预防措施。

需要强调的是，即使存在遗传风险，也并不意味着每个家族成员都会患上嗜铬细胞瘤，遗传因素只是患病的一个可能因素。

（林宇涵）

3 嗜铬细胞瘤是如何诊断的？

3.1 嗜铬细胞瘤有哪三个典型特征？

嗜铬细胞瘤的三个典型特征如下。

（1）分泌儿茶酚胺类物质：嗜铬细胞瘤是一种神经内分泌肿瘤，通常会分泌儿茶酚胺类物质，如肾上腺素和去甲肾上腺素等。这些物质可以进入血液循环，导致体内儿茶酚胺水平升高，进而引起高血压、心悸、出汗、头痛等症状。

（2）组织学表现：嗜铬细胞瘤在组织学上呈现出特征性的表现，包括肿瘤细胞含有嗜铬颗粒和核分裂象增多等特征。

（3）影像学表现：在影像学检查中，嗜铬细胞瘤通常表现为肿瘤部位的肿块影，可以通过 CT、MRI 等影像学技术来观察肿瘤的形态和位置。

（林宇涵）

3.2 诊断嗜铬细胞瘤有哪些步骤？

诊断嗜铬细胞瘤通常需要综合临床症状、实验室检查和影像学检查等，以下是诊断嗜铬细胞瘤的常规步骤。

（1）临床症状观察：医生会根据患者的临床症状进行初步判断，嗜铬细胞瘤常表现为高血压、心悸、头痛、出汗、体重减轻等症状。

（2）实验室检查：包括测定尿中儿茶酚胺类物质（如肾上腺素、去甲肾上腺素、多巴胺）的浓度，以及血清中儿茶酚胺类物质和相关肿瘤标志物（如儿茶酚胺、肿瘤相关抗原等）的浓度，这些检查有助于初步筛查嗜铬细胞瘤。

（3）影像学检查：常用的影像学检查包括 CT、MRI、超声检查和 PET/CT 等，这些检查可以帮助观察肿瘤的位置、大小、形态和对周围组织的影响。

（4）组织活检：是确诊嗜铬细胞瘤的关键步骤，通过组织活检可以观察肿瘤细胞的形态和特征，确定是否为嗜铬细胞瘤。组织活检通常通过手术获取肿瘤组织样本，然后送至病理学检查。

（5）甲状腺功能检查：由于多发性内分泌肿瘤与嗜铬细胞瘤有关，因此有时也需要进行甲状腺功能检查，以排除相关疾病。

综合上述步骤，医生可以对嗜铬细胞瘤进行综合诊断，确定病变的性质、位置和严重程度，从而制订相应的治疗方案。

（林宇涵）

3.3　嗜铬细胞瘤导致的肾上腺危象会有哪些表现？

嗜铬细胞瘤导致的肾上腺危象可能会出现以下几种表现。

（1）高血压：是嗜铬细胞瘤最常见的症状之一，患者可能会出现持续性或阵发性的高血压，血压波动幅度大。

（2）低血糖：嗜铬细胞瘤可能会影响患者的血糖水平，导致低血糖。

（3）电解质紊乱：嗜铬细胞瘤可能会导致电解质紊乱，包括低钾、低钠、低氯等。

（4）腹部疼痛：嗜铬细胞瘤是发生在肾上腺的肿瘤，可能会引起腹部疼痛。

（5）神经和精神症状：嗜铬细胞瘤可能会引起神经和精神症状，如头痛、头晕、失眠、焦虑等。

（6）其他症状：嗜铬细胞瘤还可能会引起发热、消瘦、恶心、呕吐等症状。

（王　正）

4 嗜铬细胞瘤如何治疗及日常管理？

4.1 嗜铬细胞瘤可以治愈吗？

嗜铬细胞瘤是否可以治愈，需要根据肿瘤的分型、是否及时诊断和治疗等因素进行综合分析。

对于良性嗜铬细胞瘤，如果能够及时进行手术切除，预后比较好，通常能够临床治愈，但是有可能复发。对于恶性嗜铬细胞瘤，如果癌细胞已经扩散到身体的其他部位，一般治疗会比较复杂，可以选择手术切除或放疗，通常不能治愈。部分患者术后仍需要药物改善临床症状，并定期监测相关指标。

因此，对于嗜铬细胞瘤，建议及时就医、尽早诊断和治疗，以避免病情恶化影响生命安全。

（王　正）

4.2 嗜铬细胞瘤如何治疗？

嗜铬细胞瘤的治疗方法主要包括手术切除、放疗和药物治疗。

（1）手术切除：手术是治疗嗜铬细胞瘤的首选方法，可以完全切除肿瘤并防止其转移。对于大多数患者来说，手术切除是唯一的治愈方法。

（2）放疗：对于手术难以切除的嗜铬细胞瘤或有转移的患者，放疗可以用于减缓肿瘤的生长和控制症状，但不能治愈本病。

（3）药物治疗：嗜铬细胞瘤的药物治疗通常用于术前准备、手术后恢复期间的治疗及不能进行手术的患者。这些药物包括肾上腺素受体阻滞剂、化疗药物等。

总之，针对嗜铬细胞瘤的治疗方案应该是多学科的综合治疗，包括外科手术、放疗、内分泌治疗等。患者应该根据具体情况选择最合适的治疗方案，并在医生的指导下进行治疗。

（王　正）

4.3　诊断嗜铬细胞瘤后饮食需要注意什么？

（1）限制饮酒：酒精对血压的影响比较大，长期大量饮酒的患者高血压患病率非常高。

（2）控制热量摄入：需要控制主食及脂肪的摄入量，尽量不要食用含糖的点心、甜饮料或者油炸食品等高热量食物。

（3）平衡膳食：膳食平衡是维持机体免疫力的基础，对于存在营养不良等临床情况的患者，应进行个体化的营养治疗，食物要多样化，搭配合理化。要保证摄取均衡全面的营养，每日食物多样化是必需的，即按照中国居民平衡膳食宝塔展示的五大类食物的比例进行搭配，少量多餐，选择清淡、易消化的食物。

（4）避免忌口食物：放化疗及手术后的患者由于消化功能减弱，增加进食的次数，可以达到减轻消化道负担同时增加食物摄入量的目的，不宜吃忌口的食物，忌口应根据病情和不同患者的个体特点来决定，不提倡过多的忌口。一般患者需限制或禁忌高温、油炸、烟熏、烧烤、辛辣刺激、油腻、生硬的食物。

总之，嗜铬细胞瘤患者的饮食应该以清淡、易消化、营养均衡为主，同时避免饮酒和过多忌口食物。在医生的指导下进行个体化的营养治疗，有助于提高治疗效果和促进康复。

（王　正）

4.4　嗜铬细胞瘤术后如何监测？

嗜铬细胞瘤术后需要进行以下健康监测。

（1）定期复查：术后需要定期进行复查，包括血液检查、影像学检查等，以监测肿瘤是否复发或转移。建议每年至少复查 1 次，对有基因突变的患者应 3～6 个月随访 1 次。

（2）关注症状变化：术后需要观察自身症状，如出现血压波动、心悸、头痛、恶心、呕吐等症状时，应及时就医检查。

（3）保持健康生活方式：术后需要保持健康的生活方式，包括饮食均衡、适量运动、保持良好的作息时间等，以增强机体免疫力，预防肿瘤复发。

（4）心理调适：术后需要做好心理调适，保持乐观积极的心态，减轻精神压力，以利于身体的恢复和健康。

总之，嗜铬细胞瘤术后需要进行全面的健康监测，包括定期复查、关注症状变化、保持健康生活方式和心理调适等方面。

（王　正）

4.5　中医如何治疗嗜铬细胞瘤？

中医对嗜铬细胞瘤的认识主要是基于其临床症状和体征。在中医理论中，嗜铬细胞瘤属于"积聚""癥瘕"等范畴，其病机为本虚标实。本虚主要表现为脾虚、肾虚、气虚等，而标实则表现为痰湿、血瘀、气滞等。

中医治疗嗜铬细胞瘤的方法包括中药治疗、针灸、推拿等。中药治疗主要是根据患者的具体病情，采用辨证施治的方法，制订个性化的治疗方案。常用的中药包括清热解毒、活血化瘀、软坚散结、扶正固本等类型的药物。针灸和推拿等非药物治疗方法也可以缓解患者的症状，减轻化疗等治疗的副作用。

此外，中医还注重采用综合治疗的方法，将中药治疗与其他治疗方法相结合，以达到更好的治疗效果。例如，在化疗期间，配合使用中药治疗，以减轻化疗的毒副作用，提高患者的耐受性和治疗效果。

（王　正）

4.6　嗜铬细胞瘤是否可以预防？

嗜铬细胞瘤的预防需要注意以下几点。

（1）定期检查：嗜铬细胞瘤与遗传有关，如果存在家族病史，定期检查尤为重要，目的是早发现、早治疗，有效抑制病情恶化的风险。如果本身存在高血压等疾病，也应定期检查，以免病情严重而引发嗜铬细胞瘤。

（2）合理安排饮食：健康的饮食习惯能提高身体抵抗力，降低疾病发生率。平时可以多吃富含维生素、高纤维、高蛋白食物，如新鲜蔬菜水果、奶制品等，尽量不要吃油腻、生冷、腌制、辛辣食物。

（3）积极运动锻炼：坚持做有氧运动能提高免疫力及抵抗疾病的能力，降低嗜铬细胞瘤的发病率。尤其是本身体质较弱的人群，坚持运动很重要，可以选择散步、慢跑、瑜伽、太极拳等运动方式。但不要做剧烈运动，以免过度疲累而使身体负担加重，不仅达不到好的预防疾病效果，还会出现不适的症状。

总之，嗜铬细胞瘤的预防需要注意定期检查、合理安排饮食和积极运动锻炼等。同时，对于存在家族病史或高血压等疾病的患者，更需要特别关注身体状况，及时诊断和治疗。

（王　正）

4.7 嗜铬细胞瘤常见的并发症有哪些？

嗜铬细胞瘤常见的并发症如下。

（1）高血压：是嗜铬细胞瘤最常见的症状之一，也是最常见的并发症。由于肿瘤释放大量儿茶酚胺，可引起持续性或阵发性高血压，表现为血压骤然升高，甚至可达正常血压的数倍。

（2）低血压和休克：由于儿茶酚胺分泌的间歇性，肿瘤患者可出现低血压或休克。

（3）心血管系统并发症：儿茶酚胺可作用于心血管系统，导致心律失常、心肌损伤和心肌梗死。

（4）代谢紊乱：儿茶酚胺可导致糖代谢紊乱、脂代谢异常、电解质紊乱等。

（5）消化系统并发症：儿茶酚胺可导致急性胰腺炎、消化道出血等。

（6）泌尿系统并发症：儿茶酚胺可导致急性肾衰竭、泌尿系统感染等。

（7）生殖系统并发症：儿茶酚胺可导致女性闭经、男性性功能障碍等。

（8）呼吸系统并发症：儿茶酚胺可导致呼吸衰竭、肺部感染等。

总之，嗜铬细胞瘤的并发症多种多样，涉及全身各个系统，严重威胁患者的生命健康。因此，对于嗜铬细胞瘤患者，应尽早诊断和治疗，以避免并发症的发生。

（王　正）